胡天成

川派中医药名家系列丛书

周 江 主编

全国百佳图书出版单位

中国中医药出版社

·北京·

图书在版编目（CIP）数据

川派中医药名家系列丛书.胡天成/周江主编.—北京：
中国中医药出版社，2021.7
ISBN 978-7-5132-6649-9

Ⅰ.①川… Ⅱ.①周… Ⅲ.①胡天成—生平事迹②中
医临床—经验—中国—现代 Ⅳ.① K826.2 ② R249.7

中国版本图书馆 CIP 数据核字（2021）第 006491 号

中国中医药出版社出版

北京经济技术开发区科创十三街 31 号院二区 8 号楼
邮政编码　100176
传真　010-64405721
廊坊市祥丰印刷有限公司印刷
各地新华书店经销

开本 710×1000　1/16　印张 18.25　彩插 0.5　字数 310 千字
2021 年 7 月第 1 版　2021 年 7 月第 1 次印刷
书号　ISBN 978 – 7 – 5132 – 6649 – 9

定价　79.00 元
网址　www.cptcm.com

社 长 热 线　010-64405720
购 书 热 线　010-89535836
维 权 打 假　010-64405753

微信服务号　zgzyycbs
微商城网址　https://kdt.im/LIdUGr
官 方 微 博　http://e.weibo.com/cptcm
天猫旗舰店网址　https://zgzyycbs.tmall.com

如有印装质量问题请与本社出版部联系（010-64405510）

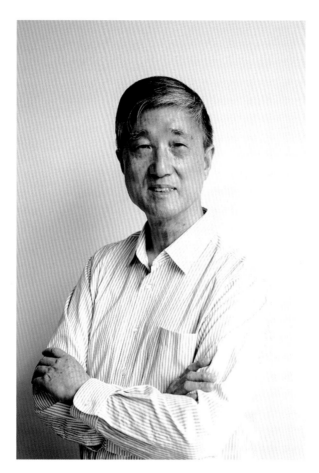

胡天成教授近影

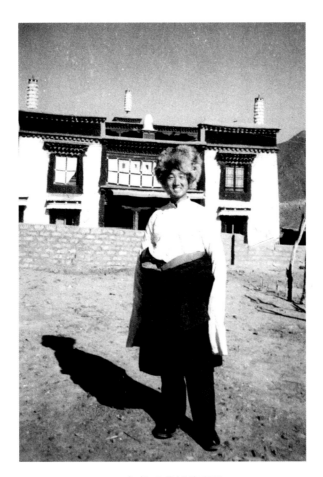

1982年胡天成援藏留影

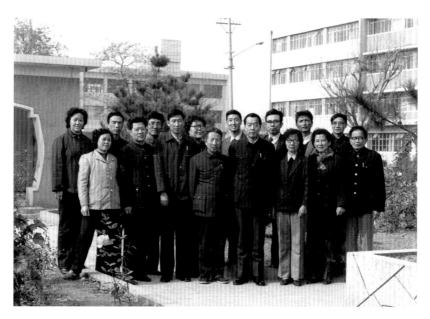

1985年全国高教中医专业自学考试大纲审定会专家合影（天津）

胡天成（后排右四）、陈佑邦司长（前排右四）

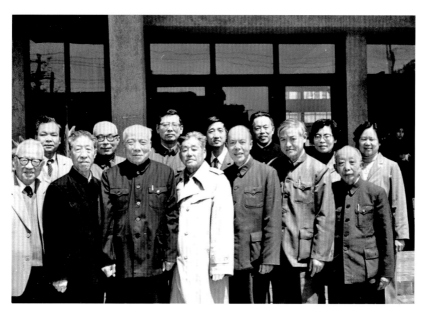

1986年全国中医儿科病证诊断疗效标准专家论证会合影（杭州）

胡天成（后排左四）、江育仁教授（前排左四）

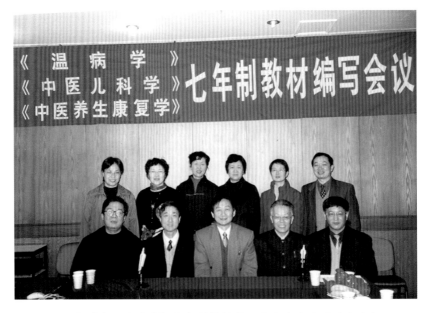

2002年《中医儿科学》七年制教材编写会议专家合影（南京）

（前排左起）李燕宁、胡天成、汪受传、王烈、虞坚尔

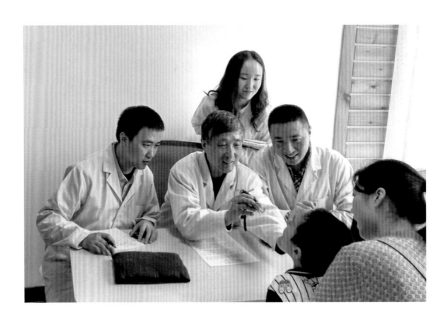

胡天成教授（左二）门诊指导胡氏儿科第五代、六代传人

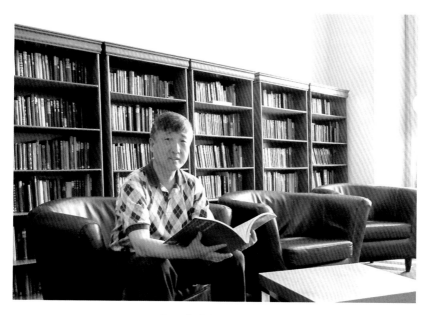

胡天成教授查阅资料

胡氏儿科

岁乙丰仲北寧徽刻筆
在赤羊夏京遷鐫人忠

北京奥运会会徽镌刻人李建忠先生题写"胡氏儿科"

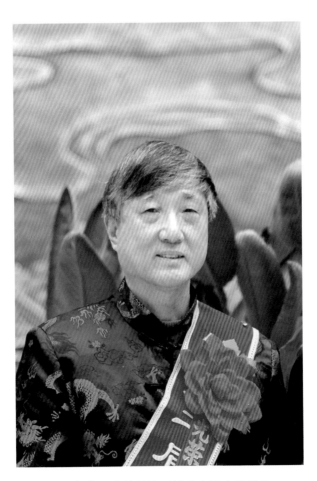

2013年胡天成教授被四川省人民政府授予
第二届"四川省十大名中医"称号

总序—————加强文化建设，唱响川派中医

四川，雄踞我国西南，古称巴蜀。成都平原自古就有天府之国的美誉，天府之土，沃野千里，物华天宝，人杰地灵。

四川号称"中医之乡""中药之库"，巴蜀自古出名医、产中药。据历史文献记载，从汉代至清代，见诸文献记载的四川医家有 1000 余人，川派中医药影响医坛 2000 多年，历久弥新；川产道地药材享誉国内外，业内素有"无川（药）不成方"的赞誉。

医派纷呈 源远流长

经过特殊的自然、社会、文化的长期浸润和积淀，四川历代名医辈出，学术繁荣，医派纷呈，源远流长。

汉代以涪翁、程高、郭玉为代表的四川医家，奠定了古蜀针灸学派。郭玉为涪翁弟子，曾任汉代太医丞。涪翁为四川绵阳人，曾撰著《针经》，开巴蜀针灸先河，影响深远。1993 年，在四川绵阳双包山汉墓出土了最早的汉代针灸经脉漆人；2013 年，在成都老官山汉墓再次出土了汉代针灸漆人和 920 支医简，带有"心""肺"等线刻小字的人体经穴髹漆人像是我国考古史上的首次发现，应是我

国迄今发现的最早、最完整的经穴人体医学模型，其精美程度令人咋舌！这又一次证明了针灸学派在巴蜀有悠久的历史，影响深远。

四川山清水秀，名山大川遍布。道教的发祥地青城山、鹤鸣山就坐落在成都市。青城山、鹤鸣山是中国的道教名山，也是中国道教的发源地之一，自东汉以来历经近2000年，不仅传授道家的思想，道医的学术思想也因此启蒙产生。道家注重炼丹和养生，历代蜀医多受影响，一些道家也兼行医术，如晋代蜀医李常在、李八百，宋代皇甫坦，以及明代著名医家韩懋（号飞霞道人）等，可见丹道医学在四川影响之深远。

川人好美食，以麻、辣、鲜、香为特色的川菜享誉国内外。川人性喜自在休闲，养生学派也因此产生。长寿之神——彭祖，号称活了800岁，相传他经历了尧、舜、夏、商诸朝，据《华阳国志》载，"彭祖本生蜀""彭祖家其彭蒙"，由此推断，彭祖不但家在彭山，而且他晚年也落叶归根于此，死后葬于彭祖山。彭祖山坐落在眉山市彭山县。彭祖的长寿经验在于注意养生锻炼，他是我国气功的创始人，其健身法被后人写成"彭祖导引法"。他善烹饪之术，创制的"雉羹之道"被誉为"天下第一羹"，屈原在《楚辞·天问》中写道："彭铿斟雉，帝何飨？受寿永多，夫何久长？"这也反映了彭祖在推动我国饮食养生方面做出了重要贡献。五代至北宋初年，四川安岳人陈希夷，为著名的道教学者，著有《指玄篇》《胎息诀》《观空篇》《阴真君还丹歌注》等，他注重养生，强调内丹修炼法，将黄老的清静无为思想、道教修炼方术和儒家修养、佛教禅观会归一流，被后世尊称为"睡仙""陈抟老祖"。现安岳县有保存完整的明代陈抟墓，以及陈抟的《自赞铭》，这是全国独有的实物。

四川医家自古就重视中医脉学，成都老官山汉墓出土的汉代医简中就有《五色脉诊》（原有书名）一书，其余几部医简经初步整理暂定名为《敝昔医论》《脉死候》《六十病方》《病源》《经脉书》《诸病症候》《脉数》等。经学者初步考证推断这极有可能为扁鹊学派已经亡佚的经典书籍。扁鹊是脉学的倡导者，而此次出土的医书中脉学内容占有重要地位，一起出土的还有用于经脉教学的人体模型。唐代杜光庭著有脉学专著《玉函经》3卷，后世王鸿骥的《脉诀采真》、廖平的《脉学辑要评》、许宗正的《脉学启蒙》、张骥的《三世脉法》等，均为脉诊的发展做出了贡献。

咎殷，唐代四川成都人。咎氏精通医理，通晓药物学，擅长妇产科。唐大中年间，他将前人有关经、带、胎、产及产后诸症的经验效方及自己临证验方共378首，编成《经效产宝》3卷，是我国最早的妇产科专著。该书与北宋时期著名妇产科专家杨康侯（四川青神县人）编著的《十产论》等一批妇产科专论一起奠定了巴蜀妇产学派的基石。

宋代，以四川成都人唐慎微为代表撰著的《经史证类备急本草》，集宋代本草之大成，促进了本草学派的发展。宋代是巴蜀本草学派的繁荣发展时期，陈承的《重广补注神农本草并图经》，孟昶、韩保昇的《蜀本草》等，丰富、发展了本草学说，明代李时珍的《本草纲目》正是在此基础上产生的。

宋代也是巴蜀医家学术发展最活跃的时期。四川成都人、著名医家史崧献出了家藏的《灵枢》，校正并音释，名为《黄帝素问灵枢经》，由朝廷刊印颁行，为中医学发展做出了不可估量的贡献，可以说，没有史崧的奉献就没有完整的《黄帝内经》。虞庶撰著的《难经注》、杨康侯的《难经续演》，为医经学派的发展奠定了基础。

史堪，四川眉山人，为宋代政和年间进士，官至郡守，是宋代士人从医的代表人物之一，与当时的名医许叔微齐名，其著作《史载之方》为宋代重要的名家方书之一。同为四川眉山人的宋代大文豪苏东坡，也有《苏沈内翰良方》（又名《苏沈良方》）传世，是宋人根据苏轼所撰《苏学士方》和沈括所撰《良方》合编而成的中医方书。上述著作加之明代韩懋的《韩氏医通》等方书，一起成为巴蜀医方学派的代表。

四川盛产中药，川产道地药材久负盛名。以回阳救逆、破阴除寒的附子为代表的川产道地药材，既为中医治病提供了优良的药材，也孕育了以附子温阳为大法的扶阳学派。清末四川邛崃人郑钦安提出了中医扶阳理论，他的《医理真传》

《医法圆通》《伤寒恒论》为奠基之作，开创了以运用附、姜、桂为重点药物的温阳学派。

清代西学东进，受西学影响，中西汇通学说开始萌芽。四川成都人唐宗海以敏锐的目光捕捉西学之长，融汇中西，撰著了《血证论》《医经精义》《本草问答》《金匮要略浅注补正》《伤寒论浅注补正》，后人汇为《中西汇通医书五种》，成为"中西汇通"的第一种著作，这也是后来人们将主张中西医兼容思想的医家称为"中西医汇通派"的由来。

名医辈出　学术繁荣

中华人民共和国成立后，历经沧桑的中医药受到党和国家的高度重视，在教育、医疗、科研等方面齐头并进，一大批中医药大家焕发青春，在各自的领域里大显神通，中医药事业欣欣向荣。

四川中医教育的奠基人——李斯炽先生，在 1936 年创立了"中央国医馆四川分馆医学院"，简称"四川国医学院"。该院为国家批准的办学机构，虽属民办但带有官方性质。四川国医学院也是成都中医学院（现成都中医药大学）的前身，当时会集了一大批中医药的仁人志士，如内科专家李斯炽、伤寒专家邓绍先、中药专家凌一揆等，还有何伯勋、杨白鹿、易上达、王景虞、周禹锡、肖达因等一大批蜀中名医，可谓群贤毕集，盛极一时。该学院共招生 13 期，培养高等中医药人才 1000 余人，这些人后来大多数都成了中华人民共和国成立后的中医药界领军人物，成为四川中医药发展的功臣。

1955 年国家在北京成立了中医研究院，1956 年在全国西、北、东、南各建立了一所中医学院，即成都中医学院、北京中医学院、上海中医学院、广州中医学院。成都中医学院第一任院长由周恩来总理亲自任命。李斯炽先生继创办四川国医学院之后又成为成都中医学院的第一任院长。成都中医学院成立后，在原国医学院的基础上，又会集了一大批有造诣的专家学者，如内科专家彭履祥、冉品珍、彭宪章、傅灿冰、陆干甫；伤寒专家戴佛延；医经专家吴棹仙、李克光、郭仲夫；中药专家雷载权、徐楚江；妇科专家卓雨农、曾敬光、唐伯渊、王祚久、王渭川；温病专家宋鹭冰；外科专家文琢之；骨科、外科专家罗禹田；眼科专家陈达夫、刘松元；方剂专家陈潮祖；医古文专家郑孝昌；儿科专家胡伯安、曾应台、肖正安、吴康衡；针灸专家余仲权、薛鉴明、李仲愚、蒲湘澄、关吉多、杨介宾；医史专家孔健民、李介民；中医发展战略专家侯占元等，真可谓人才济济，群星灿烂。

北京成立中医高等院校、科研院所后，为了充实首都中医药人才的力量，四川一大批中医名家进驻北京，为国家中医药的发展做出了巨大贡献，也展现了四川中医的风采！如蒲辅周、任应秋、王文鼎、王朴城、王伯岳、冉雪峰、杜自明、李重人、叶清心、龚志贤、方药中、沈仲圭等，各有精专，影响广泛，功勋卓著。

北京四大名医之首的萧龙友先生，为四川三台人，是中医界最早的学部委员（院士，1955 年）、中央文史馆馆员（1951 年），集医道、文史、书法、收藏等于一身，是中医界难得的全才！其厚重的人文功底、精湛的医术、精美的书法、高尚的品德，可谓"厚德载物"的典范。2010 年 9 月 9 日，萧龙友先生诞辰 140 周年、逝世 50 周年，故宫博物院在北京隆重举办了"萧龙友先生捐赠文物精品展"，以缅怀先生，并表彰先生的收藏鉴赏水平和拳拳爱国情怀。萧龙友先生是一代举子、一代儒医，精通文史，书法绝伦，是中国近代史上中医界的泰斗、国学家、教育家、临床大家，是四川的骄傲，也是吾辈的楷模！

追源溯流　振兴川派

时间飞转，掐指一算，我自 1974 年赤脚医生的"红医班"始，到 1977 年大学学习、留校任教、临床实践、跟师学习、中医管理，入中医医道已 40 余年，真可谓弹指一挥间。俗曰：四十而不惑。在中医医道的学习、实践、历练、管理、推进中，我常常心怀感激，心存敬仰，常有激情和冲动，其中最想做的一件事就是将这些中医药实践的伟大先驱者，用笔记录下来，为他们树碑立传、歌功颂德！缅怀中医先辈的丰功伟绩，分享他们的学术成果，继承不泥古，发扬不离宗，认祖归宗，又学有源头，师古不泥，薪火相传，使中医药源远流长，代代相传，永续发展。

今天，时机已经成熟，四川省中医药管理局组织专家学者，编著了大型中医专著《川派中医药源流与发展》，横跨近2000年的历史，梳理中医药历史人物、著作，以四川籍（或主要在四川业医）有影响的历史医家和著作为线索，理清历史源流和传承脉络，突出地方中医药学术特点，认祖归宗，发扬传统，正本清源，继承创新，唱响川派中医药。其中，"医道溯源"是以清代以前的川籍或在川行医的中医药历史人物为线索，介绍医家的医学成就和学术精华，作为各学科发展的学术源头。"医派流芳"是以近现代著名医家为代表，重在学术流派的传承与发展，厘清流派源流，一脉相承，代代相传，源远流长。

我们在此基础上，还编著了"川派中医药名家系列丛书"，会集了一大批近现代四川中医药名家，遴选他们的后人、学生等整理其临床经验、学术思想，编辑成册。丛书拟选择100人，这是一批四川中医药的代表人物，也是难得的宝贵文化遗产。今天，经过大家的齐心努力终于得以付梓。在此，对为本系列书籍付出心血的各位作者、出版社编辑人员一并致谢！

由于历史久远，加之编撰者学识水平有限，书中罅、漏、舛、谬在所难免，敬望各位同仁、学者，提出宝贵意见，以便再版时修订提高。

中华中医药学会　副会长

四川省中医药学会　会　长

四川省中医药管理局　原局长　　杨殿兴

成都中医药大学　教授、博士生导师

2015年春于蓉城雅兴轩

马序

人杰地灵的"天府之国"——四川,拥有中药资源5000余种,约占全国中草药品种的75%,被誉为"中药之库",同时也是名医辈出的"中医之乡"。自汉代涪翁、郭玉以来,到近代蒲辅周、冉雪峰、王伯岳等有文献记载的名医就有1000多位,他们的学术思想和临床经验的传承形成了川派中医,是我国中医药界重要的学术流派之一。以成都中医药大学附属医院胡天成教授为代表的胡氏儿科,充实了川派中医儿科的基础理论和实践经验,为推动、发展该学术流派做出了很大的贡献,是川派中医的重要组成部分。

胡天成教授出身于中医世家,是胡氏儿科的第四代传人,受家庭环境的熏陶,自幼耳濡目染,体会到中医的博大精深。1961年考入成都中医学院(现成都中医药大学),毕业后一直从事中医药的医疗、教学、科研工作,是我国较早的儿科博士生导师。胡教授为人诚信,治学严谨,医术高超,是四川省中医儿科界的翘楚。虽年逾古稀,仍满腔热情,老当益壮,带领胡氏儿科团队不断挑战特发性肺含铁血黄素沉着症、多发性抽动症、小儿多动症、自闭症等疑难病症,造福患儿,实属难能可贵,是后辈学习之楷模。

胡天成教授之子周江等同仁编纂的《胡天成》一书是在胡教授继承家学、博采众长,加之50余载临证经验的基础上总结而成,基本涵盖了中医儿科的所有优势病种。全书既有医论，又有医案、医话，内容丰富，行文流畅，病案剖析到位，其细微之处更能体现胡教授辨证之精准、认识之深刻、思维之广博。如其治疗一反复高热两月余患儿，根据汗出热解，继而复热之特点，辨证为中焦湿热，用黄芩滑石汤加减，药到病除；再如用桂枝加葛根汤治愈斜颈案、麻杏石甘汤治愈大便干结失禁案、柴芩泻黄散治愈手心苦案等，这使我们进一步体会到，在学习名老中医经验时是"方易得而证难寻"。识证是论治的前提，故华岫云说："医道在乎识证、立法、用方，此为三大关键……三者之中识证尤为紧要。"

本书的出版，对继承和发扬胡教授的学术思想和临证经验有重要的意义，同时也是对本科生、研究生中医儿科学教材的有力补充，可作为中医、中西医结合儿科医生的重要参考书籍之一。

中华中医药学会儿科分会原主任委员
天津中医药大学第一附属医院原院长　　马融

2020 年 6 月 1 日于天津

编写说明

　　四川省中医药管理局为传承川派中医，弘扬川派中医，发展川派中医，列专项课题，拨专项经费，组织有关人员对川籍名老中医药专家学术经验进行整理研究。成都中医药大学附属医院主任医师、教授，享受"国务院政府特殊津贴专家"，全国老中医药专家学术经验继承工作指导老师，四川省十大名中医胡天成名列其中。为此，我们根据课题要求，分工协作，开展了对胡老学术经验的整理研究工作。

　　课题组广泛收集了胡老从医以来各个时期的笔记、医案、处方、讲稿、论文、著作、证书、聘书、奖状、邮件及影像资料等，进行了分类、整理、评价，力求客观、全面、准确反映胡老的学术观点和诊疗经验，突出其诊治小儿疾病，特别是疑难重症的辨证思路和方药特点。本书共分六个部分：第一，生平简介，扼要介绍了胡老担任职务及有关荣誉、学医概况，以及医疗、教学、科研成果，学术观点及诊疗经验；第二，临床经验包括33种病证辨治经验、遣方用药经验、儿科医案120例、内科医案10例、医话6则；第三，学术渊源与学术思想；第四，学术传承介绍了胡氏儿科承前启后，薪火相传概况；第五，论著提要选择了几篇胡老在国内外公开发表的论文和专著，简要介绍了论著的主要内容和学术观点；第六，学术年谱。六个部分有机联系，相互印证。

　　本书在胡老悉心指导下，由周江、胡波、曾倩、孙香娟、王贵梅、夏宛廷等编写完成。在编写过程中，得到了四川省中医药管理局领导和科技处以及丛书副主编张毅教授、和中浚研究员的大力支持和帮助；有幸邀请到中华中医药学会儿科分会原主任委员、天津中医药大学第一附属医院原院长马融教授拨冗作序，谨致衷心感谢！成都中医药大学彭尧、邓礼林、张佳缘、杨娅青、杨佳丽、黄晨曦、郑小艳、李苏晨、刘常、黄川雨、耿静然、段培培等同学参与了部分资料的收集整理，在此一并致谢！书中错漏之处，敬请读者批评指正。

周江

2021 年 5 月于成都

目　录

生平简介

川派中医药名家系列丛书

胡天成

胡天成（1942—　），男，四川省眉山人，中共党员，成都中医药大学附属医院主任中医师、教授、博士研究生导师，享受国务院政府特殊津贴专家，全国老中医药专家学术经验继承工作指导老师，全国名老中医药专家传承工作室指导老师，全国中医临床、基础优秀人才研修项目指导老师，中华中医药学会儿科流派传承创新共同体顾问，1998 年评为首届"四川省名中医"，2013 年被四川省人民政府授予第二届"四川省十大名中医"称号，2018 年聘任第二届"四川省卫生计生首席专家"，四川省中医药学会儿科专业委员会名誉主任委员。曾任成都中医学院（现成都中医药大学）附属医院儿科副主任、业务副院长，国家药品监督管理局药品审评专家，中华中医药学会科学技术奖评审专家，中华中医药学会儿科分会常务委员，四川省卫生厅离退休高级专家顾问团中医组组长，四川省中医药学会常务理事及儿科专业委员会主任委员，成都市中医药学会副理事长，成都中医药大学学术委员会委员、学位评定委员会委员、校科协副主席等职。

他出身于中医世家，其父胡伯安是著名中医儿科学家，成都中医学院附属医院儿科创建者，三苏故里"胡氏儿科"第三代传人。受家庭环境熏陶，耳濡目染，胡天成自幼喜爱中医，立济世活人之志。1961 年高中毕业时，为了圆中医梦，他高考填报的第一志愿就是成都中医学院医疗系，结果如愿以偿，正式走上了学习中医之路。大学期间，一大批大家名师传道、授业、解惑，他们渊博的知识、丰富的经验令他大开眼界，受益匪浅。假期则随父门诊，其父耳提面命，收获良多。其父与同道挚友内科刘安衢、眼科陈达夫、外科文琢之、温病宋鹭冰、妇科王渭川等大家性气相投，交往甚密，闲暇时常常聚会品茗，切磋学术。他常常旁听他们谈论医道，讨论疑难病案，交流临证经验，从他们的真知灼见中受到启迪。这些大家的医学成就大大鼓舞了他，增进了他对中医的热爱，激发了他学习中医的热情。他努力学习，发奋读书，一分耕耘，一分收获，六年苦读，他成为全年级仅有的 4 名"全优生"之一。

大学毕业后他被分配到西昌地区（现四川省凉山彝族自治州）宁南县彝族同胞聚居的骑骡沟区医院工作。医院离县城几十里，山路崎岖，交通不便，设施简陋，人手不足。诊病、处方、划价、抓药、采购、炮制一肩挑，一日两餐，饮用溪沟水，照明煤油灯，他克服了工作和生活中种种困难，全心全意为患者服务。艰苦的环境既磨练了意志，也增长了才干。

1973 年为了继承其父的学术经验，组织上把他调回成都中医学院，安排在附属医院从事内科、儿科的临床医疗、教学、科研工作。

学本家传，道由心悟。他从医 50 多年，扎根临床，精勤不倦，学验俱丰，德艺双馨。临床医疗中，秉承"厚德精术，弘道求真"祖训，弘扬其父"祛邪扶正，清补兼施，以和为贵，以平为期"的学术思想，逐步形成"活幼当先识幼，论治必先识证；脏腑辨证为纲，着眼气机升降；辨证执简驭繁，类证类方治裁；当真医攻疑难，辨治衷中参西"等学术观点。诊治疾病博采诸家之长，师古而不泥古，既不囿于家学，亦不执一家之言而墨守成规。经方时方，兼采并用，无门户派别之见。处方用药，力求"药味少，剂量轻，疗效好"。强调方不在小，对证则灵；药不嫌少，中病则验。临证之际，善于化裁古方，创制新方，如治疗婴幼儿感冒的荆防解表汤、治疗湿热咳嗽的苇茎宣痹汤、治疗伤食泻的消导止泻汤、治疗抽动症的养血息风汤等。他执简驭繁，类证治裁，在治疗肺系疾病方面，研制了治疗风热咳嗽、肺炎、哮喘的"清肺口服液"（现名银葶清肺口服液）及治疗湿热咳嗽、肺炎、哮喘的"清热化湿口服液"（现名蒿芩化湿口服液）。在治疗脾胃疾病方面，他研制了治疗脾气虚弱、脾阳不运之"健脾增食片"；治疗胃阴不足、阴虚胃热之"益胃冲剂"等系列制剂，疗效确切，受到患者好评。他用益气化瘀、泻肺逐水法治疗"肺炎合并心衰"；用涌吐导痰法治疗"哮喘持续状态"；用通里攻下、行气化瘀法治疗"中毒性肠麻痹"；用温补脾肾法治疗"肠菌群失调腹泻"；用补中益气、健脾升清法治疗"重症肌无力（睑废）"；用养血息风法治疗"多发性抽动症"等疑难危急重症，均有独到见解，收到显著疗效。

教书育人，桃李芬芳。他培养学术继承人 3 名，带徒 13 名，指导培养硕士、博士研究生 60 多名，指导全国中医临床、基础优秀人才研修项目学员 10 名，四川省优秀中医临床人才研修项目学员 5 名。参加了多种《中医儿科学》教材、参考书和自学考试大纲的编写或审定工作。在国内外学术期刊公开发表学术论文 30 多篇。合作校释的《苏沈内翰良方校释》一书获四川省中医药管理局科技进步二等奖。出版专著《胡天成儿科临证心悟》，受到广大读者好评，经增补后 2017 年 3 月再版发行。胡教授主研国家"七五"攻关项目"小儿高热及其伴发的惊风厥脱之系列研究"，先后获部省级科技进步三等奖 2 项、厅局级科技进步二等奖 2 项，参与开发Ⅲ类新药 2 个，其中"清热化湿口服液"被国家中医药管理局列为 1999 年度中医药科技成果推广项目之一。

业医以来，他牢记其父"要当真医，不当时医"的教导，为当"真医"，他勇于挑战疑难重症。除对抽动症、多动症、过敏性紫癜、自闭症等病的中医药治疗进行临床研究外，近 10 年来还潜心研究一种少见的、病因不明、好发于儿童的以弥散性肺泡毛细血管反复出血、肺间质含铁血黄素沉着为显著特点的难治疾病——特发性肺含铁血黄素沉着症。通过临床观察，他率先提出该病"肺脾肾虚为本，湿热痰瘀为标，病性本虚标实，虚实夹杂"的观点，归纳了急性期与缓解期 7 个证型，制定了相应的治疗方案。他发挥中医药优势，辨病辨证结合，以中药为主治疗了国内外百余名患儿，取得了较好的疗效，受到国内同行好评，引起国外同行关注，2013 年应邀撰写的论文"特发性肺含铁血黄素沉着症辨病辨证论治探讨"在英国 *The Journal of Chinese Medicine* 杂志发表。现正带领"胡氏儿科"团队就减停激素时机、方证效应、控制复发、预防肺纤维化等问题进行深入的临床研究。

回顾走过的中医之路，从事中医让他感到无比的充实和自豪。虽然现已年过古稀，但他不忘初心，老骥伏枥，志在千里。他还想在有生之年继续为中医事业做出更多的贡献。

临床经验

川派中医药名家系列丛书

胡天成

一、病证辨治经验

（一）发热

发热是临床上常见症状之一，许多疾病都可能出现发热。小儿乃稚阴稚阳之体，阳常有余，阴常不足，感受外邪，易于化热，加之小儿时期又易感染传染病，故小儿发热较成人更为常见。

小儿外感发热多因外感六淫邪气或疫疠之气所致；内伤发热多因乳食积滞、脏腑郁热、气血亏虚、阴虚阳虚使然。鉴别外感发热与内伤发热主要通过问病史，了解病因、症状。外感六淫发热多有感冒史，多伴鼻塞、喷嚏、流涕、咳嗽等症，往往手背热于手心；外感疫疠发热，多有传染病接触史，或饮食不洁史，其症每多高热，或伴身发斑疹，或神昏谵语，项强抽搐。内伤发热多有喂养不当、乳食不节、将养失宜、罹患疾病史，其症肌肤灼热无汗，往往手心热于手背，多伴呕吐、泄泻，或烦躁易怒、口臭口疮、大便秘结，或兼神萎羸瘦、潮热盗汗等症。

治疗发热因于外感者，多用汗法；里有热结、食积者，当用清下消导之法；若系气血亏虚，阴虚阳虚，又当益气补血，滋阴扶阳。

临床上胡老综合八纲、六经、卫气营血、三焦、脏腑辨证，将小儿发热概分为表实证、里实证、虚热证三大类辨证论治。

1. 表实证

（1）感冒风寒

恶寒发热，无汗，头身重痛，鼻塞喷嚏，鼻流清涕，咳嗽痰清，口不渴，舌苔薄白者，荆防败毒散主之。

本证风寒之邪外袭，卫阳首当其冲，肺卫失调，腠理致密，治遵《内经》"其在表者，汗而发之"之法，治以疏风散寒、辛温解表。胡老习用荆防败毒散加减（荆芥、防风、羌活、独活、柴胡、信前胡、桔梗、枳壳、黄芩）。头项强痛者，加葛根发汗解表，通利经输；高热者，加青蒿配柴胡、黄芩清透退热；口干喜饮者，加天花粉生津止渴；身体虚弱，正气不足者，加人参扶正祛邪；如无肢体酸痛，或年幼体弱者，去羌活、独活以免辛温发散，损伤正气。

如婴幼儿感冒风寒，症见鼻塞、喷嚏、流清涕、发热者，胡老认为如用教材上之荆防败毒散则药重于病，故师其意，小其制，常用自拟荆防解表汤（荆芥、防风、紫苏叶、白芷、桔梗、苍耳子）加青蒿、黄芩，寒温并用，辛散透邪。

（2）感冒风热

发热不恶寒，无汗或少汗，头昏痛，流稠涕，口微渴，咳嗽，咽红，舌苔薄白而干或薄黄者，银翘散主之。

本证风热之邪外袭，卫阳郁遏，营阴郁滞，腠理闭塞，开阖不利，治当疏风散热、辛凉解表，胡老习用银翘散加减（金银花、连翘、荆芥、薄荷、牛蒡子、桔梗、淡竹叶、黄芩、青蒿）。口渴者，加天花粉生津止渴；若大热口渴，汗出热不解者，加石膏、知母清热泻火；喉核红肿疼痛者，酌加玄参、射干、赤芍、板蓝根清热解毒，凉血利咽；鼻衄者，去荆芥、桔梗之辛温升提，酌加焦栀子、白茅根、侧柏炭凉血止血；胸膈闷者，加藿香、郁金芳化湿浊，活血行气；苔白厚夹湿者，加滑石淡渗利湿。

若感冒风热轻证，但咳身热不甚，口微渴者，胡老常用辛凉轻剂桑菊饮加减（桑叶、菊花、薄荷、连翘、杏仁、桔梗、黄芩、瓜蒌皮、信前胡、射干、枇杷叶）。口渴者，加天花粉生津止渴；头昏者，加蝉蜕或钩藤疏风清热平肝。

（3）感冒暑邪

恶寒发热，无汗，头重身痛，腹痛吐泻，舌苔白腻，暑湿偏重者，香薷散主之；恶寒发热，无汗，头痛身疼，胸闷心烦，面赤口渴，小便短黄，苔薄而腻，暑热偏重者，新加香薷饮主之。

本证发于夏令，乘凉饮冷，外感风寒，内伤于湿，暑湿偏重者，治当祛暑解表、化湿和中，胡老习用香薷散合六一散加味（香薷、生扁豆、厚朴、黄连、滑石、甘草）。表寒重者，酌加紫苏叶、防风、白芷辛温解表散寒；腹痛者，加云木香、砂仁行气止痛；呕吐者，酌加藿香、法半夏、紫苏叶化湿和中止呕；脾虚湿盛泄泻者，加茯苓、泽泻健脾利水，渗湿止泻。

若夏令外感风寒，内伤湿滞，恶寒发热，胸脘痞闷，呕吐泄泻，舌苔白者，胡老亦常用藿香正气散加减（藿香、紫苏叶、陈皮、法半夏、苍术、厚朴、黄连、黄芩、青蒿、滑石、车前子）。

若暑为寒遏，暑热夹湿，暑热偏重，治当温凉并用、清宣暑热，胡老习用新加香薷饮加味（香薷、鲜扁豆花、厚朴、金银花、连翘、黄连、薄荷、滑石、生甘草）。如无鲜扁豆花，用鲜扁豆皮，若再无此，用生扁豆皮。高热不退者，加青蒿、黄芩清透退热；呕吐者，加紫苏叶合黄连，辛开苦降，和中止呕；泄泻者，加葛根、黄芩合黄连解表清里，升阳止泻。

若外感暑热，高热烦渴，舌苔黄燥，卫气同病者，胡老常用银翘白虎汤加减（金银花、连翘、石膏、知母、黄连、天花粉、淡竹叶、滑石、甘草）辛凉解表、清热生津，卫气同治。

（4）感冒燥邪

恶寒，发热，无汗，头痛，鼻塞，咽干，咳嗽痰稀，舌淡红，苔薄白，外感凉燥者，杏苏散主之；发热，微恶风寒，头昏，咳嗽少痰，口干，咽干，鼻干唇燥，舌红，苔薄黄乏津，外感温燥者，桑菊饮主之。

燥病起于秋分之后，小雪之前。"燥病属凉，谓之次寒"，病与感寒同类。由于秋季气候有偏寒偏热的不同，所以燥气有温凉之分，燥而偏寒者为凉燥，燥而偏温者为温燥。"燥者润之"，故治宜润燥解表。治疗凉燥当辛散温润，宣肺祛痰，胡老习用杏苏散加减（杏仁、紫苏叶、陈皮、法半夏、茯苓、信前胡、枳壳、桔梗）。咯痰不利者，加瓜蒌皮清热化痰；发热者，加青蒿、黄芩清透退热；头痛者，酌加白芷或川芎祛风止痛。

关于温燥，胡老则根据叶天士所说的"温自上受，燥自上伤，理亦相等，均是肺气受病"和《温病条辨》"感燥而咳者，桑菊饮主之"，习用桑菊饮加减（桑叶、菊花、薄荷、连翘、杏仁、桔梗、黄芩、瓜蒌皮、信前胡、麦冬、枇杷叶）。咽干者，加玄参滋阴降火利咽；咽痛者，加射干清热解毒利咽；口渴者，加天花粉生津止渴；头昏者，加蝉蜕疏散风热；发热者，加青蒿配黄芩清透退热。

（5）热郁少阳

寒热往来，口苦，咽干，目眩，胸胁苦满，嘿嘿不欲食，心烦喜呕，舌苔薄白，脉弦者，小柴胡汤主之。

本证由于邪热郁于少阳半表半里，既不能发汗，亦不能泻下，只能和解治之。胡老临证宗《伤寒论》少阳病治法，选用小柴胡汤（柴胡、黄芩、法半夏、南沙参、生姜、大枣、甘草）。上述诸症，但见一症便可服用，不必悉具。

邪聚于膈而不上逆，胸中烦而不呕者，去法半夏、南沙参，加瓜蒌皮清热理气宽胸；木火内烦而津虚气燥，口渴者，去法半夏，重用南沙参养阴生津益气，加天花粉清热生津止渴；木邪伤土，腹中痛者，去黄芩，加白芍柔肝缓急止痛；邪聚少阳，胁下痞硬者，去大枣，加牡蛎软坚散结；水饮蓄而不行，心下悸，小便不利者，去黄芩，加茯苓淡渗利水；里和而表未解，不渴，身有微热者，去南沙参，加桂枝以解外邪；肺寒气逆，咳嗽者，去南沙参、生姜、大枣，加干姜、五味子温肺止咳。

（6）少阳湿热

寒热如疟，寒轻热重，口苦口渴，胸痞作呕，吐酸苦水，小便黄少，舌红苔黄腻者，蒿芩清胆汤主之。

本证湿热之邪，郁阻少阳胆经，枢机不利，郁而热盛，故寒热如疟，寒轻热重。胡老治疗此证宗俞根初《通俗伤寒论》之法，用蒿芩清胆汤（青蒿、黄芩、陈皮、法半夏、赤茯苓、枳壳、竹茹、滑石、甘草、青黛）。鉴于青黛不溶于水，胡老根据其父经验改用紫苏叶，另易枳壳为枳实，增强宽中下气之力。胸痞心烦喜呕者，加瓜蒌皮、黄连宽胸散结，清心除烦。

若寒热如疟，寒多热少，脘腹胀满，食欲不振，呕恶不食，舌苔白腻者，此乃湿郁少阳，尚未化热，脾胃受困，气机不利所致，可用和解少阳、苦温燥湿的柴平汤（柴胡、黄芩、南沙参、法半夏、苍术、陈皮、厚朴、生姜、大枣、甘草）去大枣、甘草，加藿香、砂仁。

（7）膜原湿热

初起憎寒壮热，继则但热不寒，昼夜发热，日晡益甚，头身疼痛，胀满呕恶，舌红，苔白厚垢腻者，达原饮主之。

本证为湿热秽浊阻于膜原所致，故其治疗既不能单纯燥湿，又不能单纯清热，当宣透膜原、辟秽化浊，胡老常用达原饮（厚朴、槟榔、草果仁、黄芩、知母、白芍、甘草）加减。热甚者，加青蒿配黄芩清透退热；胀满者，加枳实宽中下气消胀；呕吐者，加藿香、法半夏和胃降逆止呕；大便秘结者，加枳实、大黄行气通便。

2. 里实证

（1）食积发热

暮夜发热，腹皮手心为甚，脘腹胀痛，呕吐不食，或嗳腐吞酸，夜卧不安，舌苔厚者，保和丸主之。

本证多因喂养不当、乳食不节所致，食停中焦，郁而化热，治当消食导滞佐以清热，胡老习用保和丸加减（焦山楂、建曲、陈皮、法半夏、茯苓、苍术、厚朴、黄芩、青蒿）。呕吐甚者，偏热加紫苏叶、黄连，偏寒加藿香、砂仁和胃降逆止呕；腹痛者，加云木香行气止痛；胀甚者，加枳实宽中行气消胀。

（2）心脾积热

发热口渴，烦躁不安，面赤唇红，口舌生疮或牙龈肿痛，口臭，龂齿流涎，便秘尿黄，舌红苔黄者，导赤泻黄散主之。

本证心脾积热，故有发热烦躁、口疮口臭、龂齿流涎等症，治当清心泻脾，胡老习用钱氏导赤散合泻黄散加减，方名导赤泻黄散（生地黄、淡竹叶、川木通、石膏、栀子、防风、藿香、黄连、蝉蜕）。口干喜饮者，加知母、天花粉清热泻火，生津止渴；牙龈肿痛者，加升麻、牡丹皮配黄连清热凉血解毒；大便秘结者，加生大黄、玄明粉泻下通便泄热。

（3）胃热亢盛

壮热汗出，喜凉恶热，口渴喜饮，心烦躁扰，舌苔黄燥，脉象洪大者，白虎汤主之。

本证病变部位在胃，为气分无形邪热亢盛之极所致，以身大热、汗大出、口大渴、脉洪大为其特征。治当清热生津，胡老常用白虎汤（石膏、知母、粳米、甘草）加金银花、连翘、天花粉、麦冬清解气分邪热，热退则津复。若素体虚弱，或因汗出过多，或因夏月感受暑热之邪，症见渴饮不止、舌红、头晕或背微恶风寒等，热伤气阴者，则用白虎加人参汤益气清热生津。

（4）热结肠道

日晡潮热，腹部胀满疼痛拒按，大便秘结，甚则烦躁谵语，舌苔黄燥甚或焦黑起刺，脉象有力者，大承气汤主之。

本证为邪热传里，与肠中糟粕搏结而成燥屎阻塞肠道，以"痞、满、燥、实、坚"为特征，治当通腑泄热，胡老常用大承气汤（枳实、厚朴、大黄、芒硝），临床使用时大黄不后下，而是另包煎兑服，芒硝易为玄明粉冲服，泻下为度，中病即止。若兼口干唇裂，舌质红，舌苔黄燥者，合增液汤（玄参、生地黄、麦冬）滋养阴液，增水行舟；若素体不足，或里热实证误治耗伤气血，前证兼神疲少气、排便乏力者，加人参、当归补气养血，扶正祛邪，加桔梗提壶揭盖，宣肺通腑。若胸膈烦热，口舌生疮、便秘、尿黄者，去枳实、厚朴，加栀子、黄芩、连翘、淡竹叶清热解毒、泻火通便，双管齐下，以清解上、中二焦火热。

（5）中焦湿热

身热不扬，午后发热较重，头痛身重，面色淡黄，胸脘痞闷，纳呆不饥，呕恶不食，舌苔白腻或白黄腻者，蒿芩三仁汤主之。

本证湿遏热伏，湿热之邪稽留气分，停于中焦，而以湿重于热为主，故治宜芳香苦辛，轻宣淡渗之品以宣畅三焦，分消湿热，胡老习用蒿芩三仁汤（青蒿、黄芩、杏仁、薏苡仁、白豆蔻、法半夏、厚朴、淡竹叶、滑石、通草）加减。胸脘痞闷者，加藿香、郁金化湿行气解郁；纳呆不饥者，加生麦芽、生稻芽醒脾开胃，消食和中；呕恶不食者，加藿香、紫苏梗和中行气止呕；舌苔厚腻者，加佩兰芳香化浊；若身热心烦，舌苔黄腻，热重于湿者，加黄连、栀子清热除烦。

若湿热秽浊之邪留恋气分，阻滞气分，热偏盛，发热神烦，或汗出热不退，四肢酸楚，溺赤便秘或泻而不畅，苔白或浊腻者，胡老则选用甘露消毒丹（滑石、茵陈、黄芩、石菖蒲、木通、藿香、射干、川贝母、连翘、薄荷、白豆蔻）芳香化浊，清利湿热，宣畅气机，清热解毒。

若湿热困阻中焦，经络同病，发热身痛，汗出热解，继而复热，渴不多饮或不渴，舌苔淡黄滑腻者，胡老常用黄芩滑石汤（黄芩、滑石、茯苓皮、大腹皮、白豆蔻、通草、猪苓）加青蒿而收满意疗效。使用本方"苔腻、汗出热解、继而复热"是着眼点。

（6）热入营分

身热夜甚，心烦躁扰不寐，甚或时有谵语，斑疹隐隐，口不甚渴，舌绛脉数者，清营汤主之。

此证乃邪热初入营分，治当清营泄热、透热转气，胡老常用清营汤［犀角（水牛角代）、生地黄、玄参、麦冬、丹参、黄连、金银花、连翘、淡竹叶］。若气分邪热尚盛者，加石膏、知母清热泻火，生津止渴；营分热邪偏盛，外发斑疹者，除重用水牛角、生地黄、玄参外，尚可酌加赤芍、牡丹皮、大青叶、紫草清热凉血，解毒化斑；热毒内盛，神昏谵语者，加安宫牛黄丸清热解毒，豁痰开窍。

（7）气血两燔

壮热烦躁，渴饮干呕，头痛如劈，神昏谵语，狂乱无知，或发斑吐衄，唇焦干，舌深绛，苔黄而燥，甚则焦黑起芒刺，脉象沉数或浮大洪数者，清瘟败毒饮主之。

本证为热毒之邪充斥于气分、营分、血分，来势凶猛，病势危笃，治当清热解毒、凉血救阴，方用清瘟败毒饮加减［生石膏、生地黄、犀角（水牛角代）、黄连、栀子、玄参、黄芩、知母、赤芍、牡丹皮、淡竹叶、连翘、桔梗、甘草］。使用本方可据证之轻重，斟酌剂量，如热毒轻者，用小剂，热毒重者用中剂，热毒甚重者用大剂。因神昏谵语，狂乱无知，乃热陷心包之证，故亦可合安宫牛黄丸、紫雪丹之类清心开窍，则其效更著。若无神昏谵语、狂乱无知等症，但见壮热烦渴、肌肤发斑、吐衄者，乃气血两燔轻证，可用化斑汤加减（石膏、知母、水牛角、玄参、紫草、大青叶、赤芍、牡丹皮、栀子、白茅根、侧柏炭）清热解毒，凉血化斑。

3. 虚热证

（1）余热未尽，邪伏阴分

热病后期，夜热早凉，热退无汗，口渴喜饮，形体消瘦，舌红脉数者，青蒿鳖甲汤主之。

本证为热病后期，热邪伤阴，余热未尽，邪伏阴分，治当滋阴透热，方用青蒿鳖甲汤（青蒿、鳖甲、生地黄、知母、牡丹皮）随症加减。舌红少苔，口干喜饮者，加玄参、麦冬清热凉血，养阴生津；若暮热早凉，汗解渴饮者，可去生地黄，加天花粉清热生津止渴。

（2）余热未尽，气津两伤

热病后期，余热未清，身热多汗，虚羸少气，气逆欲呕，烦渴喜饮，舌红少津，脉虚数者，竹叶石膏汤主之。

本证余热未尽，气津两伤，胃气不和，故治当清热生津、益气和胃，胡老常用竹叶石膏汤（淡竹叶、石膏、法半夏、人参、麦冬、甘草、粳米）加减。气虚甚者用白晒参，不甚者则用南沙参；胃阴不足者，加石斛、天花粉养阴清热；胃热尚甚者，加知母、芦根清热生津。

胡老指出竹叶石膏汤与青蒿鳖甲汤虽然都治热病后期，余热未尽而阴液已伤之证，但是有在气在血之别。此方以身热汗出不解、虚羸、少气欲呕为主症，是热在气分的发热特点；青蒿鳖甲汤以夜热早凉、热退无汗为主症，是热入营血的发热特点，临证之际应注意鉴别。

（3）阴虚发热

发热夜甚，五心潮热，骨蒸盗汗，头晕目眩，咽干，舌质红，脉虚数者，知柏地黄丸主之。

本证乃久热伤阴，阴虚阳亢，虚火上炎，故治当滋阴降火，胡老常用知柏地黄丸（生地黄、怀山药、山茱萸、茯苓、牡丹皮、泽泻、炒知母、炒黄柏）随症加减。夜热甚者，加当归、白芍养血滋阴；骨蒸潮热甚者，加地骨皮、银柴胡、龟甲、鳖甲清虚热，除骨蒸；或选用清骨散（银柴胡、胡黄连、秦艽、鳖甲、地骨皮、青蒿、知母、甘草）加减亦可。

（4）血虚发热

发热夜甚，头晕目眩，口燥咽干，面色萎黄，唇色淡白，脉象虚数者，圣愈汤主之。

本证多因久病失治，或病后失调，或失血过多以致气血两虚，故有上述诸症。治当益气补血，胡老喜用圣愈汤（人参、黄芪、熟地黄、当归、白芍、川芎）随症加减。眩晕心悸者，加牡蛎、菊花、酸枣仁、炙远志平肝清热，养心安神；口燥咽干者，加麦冬、天花粉养阴生津；脾胃虚弱者，加白术、茯苓、炙甘草、陈皮协人参补益脾气、行气助运。

（5）气虚发热

发热自汗恶风，面色㿠白，少气懒言，体倦乏力，精神不振，大便溏泻，舌淡苔白，脉弱无力者，补中益气汤主之。

本证中气不足，气虚发热，治当补中益气、甘温除热，胡老多用补中益气汤（人参、黄芪、升麻、柴胡、当归、白术、陈皮、炙甘草）随症加减。自汗恶风甚者，重用人参、黄芪补中益气，酌加龙骨、牡蛎、浮小麦收敛止汗；大便溏泻者，加炮姜温中止泻。

（6）阳虚发热

发热自汗，四肢厥冷，下利清谷，恶寒蜷卧，口不干渴，或呕吐腹痛，唇舌淡白，脉沉弱者，桂附理中汤主之。

本证脾肾阳虚，阴寒内盛，阴盛格阳，虚阳外越，治当温补脾肾、甘温除热，胡老习用桂附理中汤［人参、白术、炮姜、肉桂、制附片（先煎）、炙甘草］随症加减。下利不止者加赤石脂、诃子涩肠止泻；呕吐腹痛者，加藿香、砂仁和胃止呕、行气止痛。

胡老强调发热与热证的概念并不等同，即发热不一定是热证，热证不一定都发热。再就是发热的高低不代表病情的轻重，即高热不一定病情重、低热不一定病情轻。临证应四诊合参，综合分析，辨识真假，分清主次，庶可无误。

关于治疗，热在卫表，用药宜轻清宣透，药忌久煎；治暑之法，清心利小便最好。温病最忌辛温，暑证不忌者，以暑为寒遏而病必兼湿，寒湿皆为阴邪，非辛温不解，故曰"暑当与汗皆出，勿止"。但发汗不可过用辛温，只能取微汗，不可大汗，恐生他变。治疗发热，把住气分关，截断病势，阻止邪热内传入营是关键。

（二）咳嗽

咳嗽是小儿最常见的肺系病症之一，一年四季均可发生，尤以冬春季节或气候骤变时多见。任何年龄小儿皆可发病，婴幼儿及体弱儿更易罹患。咳嗽乃肺失宣降、肺气上逆。外感、内伤都可引起咳嗽。小儿肌肤薄，藩篱疏，外感咳嗽较为多见，内伤咳嗽则相对较少。

"脾为生痰之源，肺为贮痰之器。"咳嗽多因痰作祟，所以咳嗽与肺、脾的关系十分密切。由于肺开窍于鼻，鼻与喉相通而联于肺，因此鼻喉病变亦可引发咳嗽。

胡老诊治咳嗽，一辨外感咳嗽，还是内伤咳嗽，或是外感内伤兼而有之；二辨咳与嗽孰轻孰重，因咳而动痰者，咳为重，主治在肺，因痰而嗽者，痰为重，主治在脾，咳痰并重则肺脾同治；三辨病情轻重，轻者多单声咳或连咳几声，但次数不多，咳势不剧，重者连声咳嗽，次数多，咳势剧烈，咳则干哕，甚则呕吐乳食，多伴气急喘促；四辨咳嗽性质，胡老根据病因和舌象将小儿外感咳嗽分为风热咳嗽、湿热咳嗽、痰热咳嗽和燥热咳嗽四个证型，内伤咳嗽分为食积咳嗽、气虚咳嗽与阴虚咳嗽。临证之际宜按咳嗽性质及轻重程度选方遣药，随症加减。

1. 外感咳嗽

（1）风热咳嗽

轻证

咳嗽不甚，发热不高，口微渴，小便微黄，咽微红，苔薄白或薄黄者，桑菊饮主之。

本证风热之邪犯肺，初起邪浅病轻，治宜辛凉疏风、清热宣肺，胡老习用桑菊饮加减（桑叶、菊花、薄荷、连翘、杏仁、桔梗、黄芩、瓜蒌皮、信前胡、射干、枇杷叶）。咽红或痛者，加玄参、牛蒡子清热凉血，解毒利咽；肺热甚，气粗似喘者，加石膏、知母辛寒清热肃肺；渴甚者，加天花粉、麦冬清热生津止渴；目眵者加夏枯草配桑叶、菊花疏风清热，清泻肝火；鼻衄者，去桔梗，加焦栀子、白茅根清热凉血止血。

重证

咳嗽连声，剧则干哕或呕吐，痰鸣喘促，痰黄稠，或兼有发热、流涕，大便干结，小便黄，舌质红，舌苔黄者，麻杏石甘汤主之。

本证肺热炽盛，咳嗽剧烈，痰稠难出，治宜宣肺清热、化痰止咳，胡老习用麻杏石甘汤加减（麻黄、杏仁、石膏、黄芩、瓜蒌皮、信前胡、射干、枇杷叶、海浮石、葶苈子）。咳嗽连声，喘促气粗者，加地龙清热解痉平喘；痰黄稠难出者，加胆南星或竹沥清热化痰；高热者，加青蒿配黄芩清透退热；喉痛声嘶者，加牛蒡子、蝉蜕解毒利咽，宣肺开声；鼻塞流涕者，加苍耳子或辛夷散风除湿，通窍止涕；腹胀、大便秘结者，加牵牛子、槟榔泻下通便，消积导滞；风热夹湿苔白厚者，加滑石淡渗利湿或法半夏温化燥湿；若大便稀溏者，加车前子利小便以实大便。

胡老指出咳嗽初期或剧咳缓解之后，不发热，唯喉痒即咳，连咳几声，次数不多，吐痰不利，鼻流清涕，大便偏干，舌苔薄白，胡老常用《医学心悟》止嗽散（荆芥、桔梗、紫菀、百部、白前、陈皮、甘草）加减。风寒咳嗽通常加紫苏叶、杏仁发汗解表，宣肺止咳；清涕多者，加防风、白芷发表散风，胜湿通窍；痰多清稀者，加法半夏、茯苓燥湿化痰，健脾利湿。风热咳嗽则减去陈皮、甘草，加黄芩、瓜蒌皮、射干、枇杷叶清热化痰，降逆止咳；咳嗽相对较轻者，加蝉蜕、僵蚕疏风清热化痰；如咳嗽相对较重，则加海浮石、葶苈子化痰泻肺降逆；如兼发热则加青蒿配黄芩清透退热；鼻衄者去荆芥、桔梗，加白茅根、侧柏炭凉血止血。本方温润和平，温而不燥，润而不腻，散寒不助热，解表不伤正，既无攻击过当之虞，又无闭门留寇之弊，使用得当，加减得宜，取效甚捷。

（2）湿热咳嗽

轻证咳嗽次数不多，咳势不剧，或自觉咽喉有痰，黏滞不适，频频清嗓，时欲咯痰，咽红，舌苔白黄薄腻者，银翘宣痹汤主之。重证咳嗽阵作，连声次多，咳则干哕，甚或呕吐乳食，或身热午后为甚，口干不欲饮，小便黄少，喉核红肿，舌苔白黄厚腻者，苇茎宣痹汤主之。本证湿热郁肺，肺气闭郁，肺失宣降，治宜清热化湿、轻宣肺痹。

轻证

胡老常用银翘马勃散合上焦宣痹汤加减，简称银翘宣痹汤（金银花、连翘、马勃、射干、枇杷叶、牛蒡子、桔梗、杏仁、滑石）治疗。咯痰不利者，加黄芩、瓜蒌皮、信前胡清热化痰；频频清嗓者，加蝉蜕、僵蚕疏风清热化痰；湿重者，加郁金、通草芳化淡渗利湿。

胡老指出本方治疗"喉源性咳嗽"如喉间有痰，黏滞不爽，时欲咳嗽、咯痰、清嗓者效果满意，合半夏厚朴汤用于治疗多发性抽动症之发声抽动效果亦佳。

重证

胡老常用苇茎宣痹汤（苇茎、冬瓜仁、薏苡仁、杏仁、黄芩、瓜蒌皮、信前胡、射干、枇杷叶、郁金、滑石）加减治疗。发热者，加青蒿配黄芩清透退热；鼻塞流涕者，加苍耳子或辛夷散风除湿，通窍止涕；咳甚气促者，加葶苈子泻肺平喘；连声咳嗽欲呕者，加地龙解痉平喘；苔白黄腻，湿偏盛，痰多呕恶者，加陈皮、法半夏燥湿化痰；苔黄腻，热偏盛，痰黄稠者，加鱼腥草、胆南星清热化痰。

（3）痰热咳嗽

痰甚于热

咳嗽不甚，咳声重浊或喉间痰鸣，多伴鼻塞流涕，口不干渴，二便自调，舌苔薄白者，新制六安煎主之。

本证痰热互结，痰甚于热，故治宜祛痰清热、宣肺降逆，胡老常用其父创制的新制六安煎（化橘红、京半夏、茯苓、杏仁、葶苈子、黄芩、瓜蒌皮、信前胡、射干、枇杷叶）治疗。痰甚者，加海浮石或胆南星清热化痰；鼻塞流清涕，咳嗽痰鸣喘促者，加麻黄、紫菀宣肺化痰，止咳平喘；鼻塞涕稠者，加苍耳子散风除湿，通窍止涕；大便稀溏者，加车前子利小便以实大便。

胡老指出既往西医所称"鼻后滴漏综合征"（现名"上气道咳嗽综合征"）是指各种原因引起的鼻腔或鼻窦的炎性分泌物倒流入咽部，引起咳嗽、咽部异物感等症状。患儿往往是鼻涕多，色黄质稠，咳嗽痰多或喉间痰鸣。稍年长患儿可诉咽部异物感，查咽后壁淋巴滤泡增生，有脓性分泌物附着。以上证候可按痰热咳嗽论治，选用苍耳子散合新制六安煎加减，简称苍耳六安煎（苍耳子、薄荷、辛夷、化橘红、京半夏、茯苓、杏仁、海浮石、藿香、胆南星、黄芩、瓜蒌皮、信前胡），散风通窍，清热化痰。经过治疗，稠涕明显减少，尚有痰鸣咳嗽者，只需新制六安煎加苍耳子即可。

热甚于痰

咳嗽不甚，痰少黄稠，咯痰不利，口干喜饮，大便偏干，小便黄，舌质微红，苔薄黄者，清金化痰汤主之。

本证痰热互结，热甚于痰，故治宜清热肃肺、化痰止咳，胡老常用清金化痰汤加减（黄芩、栀子、桑白皮、知母、瓜蒌皮、射干、枇杷叶、杏仁、桔梗、麦冬、川贝母）治疗。咳甚喘促者，加葶苈子泻肺平喘；痰黄稠难咯出者，加胆南星或竹沥清热化痰；兼见喷嚏流涕者，加薄荷疏散风热；口干喜饮者，加天花粉清热生津；大便干结者，加火麻仁，易瓜蒌皮为瓜蒌仁润肠通便。

（4）燥热咳嗽

咽干喉痒，干咳无痰，或痰少而黏，咯之难出，甚则痰中带血，口干喜饮，饮后咳减复如故，苔薄白或薄黄而干者，轻证桑菊饮主之，重证润肺饮主之。

本证燥热伤肺，肺失濡润，痰稠难出，治宜润肺清热、化痰止咳。

轻证

胡老据《温病条辨·上焦篇》"感燥而咳者，桑菊饮主之"之法，用桑菊饮加黄芩、瓜蒌皮、麦冬、天花粉治之。风热咳嗽、燥热咳嗽均用桑菊饮，个中道理诚如叶天士所说："温自上受，燥自上伤，理亦相等，均是肺气受病。"

重证

胡老常用其父创制的润肺饮（天冬、麦冬、紫菀、百部、白前、杏仁、黄芩、瓜蒌皮、射干、枇杷叶、知母、川贝母粉）治疗，服药时加入适量蜂蜜。痰中带血或鼻衄者，加焦栀子、白茅根或蒲黄炭清热凉血，止血化瘀。

2. 内伤咳嗽

（1）食积咳嗽

咳嗽痰多，夜晚为甚，不思乳食，嗳腐吞酸，胸脘痞满，手足心热，舌苔白厚者，保和丸主之。

本证乳食积滞，痰浊内生，上贮于肺，肺失宣降而咳，治宜消积导滞、祛痰止咳，胡老常用保和丸加减（山楂、神曲、陈皮、法半夏、茯苓、莱菔子、黄芩、瓜蒌皮、信前胡、射干、枇杷叶）治疗。发热者，加青蒿配黄芩清透退热；咳嗽痰多喘促者，加杏仁、厚朴止咳卜气平喘；脘痞腹胀甚者，加枳实破气除痞；大便秘结者，轻则加云木香、槟榔行气通便，重则加生大黄泻下通便；大便稀溏者，加车前子利小便以实大便。

（2）气虚咳嗽

偏肺气虚，自汗恶风，鼻塞多嚏，常易感冒，反复咳嗽者，加味玉屏风散主之；偏脾气虚，面色苍白，痰多清稀，食少便溏，脘痞呕逆者，加味香砂六君子汤主之；肺脾气虚者，上述症状兼而有之，舌质偏淡，舌苔薄白者，玉屏六君子汤主之。

肺气虚

表卫不固，治宜补益肺气、固表实卫，胡老习用加味玉屏风散（黄芪、白术、防风、太子参、龙骨、牡蛎、浮小麦、射干、枇杷叶）治疗。肺气虚甚者，白晒参易太子参以增强其补气生津之功效；口干喜饮者，加麦冬、五味子养阴生津止渴；时有咳嗽者，加紫菀、款冬花润肺止咳。

脾气虚

易生痰湿，治宜健脾益气、燥湿化痰，胡老常用加味香砂六君子汤（南沙参、白术、茯苓、陈皮、法半夏、藿香、砂仁、枳实、厚朴、神曲、甘草）治疗。

肺脾气虚

治宜补肺健脾、培土生金，方用玉屏六君子汤（黄芪、防风、白术、南沙参、茯苓、陈皮、法半夏、藿香、砂仁）。汗多者，酌加龙骨、牡蛎、浮小麦收敛止汗；胃纳不佳，消化不良者，加山楂、神曲消食健胃。

（3）阴虚咳嗽

干咳无痰或痰少而黏，不易咯出，或痰中带血，口燥咽干，喉痒声嘶，潮热盗汗或手足心热，唇红，舌红少苔或苔少花剥者，润肺饮主之，加味生脉散、麦味地黄丸亦主之。

本证肺阴不足，干咳无痰，或痰少而黏，不易咯出，治宜养阴润肺、化痰止咳。胡老治疗此证，肺阴虚不甚者，治同燥热咳嗽重证，仍用润肺饮（见燥热咳嗽）。

气阴两虚

胡老常用加味生脉散（白晒参、麦冬、五味子、紫菀、款冬花、杏仁、枇杷叶）。痰少不易咯出者，加川贝母、炒知母清热润肺，化痰止咳；口燥咽干，喉痒声嘶者，加玄参、桔梗、牛蒡子、蝉蜕清热养阴，宣肺利咽开声；汗出过多者，加炙黄芪补肺固表止汗。

肺肾阴虚

胡老常用麦味地黄丸（麦冬、五味子、生地黄、山茱萸、怀山药、茯苓、牡丹皮、泽泻）。潮热盗汗者，加炒知母、炒黄柏滋阴降火；痰少难出，痰中带血者，加知母、川贝母、阿胶（烊化）养阴清肺，化痰止咳止血；气短自汗者，加白晒参补益肺气。

胡老指出咳嗽不止于肺，亦不离乎肺。肺为清虚之脏，主宣发肃降。故治法上宜宣宜降，祛邪为要；忌收忌敛，补不宜早。

咳嗽皆因痰作祟，临证所见只有量多量少，质清质稠，易咯难咯，是否会咯之别。所谓干咳无痰者，非真无痰，乃肺燥乏津，金失濡润，痰少黏滞之故。治当清润化痰，燥金得润，痰变稀薄，咯之即出，咳自缓解。

大凡咳嗽剧烈，连声不止者，必是气逆上呛，痰稠难出，遣药时每多配伍葶苈子泻肺降逆，海浮石清热化痰，二者有相辅相成，相得益彰之妙。

（三）肺炎喘嗽

肺炎喘嗽临床以发热、咳嗽、痰鸣、气急、鼻扇为主要证候特点。发病年龄以3岁以下的婴幼儿多见。本病一年四季均可发生，但以冬春两季为多。常因外感风邪、内蕴痰热、肺失宣降、肺气上逆所引起。

根据临床观察，肺炎喘嗽有常证，有变证。其病程似有一定的阶段性，初期表邪相对较重，常见风寒闭肺、风热闭肺、湿热闭肺；中期表邪已解，痰热蕴结，常见痰热闭肺。如正气虚弱，正不胜邪，极易发生心阳虚衰、邪陷厥阴等变证。后期由于久咳伤肺，久嗽伤脾，久热伤阴，常见肺脾两虚、阴虚肺热等证。

肺炎喘嗽的治疗初期以宣肺化痰、降逆平喘为主，或佐活血化瘀，或佐通里攻下，或佐养阴生津，后期或补肺健脾或养阴清肺。若发生心阳虚衰与邪陷厥阴变证应中西医结合救治。

1. 常证

（1）风寒闭肺

恶寒，发热，无汗，咳嗽气急，痰白而稀，舌苔薄白者，华盖散主之。

本证外感风寒，肺失宣降，治宜辛温解表、宣肺降逆，方用华盖散（麻黄、杏仁、陈皮、茯苓、苏子、桑白皮、甘草）。咳甚者，加紫菀、款冬花润肺化痰止咳；痰多者加法半夏燥湿化痰。

（2）风热闭肺

轻证发热微汗出，咳嗽气粗，痰稠色黄，咽红，喉核肿大，舌微红，苔薄白或薄黄者，银翘散加减主之；重证高热不退，咳嗽剧烈，喉中痰鸣，气促鼻扇，口渴烦躁，面赤唇红，舌红而干，舌苔黄者，麻杏石甘汤主之。

本证风热闭肺，痰气上逆，治宜宣肺清热、化痰降逆。

轻证

方用银翘散加减（金银花、连翘、荆芥、薄荷、杏仁、桔梗、黄芩、瓜蒌皮、信前胡、射干、枇杷叶）。发热者，加青蒿配黄芩清透退热；痰稠难咯者，加胆南星清热化痰；苔白夹湿者，加滑石淡渗利湿。

重证

方用麻杏石甘汤加减（麻黄、杏仁、石膏、黄芩、瓜蒌皮、信前胡、射干、枇杷叶、海浮石、葶苈子、胆南星、青蒿）。口渴引饮者，加知母配石膏清热泻火，除烦止渴；不发热者，减去青蒿；剧咳喘甚者，加地龙解痉平喘。

（3）湿热闭肺

身热不扬，蒸蒸汗出，咳嗽痰多，喘促气急，胸闷不适，小便黄少，舌质红，苔白黄厚腻者，苇茎宣痹汤主之。

本证湿热内蕴，肺气郁闭，治宜清热化湿、轻宣肺痹，胡老常用苇茎宣痹汤（苇茎、冬瓜仁、薏苡仁、杏仁、黄芩、瓜蒌皮、信前胡、射干、枇杷叶、郁金、滑石、葶苈子）治疗。身热反复者，加青蒿清透退热；痰多者，加法半夏燥湿化痰；咳甚喘促者，加地龙解痉平喘。

（4）痰热闭肺

壮热烦躁，咳嗽剧烈，喉间痰鸣，气促鼻扇，面赤口渴，大便秘结，小便短黄，口唇青紫，咽喉红肿，舌质红，苔黄燥者，五虎汤合葶苈大枣泻肺汤主之。

本证痰热闭肺，肺气上逆，咳剧喘促，治宜清热涤痰、泻肺平喘，胡老常用五虎汤合葶苈大枣泻肺汤加减（麻黄、杏仁、石膏、黄芩、瓜蒌皮、信前胡、细辛、胆南星、海浮石、葶苈子）治疗。高热不退者，加知母、青蒿清热泻火，清透退热；面唇青紫者，加丹参、红花活血化瘀；腹胀便秘，痰鸣喘急者，合牛黄夺命散（牵牛子、大黄、槟榔）通里攻下，行气消胀；口鼻干燥，涕泪俱无者，合增液汤（玄参、生地黄、麦冬）滋阴润燥。

（5）肺脾气虚

面白少华，动则汗出，低热起伏，咳嗽无力，神疲气短，食欲不振，舌质偏淡，苔薄白，脉无力者，人参五味子汤主之。

本证肺脾气虚，表卫不固，脾失健运，治宜健脾补肺、培土生金，胡老常用人参五味子汤（白晒参、白术、茯苓、麦冬、五味子、甘草）治疗。汗多者，酌加黄芪、龙骨、牡蛎、浮小麦益气固表，收敛止汗；咳嗽者，酌加紫菀、款冬花、枇杷叶润肺化痰止咳；食欲不振者，加陈皮、藿香、砂仁开胃健脾，行气化湿；大便稀溏者，去麦冬，加怀山药、炒扁豆平补气阴，健脾化湿。

（6）阴虚肺热

低热盗汗，干咳无痰，面色潮红，唇红，舌红少津，无苔或苔少花剥者，沙参麦冬汤主之。

本证阴虚肺热，肺失濡润，干咳无痰，治宜养阴清热、润肺止咳，胡老习用沙参麦冬汤加减（沙参、麦冬、玉竹、天花粉、桑白皮、黄芩、紫菀、款冬花、枇杷叶）治疗。低热反复者，酌加地骨皮、知母、银柴胡甘寒益阴，清透虚热；汗多者，加龙骨、牡蛎、五味子收敛固涩止汗；干咳无痰，或痰稠不易咯出者，加天冬、川贝母（冲服）润肺化痰止咳。

2. 变证

（1）心阳虚衰

突然面色苍白，烦躁不安，口唇发绀，呼吸困难加重，汗出肢冷，神萎淡漠，右胁下出现痞块，并渐增大，舌质淡紫，苔薄白，指纹青紫达命关，脉细数无力者，参附龙牡救逆汤主之。

本证心阳虚衰，汗出肢厥，气虚欲脱，治宜回阳救逆、益气固脱，胡老习用参附龙牡救逆汤（人参、制附子、龙骨、牡蛎、五味子）加减治疗。气阴两竭者，加麦冬、山茱萸养阴敛汗固脱；右胁下出现痞块，发绀明显者，酌加丹参、红花、桃仁、当归活血化瘀；四肢厥冷者，除适当加大制附子用量外，尚可加干姜助附子回阳救逆。

（2）邪陷心肝

高热神昏，烦躁谵语，口噤项强，目睛上窜，四肢抽搐，舌质绛红，苔少乏津。指纹青紫达命关，甚至透关射甲者，羚角钩藤汤主之。

本证邪陷心肝，高热神昏，项强抽搐，治宜凉肝息风、清心开窍，胡老多用羚角钩藤汤（羚羊角、钩藤、生地黄、白芍、牡丹皮、栀子、石膏、知母、黄连、石菖蒲、郁金）加减治疗。喉间痰声辘辘者，加鲜竹沥清热豁痰；持续高热、神昏、抽搐者，可选加紫雪丹、安宫牛黄丸清热开窍，息风止痉。

胡老指出肺炎喘嗽的病程虽然看似有一定的阶段，但是，并非每个患儿都会经历这三个阶段。初期风寒、风热、湿热闭肺的患儿，只要及时正确治疗，绝大多数都可治愈，由于病程短，疾病对机体的影响不大，稍加调理即可。

痰热闭肺证，临床最常见，若治不及时，病势嚣张，或正气虚弱，正不胜邪，才会发生心阳虚衰和邪陷厥阴等变证，也只有这极少数患儿才可能经历这三个阶段。

三个阶段不可截然划分，务必根据病势进退、临床表现，活用方药，随症加减，不可胶柱鼓瑟。

（四）哮喘

哮以声响言，喘以气息名，哮多兼喘，故通称哮喘。哮喘是以呼吸气急，喉中痰鸣，声如曳锯，呼气延长，甚则颈脉怒张，嘴唇爪甲青紫，反复发作为主要证候特征的一种慢性肺系疾病。本病治标易而治本难，故反复发作，缠绵难愈。

哮喘乃肺、脾、肾三脏功能失调之为病，每因感冒而诱发。由于哮喘患儿"膈有胶固之痰，内有壅塞之气"，一旦"外有非时之感"内外相引，三者相合，闭拒气道，搏击有声即发病。其病情之轻重，证候之寒热，发作时间之久暂，间歇时间之长短，因人而异。缓解期亦因素体差异而有肺虚、脾虚、肾虚之分，或肺脾、肺肾、脾肾、肺脾肾同病之别。本病发作期治标为主，重在祛邪；缓解期治本为主，重在扶正；虚实夹杂者，则标本同治。

1. 发作期

胡老根据诱发的原因，临床常按下列三证论治。

（1）风寒哮喘

呼吸急促，抬肩撷肚，喉间痰鸣，咳吐清痰或风泡痰。初起多兼风寒表证，口不渴或渴喜热饮，二便自调，舌苔白者，华盖散主之。

本证因外感风寒，痰鸣喘促，故治宜温肺祛痰、降逆平喘，胡老常用华盖散（麻黄、杏仁、陈皮、茯苓、紫苏子、桑白皮、甘草）治疗。恶寒甚者，加紫苏叶、防风辛温解表，发散风寒；痰多清稀者，加法半夏燥湿化痰；哮甚者，加白芥子温肺化痰；咳甚者，加紫菀、款冬花化痰止咳；喘甚者，加葶苈子泻肺平喘。

胡老指出本证尚可选用麻杏二陈汤或六安煎加减。如较大儿童，风寒束表，水饮内停而见上述诸症者，亦可选用小青龙汤加杏仁、厚朴化痰下气平喘。发热烦躁者，再加石膏清热泻火除烦，即小青龙加石膏汤。

（2）风热哮喘

咳嗽气急，喉中痰鸣，痰黄而稠。初起多兼风热表证，口渴，大便干，小便黄，唇舌红，舌苔黄者，麻杏石甘汤主之。

本证风热闭肺，引发哮喘，故治宜宣肺清热、降逆平喘，胡老习用麻杏石甘汤加减（麻黄、杏仁、石膏、黄芩、瓜蒌皮、信前胡、射干、枇杷叶、浮海石、葶苈子）治疗。发热者，加青蒿清透退热；流浊涕者，加苍耳子化浊通窍；痰稠咯吐不利者，加胆南星清热化痰；大便秘结者，加牵牛子或生大黄泻下通便；苔白夹湿者，加滑石淡渗利湿；大便稀溏者，加车前子分利小便以实大便，可收喘、泻同止之效。

（3）湿热哮喘

呼吸急促，喉间痰鸣，胸高气粗，咳呛阵作，身热不扬，小便短黄，唇舌红，苔白黄腻者，苇茎宣痹汤主之。

本证湿热郁肺，气逆而喘，故治宜清热渗湿、降逆平喘，胡老常用苇茎宣痹汤加减（苇茎、冬瓜仁、薏苡仁、杏仁、射干、枇杷叶、滑石、黄芩、瓜蒌皮、信前胡、葶苈子）治疗。发热者，加青蒿清透退热；兼表证流清涕者，加荆芥发表散寒；流浊涕者，加苍耳子化浊通窍；痰多呕恶者，加法半夏燥湿化痰，降逆止呕；舌苔厚腻者，加郁金辛散苦泄化浊。

胡老指出根据临床观察，有的哮喘发作期患儿经辨证论治后，其症状仍不能缓解，配合输氧、吸痰和西药治疗亦不能控制，患儿处于"哮喘持续状态"，邪盛正不甚虚者，可配合"涌吐法"，方用稀涎散以涌吐痰涎。病情缓解后，根据"治痰不理脾胃，非其治也"原则，可接服六君子汤或香砂六君子汤补气健脾，运脾除湿，调畅气机以杜其生痰之源。

上述三证哮喘患儿经过辨证治疗缓解后，常有喉间痰鸣，喘不甚，咳不重，间有呕恶等症，可按痰热咳嗽论治，选用新制六安煎，服后痰消不咳，不喘，即可进入缓解期治疗。

2. 缓解期

（1）肺虚

恶风，自汗，晨起多嚏，常易感冒，每因气候变化而诱发哮喘，苔薄白者，玉屏风散主之。

本证肺气虚弱，表卫不固，故治宜益气补肺、固表实卫，方用玉屏风散加味（黄芪、防风、白术、龙骨、牡蛎、浮小麦）。如同时合并有"营卫不和"者，可合桂枝汤以调和营卫；如畏寒，肢冷者，合麻黄附子细辛汤温经散寒；如肺之气阴两虚，短气自汗，口干喜饮，脉虚者，合生脉散益气养阴、生津止汗。

胡老强调使用玉屏风散应重用黄芪、白术，防风用量宜轻，否则辛温发散，更虚其表。如用桂枝汤，应按原方服法，药后啜热粥以助药力，效果更佳。

（2）脾虚

神倦乏力，食少痰多，唇舌淡白，往往因乳食停滞而诱发哮喘，大便稀溏，或吃油荤易于腹泻，苔薄白者，六君子汤主之。

本证脾气虚弱，脾失健运，湿聚为痰，故治宜健脾益气、燥湿祛痰，胡老常用六君子汤（人参、白术、茯苓、甘草、陈皮、法半夏）治疗。如兼肺气虚者，可合玉屏风散补肺健脾，肺脾同治；腹部虚胀者，酌加枳壳、厚朴宽中行气消胀；口淡无味者，加藿香、砂仁化湿醒脾；吃油腻食物易腹泻者，加炒山楂、神曲消食健胃，和中止泻；大便不实者，加怀山药、车前子健脾利湿。

胡老指出本证亦可选用参苓白术散加减。两方目的均在于调补脾胃以建立中气，中气建则可借其四运之力，从阴引阳，从阳引阴，调节机体阴阳之偏，使之归于平衡，有助于根治本病。

（3）肾虚

偏于肾阴虚者，潮热盗汗，动则喘促、头晕、耳鸣、舌红苔少者，麦味地黄丸主之；偏于肾阳虚者，形寒怯冷，气短息微，小便清长，甚或遗尿，腰酸肢软，舌淡苔白者，桂附地黄丸主之。

肺为气之主，肾为气之根，肺主出气，肾主纳气。本证肾虚，摄纳无权，故治宜补肾纳气，培元固本。胡老临证对偏于肾阴虚者，常用麦味地黄丸；偏于肾阳虚者，常用桂附地黄丸。肾阴虚者，酌加人参、胡桃肉、枸杞、天冬、女贞子、制首乌、紫河车滋养肾阴；肾阳虚者，酌加淫羊藿、菟丝子、补骨脂、巴戟天、沙苑子、蛤蚧、鹿茸粉温补肾阳。

胡老指出哮喘虚证中，证候错综，其表现往往是肺脾、肺肾、脾肾同病，所以上述肺虚、脾虚、肾虚不能截然划分，临证方药可参合施治。若遇虚中夹实者，又当补虚泻实，不可拘泥补法。欲善其后，根治本病，当温养肺脏，健运脾土，调摄肾脏，肺脾肾三脏同治。可以《景岳全书·新方八阵·和阵》金水六君煎（陈皮、法半夏、茯苓、甘草、当归、熟地黄）为基础方，加益气固表、健脾化痰、补肾摄纳之品，如人参、黄芪、白术、补骨脂、菟丝子、淫羊藿、胡桃肉、紫石英、五味子、沉香等品，连服数剂或做成丸剂、片剂服用，绝大部分患儿可望断其病根。

根据临床观察，哮喘反复发作，湿聚为痰、正虚痰伏固然是主要矛盾，但与患儿长期肺失宣降、气机不畅、气滞血瘀、痰瘀互结、阻塞气道密切相关。故在治标治本的处方中，治痰同时应酌加活血化瘀药如桃仁、红花、丹参、郁金之属，可收祛痰化瘀、宣降肺气之功效。

（五）反复呼吸道感染

反复呼吸道感染是指一定年龄段小儿 1 年内有 8～10 次以上的上、下呼吸道感染。以感冒、乳蛾、咳嗽、肺炎喘嗽在一段时间内反复发生，经久不愈为主要临床特征。本病一年四季均可发生，但以冬春为多，发病年龄多见于 1～3 岁小儿，尤其是先天禀赋不足，后天调护失宜小儿最易罹患本病，严重影响小儿的生长发育及生活。随着小儿年龄的增长，本病有逐渐减少的趋势。

"正气存内，邪不可干""邪之所凑，其气必虚"，本病的发生，常因肺脾肾虚损、外邪乘袭所致。治疗原则是发作期以祛邪治标为主，迁延期以扶正为主，兼以祛邪，恢复期重在扶正固本。

1. 营卫不和

反复感冒，面白恶风，平时汗多，汗出不温，时有低热，舌淡红，苔薄白者，桂枝加龙骨牡蛎汤主之。

本证营卫不和，表虚不固，故治宜调和营卫、扶正固表，方用桂枝加龙骨牡蛎汤（桂枝、白芍、生姜、大枣、甘草、龙骨、牡蛎）。恶风汗多者，加黄芪益卫固表止汗；遇冷即鼻塞喷嚏、流涕者，加防风、白芷、苍耳子辛温，散风除湿；面白无华者，加黄芪、当归益气补血；时有低热者，加白薇、银柴胡清退虚热；兼有咳喘者，加杏仁、厚朴止咳平喘；咽红、扁桃体肿大者，加板蓝根、僵蚕、夏枯草清热解毒、化痰散结。

2. 肺脾气虚

面黄少华，自汗恶风，少气懒言，神疲倦怠，形体消瘦，喉间痰鸣，食少便溏，唇舌淡，苔白者，玉屏六君子汤主之。

本证肺脾两虚，表气不固，故治宜补肺固表、益气健脾，胡老习用玉屏六君子汤（黄芪、白术、防风、南沙参、茯苓、陈皮、法半夏、炙甘草）治疗。汗出多者，加龙骨、牡蛎、浮小麦收敛固涩止汗；气虚甚者，加人参单独煎汤，少量频服大补元气；食欲不佳者，加藿香、砂仁化湿行气醒脾；大便不实者，加怀山药、车前子健脾利湿；消化不良者，酌加炒山楂、神曲消食健胃；大便干结者，加云木香、槟榔行气导滞或加火麻仁、瓜蒌仁润肠通便。

胡老指出虽然肺气虚弱、卫外不固是反复呼吸道感染的主要原因，但据临床观察，肺气虚患儿几乎都有脾虚症状。脾属土，肺属金，肺脾为母子之脏，二者关系密切，相互影响。部分反复呼吸道感染患儿"母病及子"土不生金与"子盗母气"肺病及脾者兼而有之，故并列为肺脾气虚，治则肺脾同治。

3. 肺肾两虚

反复感冒，甚则咳喘，面白无华，短气自汗，心烦不寐，舌红少苔者，麦味地黄丸主之。

本证肺肾两虚，母子同病，故治宜益气补肾、金水并调，胡老常用麦味地黄丸（麦冬、五味子、熟地黄、怀山药、山茱萸、牡丹皮、茯苓、泽泻）治疗。肺气虚甚者，加生晒参补益肺气；汗多者，加黄芪、龙骨、牡蛎益卫固表，收敛止汗；肾虚者，通常加淫羊藿、补骨脂、菟丝子等品温补肾阳；肾阳虚甚者，加桂枝、制附子温阳化气；五迟五软者，加紫河车、鹿茸等血肉有情之品，补肾填精。此即"形不足者，温之以气；精不足者，补之以味"之义。

（六）特发性肺含铁血黄素沉着症

特发性肺含铁血黄素沉着症（idiopathic pulmonary hemosiderosis，IPH，简称肺含铁）是一种少见的主要发生于儿童的铁代谢异常性疾病。其特点是广泛的肺泡毛细血管反复出血，肺泡中有大量的含铁血黄素沉着，并伴有缺铁性贫血。其病因及发病机制尚未完全明了。本病临床主要表现为反复发作的咳嗽、咯血、气促和贫血、乏力，亦有少数表现为单纯贫血或与牛奶过敏、出血性肾小球肾炎共同发病。根据反复咳嗽、咯血或呕血；小细胞低色素性贫血史；胸部CT提示肺部广泛性急性或慢性浸润或肺间质的改变；急性期查胃液，或痰，或肺泡灌洗液，发现含铁血黄素巨噬细胞即可确诊。本病病程长，反复发作，晚期可因肺部大出血或呼吸衰竭造成死亡。

由于肺含铁的病因及发病机制未明，因此缺乏特异性的治疗方法。目前西医主要采用肾上腺糖皮质激素及免疫抑制剂治疗，虽然能缓解症状，但是一旦减停激素，病情又易出现反复；长期的免疫抑制剂治疗又会降低机体抵抗力，使感染的机会增加，因此长期服用激素或免疫抑制剂治疗终非良策。

西医根据临床病程，将本病分为急性肺出血期、肺出血静止期、慢性期急性发作、慢性迁延后遗期。根据观察临床缓解期与急性期常交替出现。

胡老认为，根据肺含铁临床表现可归属于中医"咳喘""血证"（咯血、鼻衄、尿血）"虚劳"范畴。本病病位在肺，与脾、肾密切相关，亦可累及膀胱。主要病变脏腑急性期在肺、脾、胃、膀胱，缓解期在脾、胃、肾，肺含铁以肺脾肾虚为本，湿热痰瘀为标。

本病本虚标实，虚实夹杂，急性肺出血期与慢性反复发作期多实；肺出血静止期、慢性迁延后遗期多虚。实证多系湿热痰瘀为患，虚证多因气血亏虚使然。根据本病临床表现，实证可分为湿热郁肺、中焦湿热、肺胃热盛、膀胱湿热等证型，虚证可分为阴虚肺热、肺脾气虚、气血两虚等证型，本病采用辨病辨证相结合，以中药治疗为主的方法。总的治疗原则是急则治标，缓则治本，祛邪扶正，以清为主，以通为补。

1. 实证

（1）湿热郁肺

面色萎黄或苍白，咳嗽，咯血或痰中带血，痰白黄稠，舌尖边红，苔白黄腻者，苇茎宣痹汤主之。

本证湿热郁肺，肺失宣降，热伤肺络，血溢脉外，治宜化湿清热、宣降肺气、止血化瘀，胡老常用苇茎宣痹汤加减（芦根、冬瓜子、薏苡仁、桃仁、黄芩、滑石、射干、枇杷叶、郁金、蒲黄炭）治疗。热毒甚者加连翘、鱼腥草清热解毒；咳嗽，咯痰不利者酌加桔梗、信前胡、瓜蒌皮宣降化痰；咳嗽气促者加葶苈子泻肺平喘；咯血重者酌加仙鹤草、白茅根、藕节炭、茜草炭或云南白药止血化瘀；发热者，加青蒿配黄芩清透退热。

（2）中焦湿热

面色萎黄，困倦乏力，纳差口臭，小便黄少，舌苔白黄腻者，三仁汤主之，泻黄散亦主之。

本证肺不化湿，脾不运湿，湿郁化热，湿热内蕴，治宜利湿清热、辛开芳化。湿甚于热者，胡老习用加味三仁汤（杏仁、薏苡仁、白豆蔻、法半夏、厚朴、淡竹叶、滑石、通草、黄芩、藿香）。苔厚腻，口气臭者加佩兰芳化湿浊；胃纳不佳者加神曲、生稻芽消食健胃。热甚于湿者常用泻黄散加减（石膏、栀子、防风、藿香、黄芩、滑石、杏仁、牡丹皮、郁金）。口干喜饮者，加知母清热生津；心烦易怒者加黄连清心除烦。以上两方有咯血史者均加丹参、郁金活血化瘀。

（3）肺胃郁热

鼻中出血，血色鲜红，烦渴喜饮，大便干，小便黄，舌红苔黄者，玉女煎主之。

本证肺胃郁热，热伤阳络，迫血妄行，治宜清热泻火、凉血止血，胡老常用玉女煎去牛膝、熟地黄加细生地黄、玄参方（石膏、知母、玄参、生地黄、麦冬、牡丹皮、炒栀子、白茅根）治疗。肺胃热甚者，加黄芩、黄连清热泻火；鼻中流血多者，加侧柏炭、蒲黄炭凉血止血；阴津不足者，加天花粉、石斛养阴生津；大便秘结者，加生大黄通腑泄热。

（4）膀胱湿热

尿血，小便黄少，舌质微红，舌苔中根部白黄腻者，黄芩滑石汤主之。

本证肺脾湿热下注，湿热蕴结，热伤脉络，血渗膀胱，发为尿血。治宜利湿清热、化瘀止血，胡老常用黄芩滑石汤加减（黄芩、滑石、猪苓、土茯苓、大腹皮、白豆蔻、通草、小蓟炭、蒲黄炭）治疗。小便短涩者，加金钱草利尿通淋；小便浑浊，如米泔水者，加萆薢、炒黄柏利湿祛浊，清热燥湿；尿检红细胞超标，尿隐血强阳性者，酌加白茅根、茜草炭、苎麻根凉血止血；尿检白细胞较多者，酌加鱼腥草、蒲公英、夏枯草清热解毒；咽喉红肿者，加金银花、连翘清热解毒，利咽消肿。

2. 虚证

（1）阴虚肺热

咳嗽痰少，痰中带血，或反复咯血，血色鲜红，发热口渴，便秘尿黄，唇舌红，苔黄少津者，养阴清肺汤主之。

本证肺热炽盛，热盛伤阴，迫血妄行，治当养阴清肺、止血化瘀，胡老常用养阴清肺汤加减（生地黄、玄参、麦冬、牡丹皮、川贝母、知母、白茅根、仙鹤草）治疗。干咳痰少，痰中带血者，加天冬养阴清肺润燥；反复咯血，血色鲜红者，加焦栀子、蒲黄炭、茜草炭清热凉血、化瘀止血；发热者加青蒿、黄芩清透退热；口渴者加天花粉清热养阴、生津止渴；便秘者，加火麻仁、瓜蒌仁润肠通便。

（2）肺脾气虚

面白或面黄无华，少气乏力，汗多恶风，多嚏易感，食少便溏，唇舌偏淡，舌苔白者，加味玉屏风散主之，香砂异功散合当归补血汤亦主之。

本证肺脾两虚，治宜补气健脾、固表敛汗、行气化瘀。偏于肺气虚者，胡老常用加味玉屏风散（黄芪、防风、白术、龙骨、牡蛎、浮小麦、当归、丹参、郁金）治疗。口干喜饮者加麦冬、五味子养阴生津；胃纳不佳者酌加山楂、神曲、鸡内金消食助运。偏于脾胃气虚者，则用香砂异功散合当归补血汤加减（南沙参、白术、茯苓、陈皮、藿香、砂仁、黄芪、当归、山楂、建曲）。腹胀者酌加枳实、厚朴行气消胀；腹痛者加云木香行气止痛；有咯血史者加仙鹤草、白及、三七粉收敛止血，化瘀生新；虚中夹热者酌加黄芩、桑白皮、金银花、连翘清热解毒散结。如肺脾俱虚，则用以上两方合方化裁。

（3）气血两虚

面色苍白，身体瘦弱，神疲乏力、少气懒言，唇舌质淡，苔白者，圣愈汤主之。

本证气血两虚，兼夹瘀血，治宜气血双补佐以清热化瘀，方用加味圣愈汤（太子参、黄芪、生地黄、白芍、当归、川芎、黄芩）。脾虚纳差者加白术、茯苓补气健脾；消化不良者加山楂、神曲消食助运；有咯血史者加三七粉、白及化瘀止血；气虚甚者，另加生晒参适量文火煎汤，少量频服，大补元气；血虚甚者加阿胶补血止血，冬虫夏草补肺止血；气血亏虚者，加紫河车益气养血。

胡老指出，由于肺含铁患儿体质虚弱，正气不足，护理调摄不当，极易感冒，一旦感冒发热，往往加重病情，必须及时辨证治疗。另一方面，应避免剧烈运动，否则也会加重病情，甚至复发。

在治疗过程中随着病情好转逐步减少激素及免疫抑制药用量直至停服。因贫血患者血红蛋白与红细胞降低，网织红细胞增多，网织红细胞的反复升高提示反复的肺内出血，故可以上述三项指标变化作为疗效判断参考依据。

（七）厌食

厌食是小儿时期最常见的一种脾胃病，临床以较长时期厌恶进食、食量减少为特征。患儿除无食欲或食欲不振外，一般无其他明显不适。"无饥饿感，吃得少，精神好"是本病最大一个特点。

胃主受纳，脾主运化，脾为阴土，喜燥恶湿，得阳则运；胃为阳土，喜润恶燥，得阴则和。脾胃纳运相得，升降相因，燥湿相济，脾健胃和则纳运正常。若先天禀赋不足或后天失于调养，脾胃虚弱；喂养不当，饮食自倍；或情志失调，肝气抑郁，均可损伤脾胃，造成升降失调，燥湿失济，纳运失常，导致厌食。临床常见脾胃气虚、脾胃阴虚、脾胃湿热和肝脾不调四种证型。分别采用健脾益气、养阴益胃、化湿清热和疏肝和脾法治之。

1. 脾胃气虚

无饥饿感，不思进食，口淡乏味，喜有味食物，时嗳气或呕恶，不喜饮，面色少华，形体偏瘦，舌质偏淡，苔薄白者，香砂异功散主之。

本证脾胃气虚，受纳运化失常，治宜健脾益气、开胃助运，胡老习用香砂异功散加减（南沙参、白术、茯苓、陈皮、藿香、砂仁、山楂、神曲）治疗。嗳气或呕恶者，加法半夏降逆止呕；腹痛者，加云木香行气止痛；腹胀者，加枳实（或枳壳）、厚朴行气宽中除胀；大便偏干，排便不畅者，以鸡内金易神曲，加槟榔消食化积，行气导滞；大便稀溏者，加怀山药、车前子健脾利湿。

2. 脾胃阴虚

无饥饿感，食少饮多，尤喜酸甜饮料，或喜吃稀粥，或喜汤泡饭，形体偏瘦，手足心热，大便干结，舌红乏津，苔少或花剥者，益胃汤主之。

本证脾胃阴虚，不饥不纳，治宜养阴益胃、消食运脾，胡老习用益胃汤加减（北沙参、麦冬、生地黄、玉竹、石斛、山楂、鸡内金、冰糖）治疗。饮水特多者，加天花粉、乌梅清热养阴，生津止渴；大便干结者，加槟榔、瓜蒌仁行气导滞，润肠通便；烦躁易怒者，加黄连清心除烦；手足心热者，加炒知母、炒黄柏滋阴降火退虚热；汗多者，加黄芪、五味子益卫固表，生津敛汗。

3. 脾胃湿热

胸痞不饥，口淡无味，喜味重食物，不渴或渴不多饮，口臭腹胀，汗出粘手，小便短黄，苔白黄腻者，加味三仁汤主之。

本证脾胃湿热蕴结，气机升降失调，治宜清热除湿、芳化淡渗，胡老常用加味三仁汤（杏仁、薏苡仁、白豆蔻、法半夏、厚朴、淡竹叶、滑石、通草、黄芩、藿香）治疗。胸闷者，加郁金行气解郁；无饥饿感者，加生稻芽、生麦芽消食健胃，醒脾和中；腹胀者，加大腹皮行气导滞；腹痛，大便干结者，去滑石、通草，加云木香、槟榔、瓜蒌仁行气止痛，润肠通便；苔厚腻者，加佩兰、苍术化湿燥湿。

4. 肝脾不调

无饥饿感，不思进食或食则饱胀，时时嗳气，神情抑郁，胸闷太息，睡眠不佳，不喜饮，大便偏干，舌质正常，苔薄白者，逍遥散主之。

本证肝气郁结，疏泄失常，升降失调，不饥不食，治宜疏肝和脾、开胃助运，胡老常用逍遥散加减（柴胡、当归、白芍、白术、茯苓、薄荷、甘草、山楂、神曲）治疗。少食即胀者，加枳实、厚朴宽中行气，消痞除胀；嗳气不舒者，加香附、紫苏梗疏肝行气，宽中利膈；精神抑郁者，加青皮、郁金疏肝理气，清心解郁；睡眠不佳者，加炒酸枣仁、炙远志养心安神或龙骨、牡蛎平肝潜阳，镇心安神。

胡老指出厌食之为病，似积非积，似疳非疳，故其治疗非"攻积""消疳"所宜，当调理脾胃，否则反损冲和之气。至于调理之法，并非单指补益而言，应着眼于脾胃升降、燥湿、纳化之特点，凡是能使脾胃升降协调，燥湿相济，纳化健运的方法均属调理范围。

脾主运化，胃主受纳。《明医指掌·卷五·脾胃证》云："脾不和，则食不化；胃不和，则不思食；脾胃不和，则不思而且不化。"胡老认为，食欲由脾所主，纳食由胃所使，人有食欲，因为饥饿，知饥始思食，此乃运化正常使然。故胡老临证常常要了解小儿有无饥饿感，凡无饥饿感者，或饥饿感不强者，均责之于脾，常选用苍术、陈皮、厚朴、藿香、砂仁、白豆蔻、枳壳、大腹皮、生麦芽、生稻芽等芳香燥湿，宽中行气，消食和中之品，燥湿化湿，醒脾运脾，以增进食欲。

鉴于厌食症主要是喂养不当，乳食不节所致，故胡老十分强调厌食症要防重于治。他赞万全"调理脾胃者，医中之王道也；节戒饮食者，却病之良方也"为至理名言。不厌其烦告诫家长遵古训"乳贵有时，食贵有节""要得小儿安，常带三分饥与寒"，不要过量喂食，不要强迫进食，不要偏食；不要盲目进补，过食高蛋白、高热量、高营养食品，切勿不吃蔬菜、恣食生冷，饥饱无度。要平衡膳食，合理搭配，乳食有节，科学喂养，培养良好的饮食习惯是预防厌食的关键。

（八）积滞

积滞是指小儿内伤乳食，停聚中脘，积而不化，气滞不行所形成的一种脾胃病。临床以不思乳食、食而不化、嗳气酸腐、脘腹胀满和大便酸臭为特征。

饮食自倍，肠胃乃伤。积滞常因喂养不当或乳食不节，伤及脾胃；或禀赋不足，病后失调，脾胃虚损，复伤乳食所致。因伤食而致脾虚者，为实；因脾虚而致伤食者，为虚。食积与脾虚，脾虚与食积，互为因果，虚实错杂，临证应辨其孰重孰轻，何主何次，分别施治。治疗原则是：实者宜消，以消为补；虚者宜补，以补为消；虚实夹杂者，消补兼施。

1. 实证

不思乳食，脘腹胀满或疼痛拒按，多伴有呕吐、腹泻，吐泻出酸臭食物或乳瓣，烦躁啼哭，夜卧不安，手心发热，舌苔白厚者，香砂平胃散主之，保和丸亦主之。

本证乳食积滞，升降失常，纳运失调，治宜消食导滞、和中运脾。

①以脘腹胀满疼痛为主者：胡老常用香砂平胃散加减（云木香、砂仁、苍术、陈皮、厚朴、山楂、神曲）。兼呕吐者，加法半夏或藿香降逆止呕；兼腹泻者，加泽泻、车前子利水渗湿止泻；食积化热者，加黄连清胃肠积热。

②以呕吐为主者：胡老常用保和丸加减（山楂、神曲、陈皮、法半夏、茯苓、黄连、紫苏叶）。如系伤生冷瓜果而吐者，加炮姜、藿香或砂仁温中散寒，和中止呕；兼腹胀者，加枳壳、厚朴行气宽中除胀；兼腹泻者，加葛根、黄芩合黄连清热燥湿，升阳止泻；身热夜甚者，加青蒿、黄芩，清透退热。

如系乳积者，可用消乳丸加减（麦芽、山楂、陈皮、香附、砂仁）。若烦躁易惊者，加黄连泻心火，除烦惊；兼感风寒者，加紫苏叶解表行气止呕。

2. 虚证

不思乳食，食则饱胀，腹满喜按，面色萎黄，神疲倦怠，大便稀溏夹有不消化食物，唇舌淡，苔白腻者，健脾丸主之，参苓白术散亦主之。

本证脾气虚弱，复伤乳食，脾虚夹积，治宜健脾益气，佐以消导。

①以食则饱胀，腹满喜按为主者：胡老常用健脾丸加减（人参、白术、茯苓、陈皮、枳实、厚朴、山楂、麦芽）。兼呕吐者，加法半夏降逆止呕；大便稀溏者，加怀山药平补气阴，健脾止泻；腹痛者，加云木香、砂仁行气止痛；苔白腻，食不知味者，加藿香、砂仁芳化湿浊，醒脾和中。

②以脾虚夹湿，饮食不化，肠鸣泄泻为主者：胡老则用参苓白术散加减（人参、白术、茯苓、怀山药、炒扁豆、砂仁、桔梗、炒山楂、神曲）。腹中冷痛者，加炮姜温中散寒止痛；小便少者，加车前子利尿止泻。

胡老指出古人云："要得小儿安，常带三分饥和寒。"三分饥者，不要过饱也，谓乳食要有节制，做到"乳贵有时，食贵有节""忍一分饥，胜服调脾之剂；耐一分寒，不须发表之功"，此即"圣人不治已病治未病"之意。

（九）腹痛

腹痛是指胃脘以下，脐之四旁以及耻骨以上部位发生疼痛的一种症状。腹部有脐腹、小腹和少腹之分，因此腹痛又可分为以脐周疼痛为主的脐腹痛；脐下腹部正中疼痛为主的小腹痛；小腹部的两侧或一侧疼痛为主的少腹痛。

腹痛是儿科临床常见病证之一。与年龄、季节无关。婴幼儿无故啼哭不已，或夜间啼哭之甚，多是腹痛之故。年长儿童虽能自诉疼痛，但往往不能正确表述腹痛的部位、性质、持续时间及程度，需要医者四诊合参，结合经验判断。

小儿腹痛的原因，多为乳食积滞、脾胃虚寒、蛔虫动扰，其次是胃肠积热、血瘀气滞、肝木乘脾。

由于腹痛是外感、内伤引起气机阻滞不通，气血运行不畅所致，根据"六腑以通为用"和"通则不痛"理念，治疗腹痛关键在一个"通"字，或消导以通，或温运以通，或安蛔以通，或泄热以通，或化瘀以通，或疏肝以通，各有不同，不可拘泥"痛无补法"或"痛随利减"泛用泻下，亦不可偏执止痛一法。

胡老指出腹痛辨证不仅要了解病因，而且要了解其疼痛的部位和性质。就部位而言，大腹痛者，病在脾胃、大肠、小肠；小腹痛者，多属厥阴肝经之病；绕脐痛伴流涎龅齿者，多属虫积为患；脐右下剧痛伴腹皮挛急，多为"肠痈"。就性质而言，喜按为虚，拒按为实；久痛多虚，暴痛多实；腹痛得食稍减者为虚，腹满畏食者多实；痛徐而缓，莫得其处者多虚；痛剧而急，一定不移者多实；腹痛得热痛减多寒，腹痛得寒痛减多热；腹部胀痛，时聚时散，痛无定处者，多为气滞；腹部刺痛，痛有定处，按之痛剧者，多为血瘀。

1. 乳食积滞

脘腹胀痛拒按，不思乳食，或伴呕吐、腹泻，腹痛欲便，便后痛减，烦躁啼哭，夜卧不安，手心发热，舌苔白厚者，香砂平胃散主之。

本证因乳食积滞、气机阻滞不通而痛，治宜消食导滞、行气止痛，胡老常用香砂平胃散加减（云木香、砂仁、苍术、陈皮、厚朴、山楂、神曲）治疗。腹胀甚者，酌加枳实、槟榔、莱菔子宽中行气，消食除胀；伴呕吐者，加藿香、法半夏和中降逆止呕；伴腹泻者，加泽泻、车前子利水渗湿止泻；大便秘结，腑气不通者，加生大黄泻下通腑；兼外感风寒者，加紫苏叶、防风祛风散寒；食积发热者，加青蒿、黄芩清透退热。

2. 脾胃虚寒

腹痛绵绵，时作时止，痛处喜温喜按，神疲倦怠，面白少华，手足欠温，乳食减少，大便稀溏，唇舌淡白，苔白者，香砂理中汤主之。

本证因脾胃虚寒、寒凝气滞而痛，治宜温中散寒、行气止痛，胡老习用香砂理中汤（云木香、砂仁、南沙参、白术、炮姜、甘草）治疗。兼呕吐者，加陈皮、法半夏理气降逆止呕；腹胀者，加香附、厚朴疏肝理气消胀；大便稀溏者，加茯苓、怀山药健脾利湿；夹食滞者，加山楂、神曲消食化积；手足不温，肾阳不足者，加桂枝、制附子温补肾阳；痛在小腹者，加乌药、小茴香、肉桂温经散寒止痛；兼外感风寒，腹痛拘急阵痛者，可合桂枝汤重用白芍、甘草缓急止痛。

3. 蛔虫动扰

脐腹疼痛，痛无定时，时作时止，腹部有时痛起硬块，痛止则散，痛喜揉按，按之痛减，不痛时饮食嬉戏如常；或面黄肌瘦，龂齿流涎，或喜食异物，大便有时下虫；或蛔虫上扰，突发上腹部钻顶样剧痛，患儿满床翻滚，哭叫不停，汗出肢冷，脉伏者，乌梅丸主之。

本证蛔虫动扰，腹痛时作，治宜安蛔镇痛、痛止驱虫，胡老常用乌梅丸[乌梅、太子参、当归、细辛、干姜、桂枝、制附子（先煎）、黄连、黄柏、川椒]治疗。

鉴于蛔虫动扰是因为体内寒温失调，故胡老强调应根据证候之寒热调整辛热药与苦寒药的剂量。偏寒者，酌减黄连、黄柏剂量，酌加姜、桂、附剂量，反之亦然。若寒热偏盛不明显者，则姜、桂、附与黄连、黄柏用量相当。如虫积腹痛不甚严重者，胡老常用四磨连梅汤（云木香、槟榔、枳实、乌药、黄连、川椒、乌梅、当归、延胡索、川楝子）行气安蛔止痛。

胡老指出安蛔镇痛用药特点：第一、寒温并用；第二、苦、辛、酸同用，前人经验"蛔得酸则静，得辛则伏，得苦则下"，黄连、川椒、乌梅是代表药物，川椒务必要麻，乌梅适当重用；第三、酌情加入缓泻药如槟榔、鸡内金、熟大黄，以利排虫。

在安蛔镇痛之后，应及时驱虫，以解除病因。轻证可单用使君子去壳取仁，文火炒黄嚼服，每次1～2粒，最大剂量每日不超过10粒。晨起空腹服，连服3日。若服用本品过量，易致呃逆。一旦发生呃逆，可用使君子壳适量煎水服，即可解除。

重证可用加减化虫丸（鹤虱、苦楝皮、使君子、槟榔、芜荑、榧子）水煎服。本方不仅驱杀蛔虫，对蛲虫、钩虫、绦虫、姜片虫等多种肠道寄生虫均有效。驱虫之后，应接服健脾和胃之剂，如五味异功散、万氏肥儿丸之类，以恢复和增强体质。

4. 胃肠积热

腹痛胀满，疼痛拒按，大便秘结，烦躁口臭，渴喜冷饮，面红潮热，小便黄赤，唇红舌红，苔黄而干者，加味大承气汤主之。

本证胃肠积热，腑气不通，气滞而痛，治宜通腑泄热、行气止痛，胡老常用加味大承气汤［枳实、厚朴、大黄（另煎）、玄明粉（冲服）、云木香、槟榔、牵牛子］治疗。口干舌燥者，加玄参、生地黄、麦冬养阴生津，增水行舟；口臭、渴喜冷饮者，合泻黄散（石膏、栀子、防风、藿香）加知母清胃泻脾，除烦止渴。

5. 血瘀气滞

腹痛经久不愈，痛有定处，痛如针刺，疼痛拒按，或腹部有包块，按之痛剧，或肚腹胀硬，青筋显露，舌质紫黯或有瘀点，苔白者，膈下逐瘀汤主之。

本证血瘀气滞，气机不通而痛，治宜活血化瘀、行气止痛，胡老常用膈下逐瘀汤（桃仁、红花、当归、牡丹皮、赤芍、川芎、延胡索、五灵脂、香附、枳壳、乌药、甘草）治疗。偏寒者，酌减牡丹皮、赤芍，加肉桂、炮姜温中散寒；腹部有包块者，酌加炮穿山甲、三棱、莪术破血消癥，行气止痛；兼肝气郁结者，加柴胡、青皮疏肝行气解郁。

6. 肝木乘脾

腹胀痛每因精神刺激加重，喜揉按，神情抑郁，时时嗳气，睡眠欠佳、少言寡语，不思饮食，或月经不调，白带较多，或口苦、烦躁易怒，大便干，小便黄，苔薄白或薄黄者，逍遥散主之。

本证肝气郁结，克侮脾土，气滞胀痛，治宜疏肝理脾、行气止痛，胡老常用逍遥散加减（柴胡、当归、白芍、白术、茯苓、枳实、香附、青皮、延胡索、川楝子、甘草）治疗。口苦者，加黄芩清热泻火；肝郁化火，烦躁易怒者，加牡丹皮、炒栀子清热凉血，泻火除烦。

（十）呕吐

呕吐是乳食由胃经口吐出的一种症状。前人将有声有物谓之呕，有物无声谓之吐，有声无物谓之哕，亦名干呕。因呕与吐常同时出现，故并称呕吐。发病与年龄、季节无关，但临床以婴幼儿为多见。引起呕吐的原因较多，凡内伤乳食、感受外邪、胃中积热、脾胃虚寒、肝气犯胃等均可发生呕吐。发病机理是胃失和降，胃气上逆，治疗大法是和胃降逆。

1. 乳食伤胃

脘腹胀满，呕吐乳食酸臭，吐后觉舒，嗳腐吞酸，不思乳食，夜卧不安，苔白厚腻者，保和丸主之。

本证乳食停滞，胃气上逆，治宜消食导滞、和胃降逆，胡老习用保和丸（山楂、神曲、陈皮、法半夏、茯苓、莱菔子、连翘）治疗。呕吐偏寒者，去连翘，加藿香、砂仁行气温中止呕；呕吐偏热者，加黄连、黄芩清热泻火，辛开苦降；脘腹胀痛，大便不爽者，加云木香、槟榔行气止痛，消积导滞；大便秘结，腑气不通者，加枳实、大黄宽中行气，泻下通腑。

2. 外邪犯胃

突然呕吐，呕吐物清冷不化，伴喷嚏流涕，恶寒发热，头身不适，舌淡红，苔白者，藿香正气散主之。

本证外感风寒，内伤湿滞，升降失常，胃气上逆，治宜疏风散寒、化湿和中，胡老常用藿香正气散加减（藿香、紫苏叶、白芷、陈皮、法半夏、茯苓、苍术、厚朴、砂仁）治疗。风寒重者，加荆芥、防风辛温发表，疏风散寒；发热者，加青蒿、黄芩清透退热；兼食滞者，加山楂、神曲消食导滞；暑湿呕吐者，加黄连配紫苏叶清热燥湿，行气止呕。

胡老指出局方藿香正气散主治外感风寒、内伤湿滞，恶寒发热，头重痛，胸膈痞闷，呕吐，泄泻，具有芳香化湿、升清降浊之功，疗效甚佳，四时适用，老少咸宜，现中成药藿香正气液（或软胶囊）效果也不错，服用方便，亦可选用。

3. 胃热呕吐

食入即吐，呕吐涎沫及食物，气味酸臭，心烦口渴，大便秘结，小便短黄，唇红舌红，苔黄者，黄连温胆汤主之。

本证胃中积热，气逆冲上而呕，治宜清热和胃、降逆止呕，方用黄连温胆汤加减（陈皮、法半夏、茯苓、枳实、竹茹、黄连、紫苏叶）。口渴者，加天花粉、乌梅生津止渴；大便秘结者，加生大黄泻下通腑；呕吐甚者，加旋覆花、代赭石（布包煎）重镇降逆止呕。

若寒热错杂者，治宜辛开苦降、寒温并用，胡老常用半夏泻心汤（黄芩、黄连、太子参、法半夏、干姜、大枣、甘草）随症加减。

若热病后期余热未尽，气液两伤，少气欲呕，咽燥口渴，舌红少苔，脉虚而数者，治宜清热降逆、益气生津，胡老习用竹叶石膏汤（淡竹叶、石膏、法半夏、人参、麦冬、甘草、粳米）治疗；咽燥口渴者，加玄参、生地黄清热凉血，养阴生津；呕逆较重者，加陈皮、竹茹清热和中，降逆止呕。

4. 脾胃虚寒

食后良久方吐，呕吐清稀水液或不消化乳食；伴面白神倦，四肢欠温，食少不化，腹痛绵绵，得温则舒，大便稀溏，舌淡苔白者，砂半理中汤主之。

本证中焦虚寒，温运无力，乳食不化，胃失和降，久而上逆致吐。治宜温中散寒、和胃降逆。胡老习用砂半理中汤（人参、白术、炮姜、砂仁、法半夏、甘草）治疗。腹痛绵绵，四肢不温者，加肉桂、制附子温补脾肾，散寒止痛；大便稀溏者，加茯苓、怀山药健脾利湿以实大便；食少不化者，加藿香、焦山楂、神曲醒脾化湿，消食导滞。

胡老常说治疗脾胃虚寒证呕吐，无论教材还是参考书，几乎无一例外都选丁萸理中汤，他则不用。原因是丁香、吴茱萸两味药煎煮后气味难闻难吃，患儿本呕吐，服难闻难吃之药更易呕吐。所以他认为本方对于小儿不太适用，故改用砂半理中汤，临床观察疗效可靠。

5. 肝气犯胃

呕吐酸苦涎沫，嗳气频频，每因精神刺激而加重，胸胁胀痛，精神郁闷，烦躁易怒，舌边尖红，苔白或黄者，柴芍六君子汤主之。

本证由肝气郁结、肝失疏泄、横逆犯胃、胃气上逆而呕。治宜疏肝理气、和胃止呕，胡老常用加味柴芍六君子汤（柴胡、白芍、当归、南沙参、白术、茯苓、陈皮、法半夏、枳实、甘草）治疗。肝郁甚者，加香附、郁金疏肝行气解郁；烦躁易怒者，加牡丹皮、栀子清热凉肝除烦；呕苦吐酸者，加竹茹、黄连清热和中止呕。若小婴儿惊吐，可减去柴胡、当归、枳实、甘草，加蝉蜕、钩藤、防风祛风定惊止吐。

胡老指出呕吐患儿汤药难进，必须采用少量多次的喂药方法，不可大杯大碗强行灌服，否则必吐无疑；其次药汁要冷热适度，一般而言，寒证宜温服，热证宜凉服。若内寒太甚，热药下咽即吐者，乃阴寒格拒之故，此时热药亦需冷服，不可不知。

（十一）泄泻

泄泻是指大便稀溏，或如水样，次数增多的一种常见病。本病一年四季均可发生，以夏秋季为多。发病年龄以 2 岁以内的婴幼儿最为常见，年龄越小，发病率越高。

小儿泄泻发生因伤食最多，脾虚和感受外邪次之，其病位在脾胃。《幼幼集成·泄泻证治》云："夫泄泻之本，无不由于脾胃。盖胃为水谷之海，而脾主运化，使脾健胃和，则水谷腐化而为气血以行荣卫。若饮食失节，寒温不调，以致脾胃受伤，则水反为湿，谷反为滞，精华之气不能输化，乃致合污下降，而泄泻作矣。"将泄泻的病因、病机、病位做了高度概括，为运脾化湿的治疗原则提供了理论依据。

1. 伤食泻

脘腹胀痛，痛则欲泻，泻后痛减，大便酸臭或如败卵，夹不消化乳食，兼见不思乳食，嗳气酸腐，夜卧不安，手心发热，苔白或厚腻者，消导止泻汤主之。

本证乳食积滞，脾胃受伤，脾失健运而泻，治宜消食导滞、和中分利，胡老习用自制消导止泻汤（炒山楂、苍术、炮姜、黄连、云木香、怀山药、车前子）。兼呕吐者，加紫苏叶行气止呕，甚者再加藿香化湿止呕；泻下不爽，肛门红者，加葛根、黄芩合黄连清热燥湿，升阳止泻；大便夹风泡者，加防风散风止泻；发热者，加青蒿、黄芩清透退热。

胡老常说伤食呕吐用保和丸，方证吻合，疗效肯定，无可厚非，但多种教材或参考书均以保和丸作伤食泻代表方则欠妥。他认为代表方应是楂曲胃苓汤。因为泄泻除消食导滞外，尚需和中分利，保和丸不具备这一功效。鉴于儿科方药力求"药味少、剂量轻、疗效高"，楂曲胃苓汤药味稍多，故他在实践中师其意，优化药味，自拟"消导止泻汤"（原名"止泻1号"），用于临床，疗效甚佳。方中炮姜、黄连寒温并用，宜根据泄泻之偏寒、偏热调整二味剂量。

2. 风寒泻

大便清稀，夹有泡沫，臭气不甚，肠鸣腹痛，或伴鼻塞流清涕，微恶风寒，或有发热，舌苔薄白者，藿香正气散主之，胃苓汤亦主之。

本证外感风寒，内有湿滞，脾失健运而泻，治宜疏风散寒、化湿和中。

①外感风寒夹湿者：胡老常用藿香正气散加减（藿香、紫苏叶、桔梗、陈皮、大腹皮、茯苓、苍术、车前子）。清涕多者，加荆芥辛温发表散风；腹痛者，加云木香、砂仁行气化湿止痛；小便短黄者，加泽泻利水渗湿泄热。

②寒湿困脾为主者：胡老常用胃苓汤加减（苍术、陈皮、厚朴、茯苓、泽泻、炮姜、紫苏叶、防风）。寒甚者，加桂枝温阳散寒；湿甚者，加砂仁醒脾化湿；小便少者，加车前子利水渗湿。

3. 暑湿泻

（1）暑泻

暴注下迫，如筒吊水，泻出大量水样或蛋花样大便，兼见发热、口渴，心烦，小便黄少，舌红苔黄者，葛根芩连汤主之，薷苓汤亦主之。

本证外感暑热，内犯肠胃，暴注下迫，治宜祛暑清热、佐以分利。轻者，胡老常用葛根芩连汤加味（葛根、黄芩、黄连、荷叶、连翘、滑石、甘草）；重者，胡老常用薷苓汤加减（香薷、厚朴、白扁豆、猪苓、茯苓、泽泻、黄连）。以上两方，兼呕者，均可加紫苏叶行气止呕或藿香化湿止呕；发热者，均可加青蒿、黄芩清透退热。

（2）湿热泻

大便一日数次或10余次，泻下稠黏臭秽黄水，肛门灼红，小便黄少，或发热，渴不思饮，胸痞腹胀，食少呕恶，舌质微红，苔白黄腻者，黄芩滑石汤主之。

本证湿热内蕴，气机阻滞，传导失常而泻，治宜清热利湿、芳香化浊，胡老习用黄芩滑石汤（黄芩、滑石、猪苓、茯苓、大腹皮、白豆蔻、通草）。热甚者，加黄连清热燥湿；胀甚者，加厚朴行气除胀；兼呕者，加藿香化湿止呕；纳差者，加神曲消食和胃；发热者，加青蒿合黄芩清透退热。

4. 脾虚泻

泄泻病程较长，反复不愈，时轻时重，大便稀溏，乳食不化，神倦纳差，面色萎黄，形体消瘦，唇舌淡，苔薄白者，六神汤主之。

本证脾气虚弱，运化失职而泻，治宜健脾益气、渗湿止泻，胡老习用加味六神汤（人参、白术、茯苓、怀山药、炒扁豆、炮姜、炒麦芽、车前子、甘草）治疗。舌苔白腻，脾虚湿盛者，加藿香、砂仁醒脾化湿；腹部虚胀者，酌加大腹皮、厚朴、枳壳宽中利气消胀；消化不良者，酌加焦山楂或神曲消食化积；腹痛者，加云木香行气止痛。

若吐泻交作，失水伤阴，出现口渴、囟门眼眶下陷，睡卧露睛等慢惊风先兆者，治宜健脾益气、升清止泻，方用钱氏七味白术散（南沙参、白术、茯苓、葛根、藿香、云木香、甘草）加炮姜温中止泻，重用白术健脾，葛根升下陷之脾气；如呕甚则葛根减量，酌加藿香剂量；如大便带有黏液，肛门红，虚中夹实者，加少许黄连清热尤妙。

5. 脾肾阳虚泻

久泻不止或暴泻，大便清稀，澄澈清冷，完谷不化，形寒肢冷，面白无华，精神萎靡，舌淡苔白者，桂附理中汤主之。

本证脾肾阳虚，火不生土而泻，治宜温补脾肾、补火生土，胡老习用桂附理中汤［人参、炒白术、炮姜、甘草、肉桂、制附子（先煎）］治疗。如滑脱不禁，泻下无度者，酌加赤石脂（布包煎）或诃子或石榴皮涩肠止泻；久泻伤阴，唇舌红，舌干少苔者，加乌梅、木瓜酸甘化阴，酸涩止泻。

6. 气阴两虚

泻下无度，或迁延不愈，精神萎靡，肢软无力，或心烦不安，囟门眼眶凹陷，皮肤干燥，啼哭无泪，口渴引饮，小便短少，唇红而干，舌红少津，苔少或无苔者，人参乌梅汤主之。

本证脾气虚弱，久泻伤阴，气阴两虚，治宜健脾益气、酸甘敛阴，胡老常用人参乌梅汤加减（人参、乌梅、木瓜、怀山药、莲子肉、炙甘草）。泻下不止者，加赤石脂、诃子涩肠止泻；口渴引饮者，加葛根、天花粉升阳止泻，生津止渴。

7. 阴竭阳脱

暴泻不止，久泻不愈，便稀如水，澄澈清冷，面色青灰或苍白，精神萎靡，哭声微弱，囟门、眼眶凹陷，啼哭无泪，尿少或无，四肢厥冷，舌淡少津，苔少薄白者，生脉四逆汤主之。

本证久泻不愈，阴阳两伤，阴竭阳脱，治宜回阳育阴、救逆固脱，胡老习用加味生脉四逆汤（人参、麦冬、五味子、制附子、桂枝、炮姜、怀山药、赤石脂、炙甘草）。

（十二）便秘

便秘是指大便艰涩不畅，秘结不通，排便时间延长的一种病症，亦称"便闭""大便不通"。胡老赞同张景岳观点，主张按仲景法，把便秘分为阳结、阴结两类，有火者是阳结，无火者是阴结。把便秘分为虚实两类，执简驭繁，切合临床实际。

便秘虽属大肠传导功能失常，因肺与大肠相表里，脾主升清，胃主降浊，肾司二便，故便秘与肺、脾、肾的关系甚为密切。小儿便秘常见燥热、血虚、气虚三种，气滞、阴寒所致者较少见。

治疗便秘旨在通便开秘。但应根据病因之不同，或清热以通，或养血以通，或益气以通，不可概用硝、黄，避免耗伤正气，同时注意中病即止。

1. 燥热便秘

大便干结如羊粪，艰涩难出，腹胀不适，矢气臭秽，或伴口干、口臭、口舌生疮，面赤身热，小便短黄，舌质红，苔黄燥者，轻证麻子仁丸主之，重证增液承气汤主之。

本证燥热内结肠道，耗伤津液，肠道干涩，传导失常而致便秘，治宜清热润肠、行气通便。轻证常用加减麻子仁丸［火麻仁、杏仁、白芍、枳实、厚朴、大黄（另煎）、郁李仁、瓜蒌仁、蜂蜜］。重证常用增液承气汤［玄参、生地黄、麦冬、枳实、厚朴、大黄（另煎）、玄明粉（冲服）］。

以上两方腹胀痛均可加云木香、槟榔行气消积止痛；开宣肺气，均可加桔梗，可收提壶揭盖之效。如系肺热郁结，下移大肠，传导失司而致燥热便秘者，治当宣肺清热、润肠通便，胡老常用麻杏石甘汤加瓜蒌仁、火麻仁、槟榔等治之，甚则再加大黄、牵牛。

胡老用大黄是另包煎，兑入药汁中服；玄明粉分次冲服。服后泻下稀便即不加，以免过泻伤正。鉴于少数患儿不加大黄、玄明粉又不排便，故大黄、玄明粉宜间隔1～2天加1次，令患儿1～2天轻泻1～2次，以增强排便意识，逐步形成每天大便习惯。大黄、玄明粉的使用，医者、患儿家长完全可以掌控，故使用是安全、有效的。

2. 血虚便秘

面唇爪甲㿠白无华，时觉头眩心悸，大便干燥，努责难出，舌淡苔白者，润肠丸主之。

本证血虚津少，不能润滑肠道，致大便干燥难出，治宜养血润肠、行气通便，胡老常用润肠丸加减（生地黄、白芍、当归、火麻仁、郁李仁、桃仁、枳壳、槟榔）治疗。心悸、睡眠不佳者，加酸枣仁、柏子仁养心安神，润肠通便；口干心烦，舌红脉细数者，加玄参、麦冬、牡丹皮、栀子清热凉血，养阴生津；兼气虚者，加南沙参、黄芪补气生津。

3. 气虚便秘

面白无华，神疲气怯，虽有便意，但努挣乏力，难以排出，挣则汗出气短，便后疲乏，舌淡苔薄，脉虚者，黄芪汤主之，补中益气汤亦主之。

本证肺脾气虚，传送无力，大便努责难出，治宜补中益气、润肠通便。

轻证，气虚不甚者，胡老常用加减黄芪汤（黄芪、当归、枳壳、火麻仁、蜂蜜）。重证，气虚下陷，肛门坠胀，屡欲大便而虚坐努责者，胡老常用加味补中益气汤（人参、黄芪、升麻、柴胡、当归、白术、陈皮、炙甘草、枳实、火麻仁）。

《灵枢·口问》谓"中气不足，溲便为之变"，胡老指出中气不足，气虚下陷便秘者，用补中益气汤治疗。要点是重用参芪补中益气以治本，酌加枳实、槟榔、火麻仁、瓜蒌仁等行气导滞，润肠通便以治标。

（十三）脱肛

脱肛是指肛管、直肠外翻而脱垂于肛门之外的病证，多见于2～4岁小儿。多因他病继发，如泻痢日久，肛门松弛；或大病之后，耗伤正气，气虚不摄；或肺热下移于大肠，热迫魄门；或积热蕴于大肠，火热下迫均可使直肠肛头从肛门脱出，所以本病有寒热之分、虚实之别。

1. 气虚脱肛

大便后直肠脱出肛门外，轻者便后自行收回，重者则需揉按才能收回。肛头色淡而不红肿，无出血，不疼痛，伴面白少华，唇舌淡，苔薄白者，补中益气汤主之。

本证中气下陷，气虚不摄而致脱肛，治宜补中益气、升阳固脱，胡老常用补中益气汤（人参、黄芪、升麻、柴胡、当归、白术、陈皮、炙甘草）加乌梅、诃子。为增强益气固涩之效，应重用参芪、升麻醋炒，亦可酌加五味子、五倍子收涩固脱；如脱肛而大便干燥，虚中夹实者，则去收涩药，酌加枳壳、火麻仁、郁李仁、瓜蒌仁、淡肉苁蓉等宽中行气，润肠通便之品；气虚夹热，肛门热赤肿痛者，加黄芩、黄连清热泻火，消肿止痛。

2. 肛肿翻肛

大便努责时肛门翻出，红肿热痛，或有血渗出，面赤唇红，舌质红，苔薄黄者，葛根芩连汤主之。

本证胃肠积热，大便干结，肛肿翻肛，红肿热痛，治宜清热解毒、消肿止痛，胡老常用加味葛根芩连汤（葛根、黄芩、黄连、甘草、黄柏、苦参、地榆、生地黄、白芍、牡丹皮）内服，外用芒硝、枯矾（3∶1）煎水外洗，1日1～2

次。腹胀腹痛者，加云木香、槟榔行气消胀止痛；肛头渗血多者，加炒槐花凉血止血；如舌苔白黄厚腻，湿热重者，去生地黄、白芍、甘草，加滑石、藿香、佩兰淡渗利湿，芳香化湿。

如肛门红肿热痛不甚，但大便燥结，便时努责致脱肛者，轻证可用麻仁丸（火麻仁、杏仁、白芍、枳实、厚朴、大黄、蜂蜜）清热润肠通便；重证则用大承气汤（枳实、厚朴、大黄、玄明粉）泻下通便泄热；阴液不足者，可合增液汤（玄参、生地黄、麦冬）增水行舟，大便通畅则脱肛自愈。

胡老指出，临床上小儿肛门病变除脱肛外，常有肛门瘙痒和肛门湿疹。前者症见肛门发痒，如虫爬蚁行，夜间尤甚，时轻时重，间断发作。此多由蛲虫引起，如患儿一般情况较好，可内服胡老自制驱虫汤（使君子、苦楝皮、槟榔、雷丸、鹤虱、生大黄），外用苦参、鹤虱、生黄柏、川椒煎水外洗。胡老根据蛲虫雌虫夜间常在肛周排卵的习性，常嘱家长在患儿临睡前用凡士林油膏（黑色最佳，白色亦可）涂在一小方纱布上，厚薄适度，紧贴在肛门处，为防脱落，可用胶布固定。次日起床时取下，可见纱布上粘有蛲虫成虫。此法可反复使用数次，因无痛苦，患儿易于接受。胡老将这种粘贴捉虫法称为"守株待兔"，这样可避免重复感染。

肛门湿疹症见肛门潮红，有渗液，多伴发痒，乃风热湿毒下注为患，治当清热解毒、祛风除湿。胡老常用加味二妙散（苍术、黄柏、薏苡仁、苦参、土茯苓、地肤子）煎水内服，另用煎后药渣加艾叶、茶叶适量熬水外洗，洗时化入枯矾适量，洗后不再用清水冲洗，只需用干净毛巾擦干即可。

（十四）夜啼

小儿白天如常，入夜则啼哭不安，时哭时止，或每夜定时啼哭，甚则通宵达旦，称为夜啼。本病多见于1岁以内哺乳婴儿。

小儿夜啼有寒热虚实之分，临床观察实证多，虚证少。心经积热、脾寒气滞、惊恐伤神属实，血不养心属虚。各证特点是：热则烦躁而啼，寒则腹痛而啼，惊则惊惕而啼，虚则虚烦不寐而啼。治疗根据夜啼之寒热虚实，分别施以温清补泻。

1. 心经积热

夜间啼哭，哭声响亮，阵作惊惕或烦躁不安，白天喜吐舌，小便短赤，舌尖红，苔薄黄者，黄连导赤散主之。

本证心经积热，心神不宁，烦躁而啼，治当清心导赤、除烦安神，胡老常用黄连导赤散（生地黄、淡竹叶、川木通、甘草、黄连）加蝉蜕。舌红烦躁甚者，加牡丹皮、栀子清热凉血，泻火除烦；口舌生疮者，加连翘、儿茶清热解毒，生肌敛疮；目赤多眵者，加菊花、夏枯草疏散风热，清肝明目；大便干结者，加玄参、麦冬、生地黄润肠通便，或加熟大黄泻下通便。

2. 脾寒气滞

夜间啼哭，哭声低弱，四肢不温，腹痛便溏，面色青白，唇淡苔白者，香砂理中汤主之。

本证脾阳虚，寒凝气滞，腹痛而啼，治宜温脾散寒、行气止痛，胡老常用香砂理中汤（南沙参、白术、炮姜、甘草、云木香、砂仁）治疗。腹痛便青多风泡者，加防风祛风胜湿，止泻止痛；便溏者，加怀山药、车前子补脾利湿止泻；四肢不温，脾肾阳虚者，少加桂枝、制附子温补脾肾；唇舌淡，气血不足者，加黄芪、当归补气生血。

3. 惊恐伤神

夜间突然啼哭，哭声时高时低，时急时缓，阵阵惊惕，紧偎母怀，面色乍青乍白，苔薄白者，安神定志丸主之。

本证暴受惊恐，心神不安，惊惕而啼，治宜定惊安神、补气养心，胡老常用安神定志丸（人参、茯苓、茯神、龙齿、远志、石菖蒲）治疗。睡中时时惊惕者，加炒酸枣仁、蝉蜕养心安神，息风定惊。

4. 血不养心

大病之后，虚烦不寐，夜间啼哭，唇舌淡，舌尖红，少苔或无苔，指纹淡者，酸枣仁汤主之。

本证阴血不足，血不养心，虚烦不寐而啼，治宜养血安神、清热除烦，胡老常用酸枣仁汤（炒酸枣仁、茯苓、川芎、知母、甘草）治疗。虚烦不寐者，加柏子仁、蝉蜕、玄参养心安神，清热除烦；舌红少苔者，加牡丹皮、生地黄清热凉血，养阴生津；大便干结者，加玄参、麦冬清润通便；食欲不振者，加山楂、鸡内金消食助运。

（十五）汗证

汗证是指小儿在安静状态下，正常环境中，全身或局部出汗过多，甚则大汗淋漓的一种病症。多发生于 5 岁以内的小儿。

肺主气，外合皮毛；心主血，汗为心液；肾藏精，主津液，故汗出之证与肺、心、肾三脏之关系尤为密切。无故汗出者，乃脏腑气血阴阳失调，营卫不和，腠理开阖失司所致。

小儿汗证和成人一样，有自汗、盗汗之分。无故汗出，动则益甚者为自汗，自汗多属阳虚，乃卫气不固，表虚津泄；睡中汗出，醒后渐收者为盗汗，盗汗多属阴虚，乃阴虚阳凑，血热液泄。根据临床观察，自汗不一定是阳虚，盗汗也不一定是阴虚。所以临床上既要分自汗与盗汗，但又不能固执自汗、盗汗，强分阳虚、阴虚。此外，汗出尚有冷汗、热汗之分。一般而言，虚证多冷汗，实证多热汗，虚中夹热者亦多热汗。

1. 表虚不固

常自汗出，多为冷汗，恶风，多嚏，平时易感冒，面白舌淡，苔薄白者，玉屏风散主之。

本证肺气虚弱，卫表不固，而常自汗出，治宜益气固表、佐以敛汗，胡老常用加味玉屏风散（黄芪、防风、白术、龙骨、牡蛎、浮小麦）治疗。禀赋不足，气短神怯，汗出甚多，口干喜饮者，合生脉散（人参、麦冬、五味子）益气生津，敛阴止汗；脾气虚弱者，合香砂异功散（南沙参、白术、茯苓、陈皮、甘草、藿香、砂仁）益气健脾，行气化湿；阳虚畏寒者，加制附子温阳散寒。

2. 营卫不和

常自汗出，多为冷汗，畏寒恶风，发热或不发热，苔薄白，脉浮缓者，桂枝汤主之。

本证卫阳不足，营阴外泄而常自汗出，治宜发汗解肌、调和营卫，胡老习用桂枝汤（桂枝、白芍、生姜、大枣、甘草）治疗。汗多者，加龙骨、牡蛎、浮小麦收敛固涩止汗；兼气虚者，加黄芪补气益卫固表；汗出不止，四肢逆冷者，加制附子回阳救逆；兼有表虚证者，合玉屏风散（黄芪、防风、白术）益气固表止汗。

3. 肺脾气虚

常自汗出，动则尤甚，多为冷汗，少气懒言，面白唇淡，苔薄白，指纹淡者，补中益气汤主之。

本证肺脾气虚，中气不足，气不摄津而常自汗出，治宜补中益气，佐以敛汗，胡老常用加味补中益气汤（人参、黄芪、升麻、柴胡、当归、白术、陈皮、炙甘草、麻黄根、浮小麦）治疗。汗多者，加龙骨、牡蛎收敛固涩止汗；若口干喜饮者，加麦冬、五味子养阴生津敛汗；胃纳不佳者，加山楂、神曲消食助运。

胡老指出肺脾气虚自汗证用补中益气汤应重用参、芪，少用升麻、柴胡，且两药均需要蜜炙，既杀其升发勇悍之性，又借其升发勇悍之性引参、芪等药至肌表，故两药又不可缺。本方加麻黄根、浮小麦、龙骨、牡蛎等品收敛固涩止汗，可收标本同治之效。

4. 血虚内热

睡则汗出，多为热汗，醒后汗止，身热心烦，口干唇燥，大便干结，小便黄少，舌红少津，苔薄黄者，当归六黄汤主之。

本证因血虚内热，血热液泄而睡则汗出，治宜养血清热、固表止汗，胡老习用当归六黄汤（当归、生地黄、熟地黄、黄芩、黄连、炒黄柏、炙黄芪）治疗。汗出多者，加龙骨、牡蛎、浮小麦收敛固涩止汗；口干唇燥，大便干结者，加玄参、麦冬养阴生津，润肠通便；心烦者，加牡丹皮、栀子清热凉血，泻火除烦。

5. 湿热熏蒸

睡则汗出，汗热黏手，醒后汗止，胸痞食少，小便短黄，舌苔白黄腻者，三仁汤主之。

本证湿热内蕴，热蒸液泄而睡则汗出，治宜渗湿清热，佐以芳香化浊，胡老常用加味三仁汤（杏仁、薏苡仁、白豆蔻、法半夏、厚朴、淡竹叶、滑石、通草、黄芩、藿香）治疗。苔厚腻者，加佩兰芳化湿浊；湿热甚者，加茵陈清热利湿；汗出多者，加煅牡蛎收涩敛汗；胃纳不佳者，加生稻芽、生麦芽消食健胃。

胡老指出，凡治汗证，湿热熏蒸除外，无论自汗、盗汗，或不当汗而妄汗或当汗而汗之太过，大汗不止，速宜补气敛汗，以免大汗亡阴亡阳。此时无论用独参汤、生脉散或参附汤、补中益气汤等，必用人参，偏阳气虚者用红参，偏气阴虚者用白晒参，且要酌情重用，一般党参、南沙参、太子参补气力量较弱，难以取效。

（十六）疝气

疝气是指睾丸肿大，阴囊偏坠，牵引少腹疼痛或不痛，或睾丸隐入少腹，少腹疼痛，时作时止的一种疾病。本病男女皆有，以7岁以内男孩为多，女孩患此病者则以外阴阴阜处有条状肿块为特征。

小儿疝气主要是厥阴中寒，寒凝气滞或湿热郁结，肝失条达，经脉不利，小肠之气阻结而引起，其中又以阴囊疝（狐疝、水疝）和走睾（寒疝）最为常见。疝气病多在气分，而有虚实之分，虚则气陷，下坠偏肿；实则气结，不通而痛。疝气又有寒热之别，但以寒者为多见。因寒凝则气滞，气滞则痛，故治疗当以温经散寒为主。胡老强调"诸疝皆归肝经"。故虽有寒热虚实之分，但其病总不离乎肝，故治疗亦不离乎疏肝行气。

1. 狐疝

阴囊肿大，或左或右，站立行走则明显，睡卧则缩小复原，因不疼痛，患儿一般无不适，二便自调，苔薄白者，橘核丸主之。

本证肝气不舒，经脉不利，小肠之气阻结而致阴囊偏坠，治宜疏肝理气、佐以升提，胡老常用橘核丸加减（柴胡、白芍、枳实、青皮、橘核、乌药、小茴香、升麻、甘草）治疗。偏寒者，酌加当归、北细辛补血和血，温经散寒；寒甚者，加肉桂、吴茱萸温经通脉，散寒止痛；偏热者，加牡丹皮、炒黄柏清热凉血，清泻湿热；阴囊肿胀或坚硬者，加海藻、昆布消痰软坚，利水消肿。

对形体瘦弱，面白食少，阴囊坠胀，经久不收，气虚下陷者，胡老则改用益气升陷法，用补中益气汤，重用人参、黄芪、升麻、柴胡，加橘核、荔核、小茴香疏肝行气，温肾暖肝。

2. 水疝

阴囊肿如水晶，阴茎隐缩，影响排尿，或阴囊肿痛，潮湿而热，小便短少，苔白或白黄者，柴芍五苓汤主之。

本证肝气郁结，湿热之邪流注囊中而致阴囊红肿，潮湿而热，治宜疏肝行气、渗湿清热，方用柴芍五苓汤（柴胡、赤芍、枳壳、白术、猪苓、茯苓、泽泻、桂枝、小茴香）。肿如水晶者，加海藻、昆布利水消肿；舌苔白厚，湿甚者，去白术，加苍术、厚朴、藿香燥湿健脾，行气化湿；阴囊红肿刺痛者，去桂枝，加生黄柏清热燥湿，延胡索、川楝子疏肝泄热，活血止痛。

若阴囊肿大不硬，皮肤不红不热，睾丸及肿物亦不疼痛，或阴囊湿冷，别无全身症状，乃先天不足，肾气不化，水液不行所致。治当温肾化气、利水消肿，胡老则选用济生肾气丸［熟地黄、怀山药、山茱萸、牡丹皮、泽泻、茯苓、肉桂、制附片（先煎）、川牛膝、车前子）加葫芦巴、小茴香］。

3. 寒疝

阴囊肿硬而冷，牵引少腹疼痛，啼哭不安，面色青白，唇舌淡白者，当归四逆汤主之。

本证厥阴受寒，寒凝气滞，筋脉拘急而痛，治宜温经散寒、行气止痛，胡老常用当归四逆汤加减（当归、北细辛、桂枝、白芍、大枣、甘草、通草、乌药、小茴香、延胡索）治疗。寒甚者，加炮姜温中止痛。

胡老认为小婴儿走睾者俗称"走肾"，亦属寒疝。临床表现患儿突然啼哭不止，检查阴囊可见一侧睾丸隐入少腹，此乃洗浴或换尿布不慎，厥阴受寒，寒凝气滞，少腹疼痛，牵引睾丸入腹所致，多在夜间发作，应急时可以用热毛巾热敷少腹散寒止痛，只是注意不要烫伤。此外，可用艾叶适量，煎水内服，可收"简、便、验、廉"之效。走睾患儿若要治本亦可用当归四逆汤加减，疗效确切。

（十七）惊风

惊风是一种以颈项强直、四肢抽搐，甚则角弓反张，或伴意识不清甚至昏迷为证候特征的急重病证。多见于1～5岁婴幼儿，一年四季均可发病，年龄越小，发病率越高。

惊风发病有缓急之分，证候有寒热虚实之别。临床上可分为急惊风和慢惊风两类。凡起病急骤，壮热抽搐，热盛风生，阳盛阴虚，形证有余，属阳、热、实者为急惊风；起病缓慢，脾虚肝胜，露睛抽搐，阴盛阳衰，形证不足，属阴、寒、虚者，统称为慢惊风。如慢惊风进一步发展，即为慢脾风，实则慢惊风重证，预后不良。

由于急慢惊风乃阴阳异证，故其治疗原则是急惊合凉泻，慢惊合温补。

1. 急惊风

急惊风来势急暴，多因外感六淫、疫毒时邪，痰热积滞和暴受惊恐而引发，临床以高热、抽风、昏迷为主要表现。其病机主要与热盛动风、热闭心包、痰蒙心窍有关。心主惊，心无热不惊；肝主风，肝无风不动。急惊风病变以心、肝二脏为主。由于急惊风痰、热、惊、风四证俱备，故以清热、豁痰、镇惊、息风为治疗原则。危重证患儿应中西医结合救治。胡老治疗急惊风分惊风先兆、惊风已发、预防惊风复发和惊风后余证4种情况辨证论治。

（1）惊风先兆

发热烦躁，睡中惊惕，吮乳口紧，咬牙龂齿，小便黄少，舌尖红，苔薄黄者，黄连导赤散主之。

本证心经积热，热甚而惊，欲发惊风，治宜清心导赤、祛风定惊，胡老习用加味黄连导赤散（生地黄、淡竹叶、川木通、黄连、蝉蜕、钩藤、甘草）治疗。外感风寒者，可加荆芥、防风祛风散寒；外感风热者，加金银花、连翘疏散风热；烦躁甚者，加牡丹皮、栀子清热凉血，泻火除烦；惊惕甚者，加白芍、牡蛎平肝缓急，敛阴潜阳。

（2）惊风已发

①外感风热时邪：高热无汗或少汗，双目直视，口唇撮动或手足抽搐，甚则角弓反张，咽红喉痛，唇舌红，苔薄白或薄黄者，蒿芩银翘散主之。

本证外感风热，高热无汗，热极生风，治宜辛凉解表、清热息风，胡老习用蒿芩银翘散（金银花、连翘、荆芥、薄荷、牛蒡子、桔梗、淡竹叶、黄芩、青蒿、蝉蜕、僵蚕、钩藤）治疗。喉核肿痛者，可酌加玄参、射干、板蓝根清热凉血，解毒散结，利咽消肿；高热不退，烦渴汗多，气分热炽者，加石膏、知母清热泻火，除烦止渴；大便秘结者，加玄明粉、生大黄润下软坚，通便泄热。

②外感暑热时邪：壮热无汗，头痛项强，四肢抽掣，心烦口渴，大便秘结，小便短黄，舌红，苔白黄者，新加香薷饮主之。

本证外感暑热，暑火同性，火毒伤心，热极生风，治宜清暑解毒、息风定惊，胡老常用加味新加香薷饮（香薷、扁豆花、厚朴、金银花、连翘、黄连、蝉蜕、僵蚕、钩藤）治疗。暑热偏盛者，加青蒿、黄芩清透退热；暑湿偏盛者，加滑石、藿香清热解暑，利水化湿；大便秘结者，加生大黄通腑泄热。

③湿热疫毒惊风：突然高热，迅即神志昏迷，或烦躁谵语，反复抽搐，面色苍白，四肢厥冷，或伴呕吐腹痛，或便下脓血，舌质红，苔黄腻者，黄连解毒汤合白头翁汤主之。

本证湿热疫毒内结，直犯厥阴，窍闭神昏，热极生风，治宜清热解毒、息风开窍，胡老选用黄连解毒汤合白头翁汤加减［黄连、黄芩、黄柏、白头翁、秦皮、云木香、槟榔、大黄、石菖蒲、羚羊角粉（先煎）、钩藤］治疗。神昏肢厥、大汗淋漓、内闭外脱者，应急用参附汤或参附龙牡救逆汤，益气固脱，回阳救逆。阳回之后，再服上方。

④邪入营血惊风：壮热不已，手足抽搐，或身发斑疹，或衄血，唇燥舌绛，无苔无津，脉弦数有力者，羚角钩藤汤合犀角地黄汤主之。

本证邪入营血，壮热不已，热极生风，迫血妄行，邪热伤阴，治宜凉肝息风、清热养阴，胡老选用羚角钩藤汤合犀角地黄汤加减［羚羊角粉（先煎）、水牛角粉（先煎）、生地黄、赤芍、牡丹皮、钩藤、白芍、全蝎、蜈蚣、甘草］治疗。无苔无津者，加玄参、麦冬合生地黄养阴增液。

⑤痰食积滞惊风：不思乳食，呕吐腹痛，腹胀便秘，发热抽搐，神昏肢厥，喉间痰鸣，呼吸急促，唇舌红，苔黄厚者，保和丸主之。

本证痰食积滞，蕴结中焦，蒙蔽心包，郁而化热，引动肝风，治宜消食导滞、涤痰息风，胡老常用保和丸加减（山楂、神曲、陈皮、法半夏、茯苓、莱菔子、连翘、黄芩、青蒿、蝉蜕、僵蚕、全蝎）。热甚者，去连翘加黄连清心泻火；痰甚者，加胆南星清热化痰；呕吐者，加藿香和胃止呕；便秘轻者，加槟榔消积导滞，重者加牵牛子或大黄泻下通便；神昏者，加石菖蒲、郁金开窍醒神。

⑥暴受惊恐惊风：体弱小儿，不发热或低热，睡卧不宁，时作惊惕，甚则抽搐，呮乳口紧，面色乍青乍白，唇舌淡红，苔薄白者，朱砂安神丸主之。

本证暴受惊恐，心神不宁，痰蒙清窍，引动肝风，治宜镇惊息风、安神定志，胡老选用朱砂安神丸［朱砂（水飞）、黄连、生地黄、当归、甘草］治疗。睡卧易惊者，加龙骨、珍珠母镇惊安神；热甚者，去当归，加栀子清热泻火；抽搐甚者，加蝉蜕、全蝎息风止痉；痰多者，加胆南星或竹沥清热化痰。

胡老指出治疗急惊风，除辨证内服中药汤剂外，传统"三宝"等中成药应急时可酌情选用，疗效可靠，服用方便。一般而言，抽搐甚者，兑服紫雪丹；痰涎壅盛者，兑服安宫牛黄丸；神志不清者，兑服至宝丹。

（3）预防惊风复发

针对急惊风患儿的发病特点，除加强护理，尽量减少感冒发热的概率之外，胡老常以凉惊丸（防风、钩藤、龙胆草、青黛、黄连、冰片、牛黄、麝香）为基础，因人而异，随症加减。通常去冰片、牛黄、麝香，平时肝火旺者，加黄芩、栀子清热泻火；易患乳蛾者，加金银花、连翘清热解毒，消痈散结；睡眠易惊者，加蝉蜕、僵蚕疏散风热，息风定惊；虚烦不寐者，加炒酸枣仁、炙远志交通心肾，养心安神；烦渴汗多者，去防风，加石膏、知母清热泻火，除烦止渴；大便秘结者，加槟榔、牵牛子或大黄消积导滞，泻下通便；心烦、易惊、小便短黄者，加生地黄、川木通、淡竹叶清心利尿；舌质红，血热甚者，加玄参、牡丹皮清热凉血；平时汗多者，加龙骨、牡蛎固涩敛汗；胃纳不佳者，加山楂、神曲或鸡内金消食和胃助运；腹痛拘急者，加白芍、甘草酸甘化阴，缓急止痛。

胡老指出此方平时每周煎服 2～3 剂，坚持服 1～2 个月，亦可与扶正药交替服用，可以预防急惊风复发。由于青黛难溶于水，一般入丸散剂服用。若煎服，可酌情选用板蓝根或大青叶。

（4）惊风后余症

惊风一证，由于有的患儿高热持续，津液煎灼，凝而为痰。邪热夹风痰流窜经络，蒙蔽清窍。经治疗后，邪热虽去，但风痰留滞。心主血脉，主神明，在窍为舌，舌乃音声之机。风痰闭阻心窍，窍络不通则神明失主，而致神识痴呆，舌强失语；脾开窍于口，脾之液为涎。风痰瘀阻脾之经络，则唇缓流涎；肝主筋，宗筋主束骨而利机关。风痰瘀滞筋脉，则关节不利，活动不灵。另一方面，由于高热燔灼，耗气伤阴，气虚血瘀，经隧不通，肝肾阴伤，精血亏耗，筋脉失养而拘挛强急，屈伸不利；髓消骨弱，故难站立行走。

上述表现，《幼科发挥》名之曰"惊风后余证"。胡老认为这一命名很科学，很客观。通过临床观察，痴呆、失语、肢体瘫痪等症如能及时正确治疗，半年内部分病儿可望恢复正常。如果迁延失治，或半年后治无好转，始成后遗症，贻患终生。

鉴于惊风后余症病机主要为风痰闭阻，窍络不通；气虚血瘀，脉络瘀阻；肝肾阴伤，筋脉失养。故其痴呆、失语、流涎者，祛风化痰、开窍通络；肢体瘫痪者，益气化瘀、活血通络；手足拘挛，屈伸不利者，滋养肝肾、强筋壮骨。

由于惊风后余症通常并非独立存在，往往兼而有之，只是不同患儿各有侧重而已。故其治疗诸法有先有后，或两法并行，或交替使用，不可拘泥。治疗步骤原则上第一步祛除风痰，第二步益气化瘀，第三步滋养肝肾，扶正祛邪贯彻始终。

①祛风化痰，开窍通络。胡老常用：导痰汤（陈皮、法半夏、茯苓、甘草、枳实、胆南星）加石菖蒲、炙远志化痰开窍；天竺黄或竹沥清热化痰；神仙解语丹（炮白附子、石菖蒲、远志、天麻、全蝎、羌活、胆南星、木香）；南星丸（将生南星60g置米泔水中浸泡7天，3天换水1次，取出切片，焙干，研为细末。加猪胆汁适量为丸，每丸重3g，早晚空腹各服1丸）。

②益气化瘀，通经活络。胡老常用：补阳还五汤（黄芪、当归、川芎、赤芍、桃仁、红花、地龙）。兼语言不利者，加石菖蒲、远志化痰开窍；痰多者，加法半夏、天竺黄化痰；瘫痪以下肢为主者，加川牛膝活血化瘀，杜仲、续断、补肝肾，强筋骨；偏寒者加桂枝、制附子温经散寒；脾胃虚者，加太子参、白术补气健脾；大便秘结者，加火麻仁、蜂蜜润肠通便。

③滋养肝肾，强筋壮骨。胡老常用：六味地黄丸（熟地黄、怀山药、山茱萸、茯苓、牡丹皮、泽泻）。舌强失语者，加巴戟天、远志、石菖蒲温补肾阳，化痰开窍；手足拘挛、屈伸不利者，加肉桂、制附子温补脾肾，当归、白芍补血活血，木瓜、伸筋草舒筋活络；四肢软弱，举动无力者，加炒知母、炒黄柏滋阴清热，当归补血活血，怀牛膝、续断、杜仲补肝肾，强筋骨。

2. 慢惊风

慢惊风多因胎禀不足，大吐大泻或大病之后，脾土虚衰，土虚木乘甚至脾肾衰败，肝风内动，亦有急惊风日久不愈，高热伤阴或因误汗或因妄攻，正气受伤，出现气阴两虚，血不养筋，虚风内动之证。

临床常见面色苍白，神倦无力，嗜卧露睛或沉睡昏迷，四肢厥冷，常出虚汗，手足瘛疭，抽搐无力，时作时止。

①吐泻不止，出现囟门眼眶凹陷，睡卧露睛，时作惊惕等慢惊先兆症状者，治当健脾益气、升清降浊。胡老常用七味白术散（人参、白术、茯苓、葛根、藿香、木香、甘草）治疗。泻甚或渴甚者，重用葛根升阳止泻，生津止渴；吐甚者

减葛根，倍藿香化湿和中止呕；泻下不止，四肢不温者，加炮姜温脾止泻；脾肾阳虚者，则加肉桂、制附子（先煎）温补脾肾。

②慢惊轻证，土虚木乘，肝风内动者，治当扶土抑木，平肝熄风，胡老习用六君子汤（人参、白术、茯苓、陈皮、法半夏、炙甘草）益气健脾，酌加蝉蜕、僵蚕、全蝎、天麻、钩藤熄风止痉。

③慢惊重证，沉睡昏迷，手足瘫疾，抽搐无力，四肢厥冷，额汗涔涔，大便澄澈清冷，脾肾阳衰，俗称"慢脾风"者，治宜温补脾肾、回阳救逆，胡老选用桂附理中汤合逐寒荡惊汤（人参、白术、炮姜、肉桂、制附子、胡椒、丁香、甘草）。痰涎上壅者，加陈皮、法半夏燥湿化痰；神志不清者，加石菖蒲、郁金开窍醒神；额汗如珠者，加煅龙骨、煅牡蛎固涩敛汗。

④热邪久羁，吸烁真阴或因误表，或因妄攻，神倦瘫疾，气虚脉弱，舌绛苔少，虚风内动，时时欲脱者，治当养阴滋液、潜阳息风，胡老选用大定风珠［生地黄、麦冬、龟板、鳖甲、牡蛎、阿胶（烊化）、白芍、胡麻仁、五味子、鸡子黄、炙甘草］。或喘或悸或汗多者，均可加人参大补元气，益肺生津；悸者，去胡麻仁，加酸枣仁养心安神；汗多者，加煅龙骨、浮小麦固涩敛汗。

（十八）痫证

痫证是指突然仆倒，昏不知人，口吐涎沫，两眼上视，项背强直，手足抽搐，喉中发出异声，片刻即苏，醒后一如常人，反复发作的一种慢性疾病。小儿痫证半数以上在 10 岁以内起病，男多于女。轻证痫证，病程短暂，正盛邪实，治愈较易；重证痫证，病程愈长，邪盛正虚，治愈越难。

小儿痫证发病有先天因素，亦有后天因素。归纳起来不外暴受惊恐，气机逆乱；顽痰内伏，清阳蔽蒙；惊风频发，积惊成痫；外伤血瘀，血滞心窍。导致心、肝、脾、肾功能失调而成，常由外感风邪、内伤饮食和情志失调、大惊卒恐等因素而诱发。痫证病因虽多，但总不离乎痰。因痰邪逆上，则头中气乱，脉道闭塞，孔窍不通，故耳不闻声，目不识人而昏眩无知，仆倒于地而成本病。由于诸般痫证，莫不有痰，痰阻窍道是主要病因，因此豁痰开窍是基本治法。痫证治疗发作期实证以治标为主，休止期虚证治本为要，虚实夹杂者，标本同治。

1. 发作期

（1）惊痫

多有受惊吓病史，或较强的精神刺激史。发作时惊叫，恐怖惧怕，惊惕不安，神志恍惚，四肢抽搐，舌质淡红，苔白者，镇惊丸主之。

本证暴受惊恐，气机逆乱，痰随气逆，蒙蔽清窍，阻滞经隧，发为惊痫，治宜镇惊安神、化痰定痫，胡老常用镇惊丸加减（朱茯神、酸枣仁、远志、石菖蒲、郁金、龙齿、牡蛎、天麻、钩藤、胆南星）治疗。烦躁易怒者，加黄连清热泻火；抽搐甚者，加全蝎、蜈蚣息风止痉；头晕头痛者，加菊花、石决明疏风清热，平肝潜阳；腹中拘急而痛者，加白芍、甘草缓急止痛。

如系年长小孩，长期有精神压力而病痫证者，治宜疏肝理脾解郁、息风开窍定痫，可选用逍遥散加减（柴胡、白芍、白术、茯苓、当归、枳实、青皮、郁金、天麻、钩藤、甘草）。口苦者，加黄芩清热泻火；肝郁化热者，加牡丹皮、栀子凉血清热；睡眠易醒者，加酸枣仁、炙远志养心安神；食欲不佳者，加山楂、神曲消食和胃。

（2）痰痫

发作时痰涎壅盛，喉间痰鸣，口角流涎，瞪目直视，手足抽搐，神志恍惚，状若痴呆，如丧神守，严重者可二便失禁，反复发作后，智力逐渐低下，困倦嗜睡，舌苔白腻者，导痰汤主之。

本证痰浊内蕴，痰随气逆，头中气乱，孔窍不通，发为痰痫，治宜豁痰开窍、醒脑定痫，胡老常用导痰汤加减（陈皮、法半夏、茯苓、枳实、胆南星、石菖蒲、炙远志、郁金、天麻、钩藤）治疗。痰浊化热者，加黄连清热燥湿；痰多者，加竹沥涤痰泄热，开窍定惊；呕吐者，加紫苏叶、黄连和胃止呕；正气虚者，加人参扶正祛邪。

胡老指出如正盛邪实，痰涎壅盛，一般祛痰药难以奏效者，可用稀涎散（猪牙皂角、白矾）涌吐痰涎后再用上方。如系实热老痰为患，亦可用中成药礞石滚痰丸（大黄、黄芩、礞石、沉香）泻火逐痰。

（3）风痫

发作常由外感引起。发作时突然仆倒，神志不清，肢体强直，继而剧烈抽搐，两目上视或斜视，牙关紧闭，口吐白沫，面唇色青，舌苔白者，羚角钩藤汤主之。

本证肝风内动，风盛痰壅，蒙蔽清窍，发为风痫，治宜凉肝息风、化痰定痫，胡老常用羚羊钩藤汤加减（羚羊角、钩藤、天麻、生地黄、白芍、甘草、川贝母、胆南星、石菖蒲、炙远志）治疗。心肝热盛，烦躁不安者，加黄连、栀子清热泻火除烦；抽搐甚者，加全蝎、蜈蚣息风止痉；大便秘结者，加大黄、玄明粉泻下通便。

（4）瘀血痫

多有产伤或脑外伤病史。发作时头晕眩仆，神识不清，单侧或四肢抽搐，头痛如刺，大便秘结，舌红或有瘀点，舌苔少者，通窍活血汤主之。

本证络脉受损，瘀停脑内，血滞心窍，发为瘀血痫，治宜活血化瘀、通窍定痫，胡老常用通窍活血汤［麝香（冲服）、桃仁、红花、赤芍、川芎、大枣、生姜、老葱］治疗。小儿服用可不加酒，水煎即可。抽搐频发不止者，加全蝎、蜈蚣息风止痉；口吐涎沫者，加胆南星、竹沥清热化痰，开窍定惊；头痛剧烈者，加地龙、三七粉（冲服）息风通络，活血定痛。

2. 休止期

（1）脾虚痰盛

痫证迁延，反复发作，抽搐不甚，神疲乏力，面色无华，时吐涎沫，时作眩晕，食欲不佳，大便不实，唇舌淡，苔白，脉无力者，香砂六君子汤主之。

痫证反复发作，损伤脾胃，湿聚为痰，痰浊阻络，滞而不去，痫久难愈，治宜健脾益气、化痰断痫，胡老常用香砂六君子汤加减［人参（另煎）、白术、茯苓、陈皮、法半夏、藿香、砂仁、厚朴、天麻、钩藤］治疗。大便稀溏者，加怀山药、炒扁豆健脾止泻；食欲不佳者，加炒山楂、神曲消食和胃；面白无华者，加黄芪、当归补气生血。

（2）脾肾两虚

发病年久，体质虚弱，瘈疭抖动，反应迟钝，神疲乏力，少气懒言，四肢不温，腰膝酸软，唇舌淡，舌苔白，脉沉无力者，河车八味丸主之。

痫证经久不愈，脾肾两虚，气血不足，髓海失充，智力发育迟滞，治宜补益脾肾、开窍益智，胡老喜用河车八味丸（紫河车、熟地黄、怀山药、山茱萸、茯苓、牡丹皮、泽泻、肉桂、制附子、鹿茸、五味子、麦冬）治疗。智力发育迟滞者，加石菖蒲、远志化痰开窍，酸枣仁、益智仁养心益智；手足瘛疭，时时蠕动者，加龟板、鳖甲、生牡蛎育阴潜阳。

胡老指出此方系桂附地黄丸加紫河车、鹿茸等血肉有情之品而成，体现了"形不足者，温之以气，精不足者，补之以味"的治则。以加工成丸剂，淡盐汤化服为宜。病虽严重，但可徐图。

（十九）病毒性心肌炎

病毒性心肌炎系病毒侵犯心脏所致的以心肌炎病变为主要表现的疾病。多发于儿童及青壮年，约半数患者发病前 1 ～ 3 周有病毒感染前驱症状，如发热、咽痛、困乏、胃肠炎等，然后出现心悸、胸闷、胸痛、头晕、气短等，甚至心力衰竭或猝死。心律失常及心电图异常，血清肌钙蛋白、磷酸肌酸激酶同工酶增高，血沉加快，C 反应蛋白增加等有助于本病的诊断。病毒性心肌炎患者临床表现常取决于病变的广泛程度，轻重变异很大。

根据本病的临床表现，属于中医学风温、湿温、心悸、怔忡、胸痹等病症范畴。正气不足，卫外不固，外感风热、湿热、疫毒邪气内侵心包为发病主因。瘀血、痰浊为病变过程中的病理产物。心神失养不宁，心脉瘀滞不畅，气阴耗伤亏虚为主要病理变化，病程虚实夹杂，应警惕心阳暴脱变证的发生。

病毒性心肌炎的病位主要在心，解毒活血、扶正祛邪是本病的基本治疗原则。

1. 风热犯心

发热或低热不退，鼻塞流涕，咳嗽咽痛，全身不适，哭闹不安，兼见头晕乏力，心悸气短，胸闷叹气或胸痛，舌质红，苔薄白或薄黄，脉浮数或结代者，银翘败毒散主之。

本证外感风热邪毒，客于肺卫，内舍于心，心脉痹阻，血瘀气滞而发病，治宜疏风清热、解毒活血，胡老常用银翘败毒散加减（金银花、连翘、荆芥、薄荷、桔梗、板蓝根、蚤休、赤芍、郁金）治疗。发热者，加黄芩、青蒿清透退热；胸闷者，加枳壳、瓜蒌皮行气宽胸；胸痛者，加丹参、降香活血止痛；心悸者，加炒酸枣仁、炙远志养心安神；气短者加南沙参，重者加人参补益肺气。

2. 湿热淫心

寒热起伏，全身肌肉酸痛，心悸胸闷，肢倦乏力，不思饮食或伴恶心呕吐，腹痛腹泻，舌质红，苔白黄腻，脉数有力或结代者，加味三仁汤主之。

本证外感湿热邪毒，蕴于肠胃，胃络上通于心，湿热邪毒上犯于心而发病，治宜化湿清热、宁心安神，胡老常用加味三仁汤（杏仁、薏苡仁、白豆蔻、法半夏、厚朴、淡竹叶、滑石、通草、黄芩、藿香、炒酸枣仁、炙远志）治疗。发热者，加青蒿合黄芩清透退热；肌肉酸痛者加汉防己或姜黄、海桐皮除湿止痛；腹痛腹泻者加云木香、黄连行气止痛，清热止泻。

3. 余热扰心

风热侵心，湿热淫心，患儿经过治疗后，风热、湿热症状解除，唯心动悸，早搏频繁，阵阵心烦，睡眠易惊或多梦，小便黄，舌尖边红，苔薄黄，脉律不齐者，加味黄连导赤散主之。

本证风湿之邪虽去，但余热未尽，热扰心神，心神不宁，治宜清心导赤、养心安神，胡老常用加味黄连导赤散（生地黄、淡竹叶、川木通、黄连、牡丹皮、炒栀子、炒酸枣仁、炙远志、板蓝根、甘草）治疗。睡眠易惊、多梦者，加龙骨、牡蛎重镇安神；早搏频繁者，加赤芍、丹参凉血活血。

4. 气阴亏虚

心悸不宁，活动后尤甚，少气懒言，神疲倦怠；头晕目眩，烦热口渴，夜寐不安，舌光红少苔或花剥，脉细数无力或结代者，生脉散合炙甘草汤主之。

本证毒热扰心，耗气伤阴，气阴两伤，心神不宁，治宜益气养阴、宁心安神，胡老常用生脉散合炙甘草汤加减［人参、麦冬、五味子、炙甘草、桂枝、生地黄、阿胶（烊化）、炒酸枣仁、远志、丹参］治疗。烦热口渴者，加玄参清热滋阴；汗多或夜寐不安者，加龙骨、牡蛎固涩敛汗，重镇安神；大便干结者，加火麻仁、瓜蒌仁润肠通便。

5. 痰瘀阻络

胸闷憋气，胸痛如刺，心悸不宁，咳嗽喘息，痰黏色白，或伴恶心呕吐，舌质略紫或舌尖边有瘀点，舌苔腻，脉滑有力或结代者，瓜蒌薤白半夏汤主之。

本证病程迁延，痰瘀互结，阻滞心络，胸阳不振，治宜祛痰化瘀、活血通络，胡老常用栝楼薤白半夏汤加减（全栝楼、薤白、法半夏、枳实、桔梗、丹参、郁金、当归、川芎）治疗。胸痛甚者，加蒲黄、五灵脂化瘀止痛；心悸甚者，加炒酸枣仁、炙远志宁心安神；咳嗽痰多者，加陈皮、茯苓配法半夏燥湿化痰，利水渗湿；喘息者，加葶苈子泻肺平喘；恶心呕吐者，加紫苏叶、黄连和胃止呕。

胡老指出本证侧重心血瘀阻，以胸痛、痛有定处，舌黯红或有瘀斑为主者，可选用血府逐瘀汤（桃仁、红花、当归、生地黄、川芎、赤芍、牛膝、桔梗、柴胡、枳壳、甘草）加丹参、郁金活血祛瘀，行气止痛。

（二十）儿童注意缺陷－多动障碍

儿童注意缺陷—多动障碍又称儿童多动症，是儿童时期较常见的一种精神和行为障碍性疾病。以注意力不集中，自我控制能力差，活动过多，情绪不稳，冲动任性伴学习困难，但智力正常或基本正常为主要临床特征。本病多见于学龄期儿童，严重影响儿童的身心健康。近年来儿童多动症发病率呈上升趋势，已成为困扰家庭和学校的一大社会问题。

阴主柔静，阳主刚躁，阴阳互根，守使相依。阴阳充盛和谐，则机体协调无病。若阴阳失衡，则可出现动静变化失制。小儿为纯阳之体，阳常有余，阴常不足，若因先天禀赋不足，后天护养不当，产伤或他病所伤，甚至不良的家庭环境和不当的教育方式都可导致脏腑功能失常，出现阴静不足，阳动有余之证。

胡老认为气血是脏腑活动的物质基础，情志变化又以脏腑气血为物质基础，情志、脏腑、气血三者密切相关，以脏腑为核心，相互影响。七情内伤可影响脏腑气血的正常功能，反之，脏腑气血功能失常，也可引起情志变化。

鉴于儿童多动症是脏腑功能失常，阴阳失衡，阴静不足，阳动有余所致，故治疗以调理脏腑功能，调和气血关系，平衡阴阳为根本治则。

胡老根据多年临床观察，将儿童多动症概分为虚实两类，即初病多实，久病多虚；形神有余多实，形神不足多虚；多动不安，烦躁易怒，冲动任性多实，神思涣散，难以静坐，头晕健忘多虚。临床所见，实证较多，虚证较少，但虚实两类不能截然划分，临床亦有虚实夹杂之证，不可不辨。

其治疗采用脏腑辨证，审因论治。遵循"实则泻之""虚则补之"原则，泻有余，补不足，虚实夹杂者，当补泻兼施，标本同治。由于小儿生理上脏腑娇嫩，形气未充；病理上易虚易实，易寒易热，故胡老强调不可过用苦寒、重镇之品，中病即止，泻不伤正，补不滞邪。在辨证论治同时酌情加入安神益智、醒脑开窍之品，可增强方证效应。若兼抽动症状，则应佐以息风止痉之品。

1. 实证

（1）心肝火旺

注意力不集中，情绪不稳定，喜高声大叫，睡眠易惊，多动多语，烦躁易怒，冲动任性，难以自控，不寐多梦，大便秘结，小便短黄，舌尖边红，苔薄黄者，黄连导赤散主之。

本证心肝火旺，烦躁易怒，情绪不稳，多动多语，治当清肝泻火、宁心安神。偏于心经火旺者，胡老常用黄连导赤散加减（黄连、生地黄、淡竹叶、川木通、僵蚕、蝉蜕、龙骨、牡蛎、石菖蒲、郁金）治疗。偏于肝火旺者，则用龙胆泻肝汤加减（龙胆草、柴胡、黄芩、栀子、生地黄、川木通、牡丹皮、龙骨、牡蛎、石菖蒲、郁金）治疗。失眠多梦者，加首乌藤、合欢皮养心安神；大便秘结者，加生大黄、玄明粉通腑泄热。

（2）心脾积热

多动多语，烦躁易怒，冲动任性，难以自控，兴趣多变，神思涣散，口臭磨牙，手脚心热，便秘尿黄，唇舌偏红，苔黄或黄腻者，导赤泻黄散主之。

本证心脾积热，多语烦躁，兴趣多变，神思涣散，治当清心泻脾、安神定志。胡老常用导赤泻黄散（生地黄、淡竹叶、川木通、黄连、蝉蜕、石膏、栀子、防风、藿香、石菖蒲、郁金）治疗。手脚心热者，加炒知母、炒黄柏清泻脾热；大便秘结者，加生大黄、玄明粉通腑泄热；唇舌红者，加牡丹皮配栀子、黄连清热凉血。

（3）痰热内扰

痰多黄稠，胸中烦热，神思涣散，多动多语，烦躁易怒，冲动任性，难以自控，兴趣多变，入睡困难，口干口苦，便秘尿黄，舌质偏红，苔黄腻者，黄连温胆汤主之。

本证痰热内扰，胸中烦热，神思涣散，入睡困难，治宜清热化痰、宁心安神。胡老常用黄连温胆汤加减（陈皮、法半夏、茯苓、枳实、竹茹、黄连、酸枣仁、炙远志、石菖蒲、郁金）治疗。胸中烦热者，加栀子清心除烦；夜寐不安者，加龙骨、牡蛎重镇安神；口干口苦者，加黄芩、天花粉清热泻火生津；喉间痰鸣者，加胆南星清热化痰；大便秘结者，加生大黄、玄明粉通腑泄热。

2. 虚证

（1）心脾两虚

神思涣散，注意力不集中，神疲乏力，形体消瘦或虚胖，多动而不暴戾，多语而不激昂，失眠多梦，记忆力差，食欲不振，面色萎黄无华，唇舌淡，苔薄白者，香砂异功散主之。

本证心脾两虚，神疲乏力，神思涣散，食欲不振，治当健脾益气、养心安神。胡老常用香砂异功散加减（南沙参、白术、茯苓、陈皮、藿香、砂仁、炒酸枣仁、远志、石菖蒲、郁金、山楂、建曲）治疗。神思涣散者，加五味子宁心安神；汗多者，加浮小麦益气敛汗；失眠多梦者，加龙骨、牡蛎、首乌藤重镇养心安神。

（2）心肾两虚

注意力不集中，自控能力差，头晕健忘，学习成绩下降，虚烦不眠，潮热盗汗，口燥咽干，舌红少苔者，安神定志丸主之。

本证心肾两虚，虚烦不眠，头晕健忘，治当补益心肾、养阴安神。胡老常用安神定志丸加减（人参、茯苓、龙齿、石菖蒲、远志、龟板、炒酸枣仁、炒知母、川芎）治疗。气不虚者，去人参；口干津少，大便干燥者，加玄参、生地黄、麦冬养阴生津，增液润燥；眩晕耳鸣者，加牡蛎、磁石平肝潜阳。

（3）肝肾阴虚

多动难静，急躁易怒，神思涣散，注意力不集中，虽能自悟而不能自制，头晕健忘，记忆力下降，或有五心烦热，盗汗，大便干结，舌质红，苔少或无苔者，知柏地黄丸主之。

本证肝肾两虚，多动难静，头晕健忘，五心烦热，治宜滋养肝肾、益智宁神。胡老常用知柏地黄丸加味（熟地黄、怀山药、山茱萸、茯苓、牡丹皮、泽泻、炒知母、炒黄柏、炒酸枣仁、炙远志）治疗。健忘者，加石菖蒲、郁金开窍醒神；盗汗者，加龙骨、牡蛎、浮小麦收敛固涩止汗；肝阳上亢，急躁易怒者，加栀子、石决明泻火除烦，清热平肝。

若髓海失养，形神不足，智力低下者，可选用左归丸加减（熟地黄、菟丝子、龟板胶、鹿角胶、怀山药、山茱萸、枸杞子、紫河车、石菖蒲、郁金）填精补髓，益智开窍。气虚者，加人参补益元气；血虚者，加黄芪、当归补气生血。

胡老指出儿童多动症是一个以精神行为障碍为主要表现的疾病，既有病理因素、也有社会和心理因素参与。治疗难点是如何迅速控制症状和防止复发。根据多动症的病因，应采用多种疗法进行综合治疗。

中医治疗儿童多动症安全有效，但非一日之功，控制症状和防止复发需要一个较长时期，所以应适当延长中药疗程，对此家长应有信心和耐心，坚持治疗，直至痊愈。

治疗儿童多动症不能单纯依赖药物，在服药治疗同时，家长和教师尚须配合，耐心进行心理辅导和行为矫正，切忌歧视、体罚或打骂。

由于多动症患儿阳动有余，阴静不足，课余最好让患儿学习琴棋书画，不要看暴力恐怖类电视节目，亦不要学跆拳道、空手道等对抗项目，否则都会加重病情。

（二十一）多发性抽动症

多发性抽动症又称抽动—秽语综合征、发声和多种运动联合抽动障碍。本病是一种好发于儿童，以慢性、多发运动性抽动和（或）发声性抽动为特征的神经精神性疾病。临床表现复杂多样，常伴有强迫、多动等行为和情绪障碍。近年来本病发病率有明显增加趋势，严重影响患儿的身心健康，也给家长带来沉重的心理负担。

多发性抽动症患儿常有频繁扬眉、眨眼、挤眼、揉眼、斜视、皱鼻、吸鼻、揉鼻、张口、弄舌、舔唇、龇牙、叩齿、噘嘴、咧嘴等面部抽动；或点头、仰头、摇头、偏头、伸颈、扭脖等头颈部抽动；或耸肩、挺胸、鼓腹、扭腰、撅臀等躯干、腹部抽动；或甩手、举臂、弹指、捏指、踮脚、跷脚等四肢抽动；或频频清嗓、喉中发出“吭吭”“咯咯”异声，或弹舌，或口吃等发声抽动。《黄帝内经》云：“风胜则动。”无论任何部位的抽动，中医概称为“风”。高巅之上，唯风可到，故多数患儿最先出现面部抽动，尤其是频频眨眼、挤眼。风性善行而数变，故临床上常见一组或一些抽动症状缓解或消失后，又出现另一组或另一些抽动症状，或在原有基础上又增加新的抽动症状，呈现抽动症状“交替出现，时轻时重”的特点。

根据多发性抽动症的临床表现可归属于中医"目劄""瘛疭""发搐""痉病"等病证范畴。胡老治疗本病以"肝风内动"立论，常按抽动部位及主次，结合脏腑辨证论治。

1. 以面肌、肢体抽动为主

扬眉、眨眼、皱鼻、张口、噘嘴、点头、摇头、伸颈、扭脖、耸肩、挺胸、扭腰、鼓腹、甩手、举臂、跺脚、跷脚等，轻则仅见一二症，重则三五症兼而有之，多伴心烦易怒，舌质微红，苔薄白或薄黄或白黄腻。

①证属肝虚血燥，血不养筋，肝风内动，筋脉痉挛者，治宜养血和血、息风止痉。胡老常用自拟养血息风汤［熟地黄（有虚热则用生地黄）、当归、白芍、川芎、全蝎、蜈蚣、蝉蜕、僵蚕］治疗。以扬眉、眨眼或挤眼或翻白眼、皱鼻或吸鼻、张口、噘嘴、伸舌等面部肌肉抽动为主者，酌加菊花、蔓荆子、谷精草、夏枯草、青葙子、刺蒺藜疏散风热，清肝平肝，防风、苍耳子、白芷散风止痉，芳香通窍；以摇头、点头、伸颈、扭脖、耸肩等头颈部抽动为主者，酌加葛根、伸筋草、天麻、钩藤疏利经脉，息风止痉；以挺胸、扭腰、鼓腹等躯干腹部抽动为主者，酌加桔梗、枳壳一升一降，相反相成，调畅气机，白芍、甘草酸甘化阴，缓急止痉；以甩手、举臂、弹指、跺脚、跷脚等四肢抽动为主者，酌加桑枝、木瓜、姜黄、海桐皮舒筋活络，利关节；兼烦躁易怒者，酌加黄连清心泻火或牡丹皮、栀子清热凉血，泻火除烦；虚烦不寐者，加炒酸枣仁、远志、合欢皮、茯神养心安神，解郁除烦；惊悸失眠多梦者，加龙骨（或龙齿）、牡蛎、珍珠母镇惊安神；喜怒无常，时哭时笑者，加甘草、小麦、大枣养心安神，和中缓急；兼秽语者，加石菖蒲、远志、郁金醒神化痰，解郁开窍。

②证属心脾积热，上扰苗窍，或风热夹湿，流窜经络，肌肉筋脉瘛疭者，治当清心泻脾、息风解痉。胡老常用导赤泻黄散（生地黄、淡竹叶、川木通、石膏、栀子、防风、藿香、全蝎、蜈蚣）治疗。

③证属痰热内蕴，心烦不眠，痰蒙心窍，口出秽语，筋脉瘛疭者，治当清热化痰、息风开窍。胡老常用黄连温胆汤（黄连、陈皮、法半夏、茯苓、枳实、竹茹、蝉蜕、僵蚕）治疗。

④证属脾虚肝乘，面黄神倦，食欲不振，泛吐痰涎，筋脉瘛疭者，治当扶土抑木、息风止痉。胡老常用柴芍六君子汤（柴胡、白芍、南沙参、白术、茯苓、

陈皮、法半夏、天麻、钩藤、炙甘草）治疗。

2. 以发声抽动为主

咽喉不适，频频清嗓或发出"咯咯""吭吭"声音或伴有秽语、弹舌、口吃、吐唾沫、咽红，或喉核肿大，舌质微红，苔白黄腻者，银翘马勃散合半夏厚朴汤主之。

本证风热上扰，肺气痹郁，湿聚成痰，气滞痰凝，风痰郁阻咽喉，吸门开阖失常，治宜宣肺化湿、行气散结、祛风化痰。胡老常用银翘马勃散合半夏厚朴汤加减（金银花、连翘、桔梗、枳壳、杏仁、紫苏叶、厚朴、法半夏、生姜、蝉蜕、僵蚕）治疗。发声抽动甚者，加全蝎、蜈蚣息风解痉或加旋覆花、代赭石重镇降逆；喉间痰黏滞者，加瓜蒌皮、信前胡清热降气化痰；喉核肿痛者，加射干、板蓝根清热解毒，消肿利咽；频繁吸鼻者，加苍耳子、白芷散风除湿通窍，葶苈子降泻肺气；秽语、口吃、弹舌、吐唾沫者，加石菖蒲、郁金醒神化痰开窍；苔白黄腻者，加藿香、郁金芳化湿浊。

胡老治疗多发性抽动症善用全蝎、蜈蚣。认为全蝎辛平，蜈蚣辛温，皆归肝经，均有息风止痉、搜风通络之功，每多相须为用，粉剂内服较煎剂为佳。两药息风止痉必不可少。虽然有毒，但只要掌握好用量和服用时间，临床使用是安全有效的。根据患儿年龄体质和病情，每剂全蝎用量 1.5～10g，蜈蚣 0.5～2 条。

"外风宜祛，内风宜息"。多发性抽动症虽系"肝风内动"，属"内风"，但也有"外风"引动"内风"者。临床上常见多发性抽动症患儿每因感冒导致抽动症状反复或加重。如患儿外感轻微，仅有鼻塞、喷嚏、流涕、不发热者，基本方药中酌加荆芥、防风、紫苏叶即可；若发热咳嗽则停服，待外感解除后再治本病。

本病和多动症往往相兼为病，临证宜辨何主何次，孰轻孰重，或分治或兼顾，有关方药可交叉服用。在药物治疗同时需配合心理治疗。

鉴于小儿多发性抽动症为难治之病，部分患儿病程长，病情重，尤其是伴发注意缺陷—多动障碍者，尤为难治，必须要有信心和耐心，在正确施治的前提下，尚须注意"三调"，即：调摄寒温，谨防感冒；调畅情志，避免刺激；调配饮食，注意忌口。方能取得预期疗效，即使没有症状，也应服药调理巩固，方可断根，以杜复发。

（二十二）遗尿

遗尿，又称遗溺，指5岁以上小儿不分昼夜小便流出方知或滴沥不断或出而不禁之症；尿床则是睡中小便自遗，醒后方觉，以睡眠较深，不易叫醒，或醒后似睡非睡，似醒非醒，神志朦胧为其特点。鉴于尿床与遗尿除症状略有不同外，其病因病机和治疗原则大体相同，当今都概为一病按遗尿论治。

遗尿主要是膀胱不约，津液不藏所致。病在膀胱，但与肺、脾、肾、三焦功能失调密切相关。由于心藏神，心窍蔽蒙则心神不明；脑为髓海，髓海不足则懈怠安卧，故遗尿患儿大多睡眠深，不易叫醒，即使叫醒，也是朦朦胧胧，因此遗尿也与心脑有关。

临床所见遗尿有寒热虚实之分，治疗有温清补泻之别，不可固执补法或单纯收涩。部分患儿尚需佐以开心窍、补脑髓药物，疗效方佳。

1. 膀胱湿热

白天小便次多量少，色黄或有冲鼻腥臊气味，夜晚尿床，多伴不饥纳差，舌苔白黄厚腻者，黄芩滑石汤主之。

本证湿热蕴结膀胱，气化失司而尿床，治宜渗湿清热、开窍醒神，胡老常用黄芩滑石汤加减（黄芩、滑石、猪苓、土茯苓、大腹皮、白豆蔻、通草）治疗。睡眠深，不易醒者，加石菖蒲、郁金开窍解郁醒神；小便黄，或浑浊者，加萆薢清热利湿；口臭或苔厚腻者，酌加藿香、佩兰芳香化浊；不饥纳差者，加生稻芽、神曲消食健胃。

胡老指出冬季儿科临床常见部分小儿解小便初出色微黄，片刻即变白，形如米泔，名曰"尿白"，俗称"米汤尿"，小便常规检查见磷酸盐或尿酸盐结晶，患儿除面黄、纳差、苔白黄腻外，余无不适，此证属"膀胱湿热下注"，亦可用黄芩滑石汤加萆薢、炒黄柏治之，疗效可靠。

2. 肺热郁结

多有肺热咳嗽症状，咳嗽连声，痰少黏稠，口干喜饮，大便干结，小便黄少，夜间尿床，多有腥臊气味，舌质微红，苔薄黄者，麻杏石甘汤主之。

本证肺热郁结，肺失治节，肾水不摄而尿床，治宜宣肺清热，佐以开窍，胡老常用麻杏石甘汤加减（麻黄、杏仁、石膏、黄芩、瓜蒌皮、信前胡、射干、枇杷叶、炒知母、炒黄柏、石菖蒲）治疗。痰不利，咳嗽甚者，加海浮石、葶苈子清肺化痰，泻肺降气；痰黄稠难咯出者，加胆南星清热化痰；口干喜饮者，加天花粉或知母生津止渴；流稠涕者，加苍耳子除湿通窍；大便干结者，加生大黄泻下通便。

胡老指出麻杏石甘汤治疗遗尿系成都中医药大学附属医院已故彭宪章老师经验，经他验证，的确有效。与彭老不同的是，他在加减药物上有所变化。本方治疗肺热遗尿机理诚如张景岳所说："盖小水虽利于肾，而肾上连肺，若肺气无权，则肾水终不能摄。故治水者，必须治气；治肾者，必须治肺。"患儿由于肺热郁结，令肺失治节之权，以致肾水不摄而遗尿。服麻杏石甘汤加减方后，肺热清，肺气有权，肾能摄水则病愈。

3. 肝经湿热

白天小便黄少，或滴沥而出，夜间尿床，前阴红赤，性情急躁或伴目赤肿痛或畏光，唇舌红，舌苔白黄者，龙胆泻肝汤主之。

本证肝经湿热，下注膀胱，气化失司而尿床，治宜清肝泄热、利湿开窍，胡老常用龙胆泻肝汤加减（龙胆草、柴胡、黄芩、栀子、生地黄、川木通、泽泻、车前子）治疗。睡眠深，不易叫醒者，加石菖蒲、郁金开窍解郁醒神；前阴红赤或有分泌物者，加炒黄柏、土茯苓清热解毒利湿；舌质红，烦躁者，加牡丹皮配栀子凉血清热除烦；目赤肿痛者，加夏枯草清泄肝火，消肿止痛。

胡老指出本方用治小儿、成人"阴臭"疗效亦佳。

4. 肺脾气虚

白天尿频量多，色不黄，一有尿意即要排尿，不能忍耐，睡中小便自遗，多伴面色无华，神疲乏力，少气懒言，自汗多，易感冒，舌质淡，苔薄白者，补中益气汤合缩泉丸主之。

本证肺脾气虚，中气不足，膀胱不约而遗尿，治宜益气健脾、固涩膀胱，胡老习用补中益气汤合缩泉丸（人参、黄芪、升麻、柴胡、当归、白术、陈皮、益智仁、怀山药、乌药、炙甘草）治疗。睡眠深不易醒者，加石菖蒲开窍醒神；汗多者，加煅龙骨、煅牡蛎收敛固涩止汗；大便稀溏者，加炮姜温中止泻；食欲不佳者，加炒山楂、神曲消食健胃；虚中夹热，小便腥臊者，加炒黄柏、萆薢清利湿热。

5. 肾阳不足

白天小便清长，睡中遗尿，一夜数次，面白少华，形寒肢冷，头晕腰酸，或有智力减弱，舌淡苔白者，金匮肾气丸主之。

本证肾阳不足，下元虚寒，膀胱不约，津液不藏而遗尿，治宜温补肾阳、益精缩尿，胡老常用加味金匮肾气丸（熟地黄、山茱萸、怀山药、茯苓、牡丹皮、泽泻、肉桂、制附子、补骨脂、淫羊藿、益智仁）治疗。下元虚寒者，酌加葫芦巴、巴戟天、乌药温肾祛寒，更甚者，加鹿茸补督脉，益精血；小便过多者，酌加桑螵蛸、覆盆子、五味子、煅牡蛎固涩小便；肾精不足者，酌加菟丝子、枸杞子、沙苑子、肉苁蓉补肾益精；神疲乏力者，酌加人参大补元气，黄芪补脾益肺；睡眠深沉者，加石菖蒲开窍醒神。

（二十三）尿频

尿频是以小便频数，或伴小便淋沥涩痛为特征的一种肾系疾病。本病一年四季均可发病，多发于学龄前儿童，婴幼儿时期发病率最高，女孩多于男孩。

尿频属于中医学淋证范畴，病位在肾与膀胱。病因主要是下焦湿热，郁于膀胱，气化不行，水道不利所致。临床上以热淋为多，若热盛伤络，血渗膀胱，血尿同出，尿道灼痛则成血淋；如湿热煎熬尿液，结为砂石，尿中夹有砂石则为石淋。

本病辨证关键在于辨虚实。一般而言，病程短，起病急，小便频数，淋漓，尿道灼热疼痛者多属实证；病程长、起病缓，小便频数，淋沥不尽，无尿热、尿痛感者多属虚证。小儿尿频实证多，虚证少，故治疗以祛邪为主，以恢复膀胱正常气化功能为要旨。

1. 实证

起病较急，小便频数短涩，欲出未尽，滴沥灼痛，小腹拘急，痛引脐中，婴儿则阵阵啼哭不安，或发热或口渴心烦，或大便秘结，或兼血尿，或兼砂石，唇舌红，苔薄黄腻者，八正散主之，黄芩滑石汤亦主之。

本证湿热郁于膀胱，气化失司，水道不利，小便淋沥涩痛，治宜清热利尿通淋，胡老常用八正散〔萹蓄、瞿麦、栀子、滑石、川木通、车前子、大黄（另煎）、生甘草〕治疗。大便通畅者，去大黄；发热者，加柴胡、黄芩和解少阳，疏散退热；口渴心烦者，加天花粉、黄连生津止渴，清心除烦；小便常规检查有红细胞或肉眼血尿者，酌加生地黄、牡丹皮、白茅根、小蓟炭、大蓟炭、蒲黄炭等清热凉血，化瘀止血；如小便常规检查中有白细胞、脓细胞者，酌加炒黄柏、土茯苓、蒲公英、野菊花、千里光清热解毒，利湿通淋；如尿中夹有砂石，刺痛难忍者，酌加海金沙、金钱草、冬葵子、鸡内金、琥珀利尿通淋，化石散瘀；兼气滞不行，脐下胀痛者，加乌药、小茴香、青皮疏肝理气，散寒止痛。

针对小便频数，量少色黄，滴沥而出，舌苔白黄腻者，胡老常用黄芩滑石汤加减（黄芩、滑石、猪苓、土茯苓、大腹皮、白豆蔻、通草、炒黄柏、炒栀子、金钱草）治疗，疗效可靠。

2. 虚证

起病较缓，小便频数，淋沥不断，解而不尽，无尿热、尿痛感，面白神疲，舌淡苔白者，春泽汤主之，补中益气汤亦主之。

本证肺脾气虚，治节失司，气化不行，水道不利，小便淋沥不尽，治宜益气温阳、化气利水，轻者胡老选用春泽汤（人参、白术、茯苓、桂枝、猪苓、泽泻）；重者则用补中益气汤（人参、黄芪、升麻、柴胡、当归、陈皮、白术、炙甘草）加泽泻、车前子利尿通淋。

（二十四）急性肾小球肾炎

急性肾小球肾炎简称急性肾炎，是小儿时期最常见的一种肾脏疾病。临床以急性起病、水肿、少尿、血尿、蛋白尿及高血压为主要特征。本病多见于儿童和青少年，多发于呼吸道及皮肤感染之后，尤其是溶血性链球菌感染之后。急性肾炎病情轻重悬殊。轻者，可无明显临床症状，仅表现为实验室检查异常，单纯中医药治疗多能痊愈；重者可并发高血压脑病（邪陷心肝）、充血性心力衰竭（水凌心肺）及急性肾功能衰竭（水毒内闭），应当中西医结合救治。

根据本病临床表现，可归于中医"水肿""尿血"范畴。本病病因为外感风邪、湿热、疮毒，风、热、毒与水湿互结，导致肺失宣肃通调，脾失运化转输，肾失蒸腾气化，肺脾肾三脏功能失调，水液代谢障碍，水湿泛溢肌肤为肿，热伤下焦血络则为尿血。主要病理因素为风、湿、热、毒，病久夹瘀。

本病宜辨病与辨证结合治疗。急性期以邪实为主，以祛邪为要；恢复期虽说正虚邪恋，但余邪未尽者，仍当祛邪，或扶正为主，佐以祛邪，纯虚无邪者，方可补益。在整个治疗过程中突出清热解毒，酌情配伍化瘀之品，避免过早温补，注意祛邪勿伤正，补虚不留邪。

1. 急性期

（1）常证

风水相搏

起病急，发展迅速，初起眼睑浮肿，继则下肢或全身皆肿，尤以颜面部肿势为著，皮色光亮，按之不凹陷，小便短赤。偏于风热者，多伴发热，头昏痛，咽喉红肿疼痛，口干或渴，舌尖边微红，苔薄黄；偏于风寒者，多伴恶寒、头痛、鼻塞、咳嗽，舌质偏淡，苔薄白者，麻黄连翘赤小豆汤主之。

本证风水相搏，肺气闭郁，宣降失常，不能通调水道，下输膀胱，水湿泛溢肌肤而致水肿，治宜疏风宣肺、利水消肿，胡老习用麻黄连翘赤小豆汤加减（麻黄、连翘、赤小豆、杏仁、桑白皮、紫苏叶、泽泻、车前子）治疗。发热者，加青蒿、黄芩清透退热；咽喉红肿疼痛甚者，酌加金银花、射干、牛蒡子清热解毒，消肿利咽；恶寒者，加荆芥、防风辛温发表散寒；咳嗽者，加黄芩、瓜蒌皮、信前胡清热化痰，降气止咳；高血压者，酌加夏枯草、钩藤、石决明清热平肝潜阳；尿蛋白多者，酌加鱼腥草、夏枯草、益母草清热解毒，利水消肿；尿检红细胞多者，酌加白茅根、小蓟炭、蒲黄炭活血化瘀止血；鼻衄者，加牡丹皮、炒栀子清热凉血止血。

胡老指出部分儿科教材和一些参考书均提出服用本方时"高血压者去麻黄"，其实大可不必。虽然麻黄辛温发散有"升压"作用，但是并非大量单服，而是配入麻黄连翘赤小豆汤、越婢汤、麻杏石甘汤等复方中，使用剂量有限，且一般多配伍有桑白皮、石膏等清热药，可制约其"升压"，且临床观察也未见服上述复方后血压升高者，所以麻黄不能去，开宣肺气必须用，只是注意用量与配伍即可。

湿毒浸淫

面目浮肿，小便不利，发热或不发热，或烦或渴，身发脓疮或近日曾患疮疖，舌质红，舌苔黄者，五味消毒饮主之。

本证湿热毒邪，浸淫肌肤，内归脏腑，肺失通调，脾失转输，水湿停聚，泛溢肌肤而为水肿，治宜清热解毒、利湿消肿，胡老习用五味消毒饮加减（金银花、连翘、蒲公英、紫花地丁、野菊花、黄连、生黄柏、白茅根、焦栀子、车前草）。高热汗出，烦渴引饮者，加石膏、知母清热生津，止渴除烦；血尿重者，加小蓟炭、蒲黄炭凉血化瘀止血；脓毒甚者，重用蒲公英、紫花地丁清热解毒，消痈散结；湿甚，皮肤疮疖糜烂者，加苍术、苦参、土茯苓清热解毒，燥湿利尿；风甚，皮肤瘙痒者，加白鲜皮、地肤子清热解毒，祛风止痒；热甚，疮疖红肿灼热者，加牡丹皮、赤芍清热凉血，活血散瘀；大便秘结者，加生大黄通腑泄热。

若面目浮肿，小便黄少，头身困重，脘痞纳呆，口苦口黏，舌红，苔白黄腻者，胡老常用黄芩滑石汤加减（黄芩、滑石、猪苓、土茯苓、大腹皮、白豆蔻、通草、小蓟炭、蒲黄炭）治疗。高血压者，酌加夏枯草、钩藤、石决明清热平肝潜阳；尿常规红细胞多者，加白茅根、焦栀子清热利尿，凉血止血；有蛋白尿者，酌加夏枯草、鱼腥草、白花蛇舌草、益母草清热解毒，利水消肿；小便不利者，加桔梗开宣肺气，可收提壶揭盖之效。

（2）变证

邪陷心肝

肢体面目浮肿，剧烈头痛，眩晕呕吐、视物模糊，烦躁不安，甚至昏迷、抽搐、小便短赤，舌苔黄糙，脉弦数有力者，羚角钩藤汤合龙胆泻肝汤主之。

本证邪陷心肝，心火上炎，肝阳上亢，心神受扰，肝风内动，治宜凉肝泻火、清心利水，胡老用羚角钩藤汤合龙胆泻肝汤加减［山羊角粉（先煎）、钩藤、生地黄、白芍、龙胆草、栀子、黄芩、牡丹皮、泽泻、车前子］治疗。头痛甚者，加石决明、地龙平肝潜阳，清热利尿以止痛；呕吐轻者，加法半夏降逆止呕，重者，加代赭石（布包煎）平肝潜阳，重镇降逆以止呕；大便秘结者，加生大黄、玄明粉泻下通便，清热解毒；高热，神昏谵语者，加服安宫牛黄丸。

水凌心肺

全身浮肿明显，频咳气急胸闷，喘息不能平卧，颈脉动，心动悸，烦躁不宁，尿少，面色苍白，甚则唇指青紫，舌质暗红，舌苔白腻者，己椒苈黄丸合参附汤主之。

本证水邪泛滥，上凌心肺，损伤心阳，闭塞肺气，邪盛正虚，治宜泻肺逐水、温阳扶正，胡老用己椒苈黄丸合参附汤加减［汉防己、椒目、葶苈子、大黄

（另煎）、大腹皮、桑白皮、泽泻、车前子、制附子（先煎）、人参（另煎）]治疗。尿闭者，加商陆、赤小豆泻下利水消肿；烦躁不宁者，加龙骨、牡蛎镇惊安神。

水毒内闭

全身浮肿加重，尿少或尿闭，色如浓茶，头晕头痛，恶心呕吐，嗜睡，甚则昏迷，舌质淡胖，舌苔垢腻者，温胆汤合附子泻心汤主之。

本证脾肾衰弱，脾不运湿，肾不化气，水湿泛滥，浊阴阻滞，上逆于胃，水毒内闭，邪盛正衰，治宜通腑降浊、解毒利尿，胡老用温胆汤合附子泻心汤[陈皮、法半夏、茯苓、枳实、竹茹、黄连、黄芩、大黄（另煎）、制附子（先煎）、泽泻、车前子]治疗。尿闭者，去泽泻、车前子，加商陆、赤小豆泻下利水消肿；呕吐频繁，不能进药者，可用本方浓煎成100～200mL，待温后保留灌肠，每日1～2次；昏迷者，加苏合香丸水溶化后鼻饲。

2. 恢复期

（1）阴虚邪恋

头晕乏力，手足心热，腰酸盗汗，反复咽喉红肿，镜下血尿持续不消，舌红苔少者，知柏地黄丸主之。

本证肾阴不足，余邪留恋，治宜滋阴补肾，兼清余热，胡老常用知柏地黄丸（生地黄、怀山药、山茱萸、茯苓、牡丹皮、泽泻、炒知母、炒黄柏）治疗。反复咽喉红肿者，酌加金银花、连翘、玄参、板蓝根清热解毒，利咽消肿；镜下血尿者，酌加白茅根、小蓟炭、苎麻根、仙鹤草凉血收敛止血；舌质暗红者，加三七粉（冲服）活血化瘀止血；口干喜饮者，加麦冬、五味子益胃生津。

（2）正虚邪恋

常自汗出，易于感冒，倦怠乏力，纳少便溏，面色萎黄，舌淡红，苔白，脉缓无力者，玉屏异功散主之。

本证肺脾两虚，余邪留恋，治宜益气健脾，佐以化湿，方用玉屏异功散加减（黄芪、防风、白术、南沙参、茯苓、陈皮、怀山药、藿香、砂仁）。尚有镜下血尿者，加血余炭、三七粉收敛化瘀止血；汗多者，加龙骨、牡蛎、浮小麦收敛固涩止汗；不饥不食者，加山楂、神曲消食化积和胃。

胡老指出，急性肾炎经过治疗，浮肿消退，尿量增加，血压正常，血尿及蛋白尿减少，即标志病程进入了恢复期。此期热、毒余邪留恋，观察要点一看咽喉是否红肿？二看尿检是否正常？只要咽喉尚红肿、尿检不正常，即要继续清解余邪，务必要咽喉不红肿，尿检正常后才议进补，否则有"炉火未尽，死灰复燃"之虞。

急性肾炎治疗过程中，除辨证论治外，尚需结合实验室检查选加一些药物。尿检有红细胞者，酌加小蓟炭、大蓟炭、白茅根、焦栀子、蒲黄炭、侧柏炭、生地黄、赤芍、牡丹皮、紫草、藕节炭、仙鹤草、血余炭、三七粉；尿中有蛋白者，酌加夏枯草、鱼腥草、益母草、石韦、白花蛇舌草；尿中有白细胞者，酌加生黄柏、土茯苓、野菊花、蒲公英等，有助于提高疗效。

（二十五）过敏性紫癜

过敏性紫癜是小儿常见的一种以毛细血管炎为主要病理改变的变态反应性疾病。临床主要表现为皮肤紫癜，胃肠道症状，关节肿痛和肾脏损害。本病属中医"血证"范畴，与中医"肌衄""斑毒""紫癜风""葡萄疫"等病证相类似。

过敏性紫癜四季均可发病，本病可发生于任何年龄，但以儿童及青少年为多见。胡老认为过敏性紫癜乃外感风热湿毒，内舍肺脾与气血相搏，灼伤脉络，血不循经，外溢肌肤，内溢肠道，瘀热互结，胃肠气滞，湿热瘀毒，流注关节，下渗膀胱使然。一言以蔽之，是风、热、湿、毒、瘀合而为患，病位在肺脾，病及胃肠肾和膀胱，与心肝功能失调有关。

治疗本病胡老既主张辨病辨证论治，又主张执简驭繁。临证之际，不论是初发紫癜，还是复发紫癜，他以"皮肤型"为基础制定一方，兼关节型、腹型、肾型病变者均在此方基础上随症加减；单一"肾型"，则按湿热偏盛或风热偏盛分别论治。

1. 单纯型、混合型

发病急，紫癜单好发于下半身，尤以双下肢和臀部为多，对称分布，颜色紫红，呈斑丘疹，大小形态不一，可伴有痒感，或见关节肿痛、腹痛、便血、尿血等症，舌质红，舌苔黄，或白黄腻，脉滑数者，清热化斑汤主之。

本证风热湿毒灼伤脉络，外溢肌肤，内渗肠道，流注关节，下渗膀胱，故治宜清热解毒、祛风胜湿、化瘀消斑。胡老常用清热化斑汤（石膏、焦栀子、防风、藿香、知母、水牛角粉、玄参、赤芍）治疗。皮肤紫癜深紫或融合成片者，酌加牡丹皮、紫草、大青叶、连翘清热解毒，凉血消斑；咽喉红肿疼痛者酌加金银花、连翘、射干、牛蒡子、桔梗清热解毒，利咽消肿；瘙痒者酌加荆芥、蝉蜕、地肤子、刺蒺藜祛风止痒；关节肿痛者，加苍术、炒黄柏燥湿清热，姜黄、海桐皮通络止痛；痛甚者加乳香、没药活血行气，消肿止痛；脘腹疼痛者通常加云木香、砂仁行气止痛，刺痛者加丹参、檀香或五灵脂、生蒲黄活血化瘀止痛，腹部拘挛性疼痛者加白芍、炙甘草缓急止痛；吐血者酌加生地黄、牡丹皮、黄连、大黄清热凉血，止血化瘀；便血者加地榆炭、槐花炭凉血止血；尿血者酌加小蓟炭、大蓟炭、白茅根、蒲黄炭、茜草炭、仙鹤草凉血化瘀，收敛止血。

2. 肾型

病程较长，皮肤紫癜消退，唯尿常规可见红细胞及白蛋白，隐血阳性，咽红或喉核红肿，舌尖边红，苔白黄腻或薄黄，脉微数者，黄芩滑石汤主之，银翘小蓟饮亦主之。

本证湿热邪毒下渗膀胱，络伤血出，治宜清热渗湿、解毒化瘀、凉血止血。湿热偏盛者胡老常用黄芩滑石汤加减（黄芩、滑石、猪苓、土茯苓、牡丹皮、焦栀子、白茅根、小蓟炭、蒲黄炭）治疗；风热偏盛者常用银翘小蓟饮（金银花、连翘、小蓟炭、生地黄、淡竹叶、川木通、牡丹皮、焦栀子、白茅根、蒲黄炭）治疗。尿常规红细胞多者可酌加大蓟炭、仙鹤草、苎麻根、茜草炭、地榆炭、三七凉血化瘀止血；蛋白尿阳性者酌加夏枯草、鱼腥草、益母草、白花蛇舌草清热解毒化瘀；细菌数超标者，酌加蒲公英、野菊花、紫花地丁、生黄柏清热解毒燥湿；咽喉肿痛者酌加牛蒡子、射干、板蓝根、蚤休清热解毒利咽。

部分紫癜肾患儿经过较长时间治疗，尿常规红细胞、白蛋白全部消失后，往往出现面白、神疲、自汗、易感冒等肺气虚证，胡老常用加味玉屏风散（黄芪、白术、防风、太子参、麦冬、五味子、龙骨、牡蛎、浮小麦）调理善后。咽微红，偶咳嗽者加射干、枇杷叶祛痰利咽止咳；胃纳不佳者加茯苓、陈皮、山楂或鸡内金健脾开胃增食；大便干结者加枳实、槟榔或瓜蒌仁、火麻仁行气润肠通便。

胡老认为根据过敏性紫癜的临床表现，皮肤紫癜初起，皮疹多形易变，出没迅速，时有瘙痒，关节肿痛发无定处，符合"无风不作痒""风性善行数变"之特点；皮疹颜色鲜红、紫红，伴有便血、尿血均为热毒内盛，迫血妄行之象；皮肤紫癜，腹痛，呕血、便血或大便隐血试验阳性，肉眼血尿或镜下血尿，皆有离经之血存在，均属夹瘀之症；多数患儿舌质偏红，舌苔白黄腻，重症患儿皮疹可发生水疱，甚至血管神经性水肿，关节肿胀疼痛，均为湿热内蕴之征；患儿发病缘于饮食不慎，误吃致敏食物，或服药不当，误服致敏药物，或居处失宜，吸入致敏异气等引发本病，均属毒邪致病。

究其病因病机，胡老认为由于小儿脏腑娇嫩，形气未充，卫外不固，易感外邪，加之饮食不知自节，过食肥甘厚味、香燥炙煿之品，脾胃素多积热。若将息失宜，居处不当，风热湿毒从口鼻而入或皮肤而受，内舍肺脾，肺主气，合皮毛，脾统血，主肌肉，风热湿毒与气血相搏，灼伤脉络，血不循经，外溢肌肤，积于皮下则出现斑丘疹样紫癜（皮肤型）；湿热毒邪，流注四肢，瘀滞关节，则关节肿胀疼痛（关节型）；胃肠血络损伤，离经之血成瘀，血瘀气滞，气机不通，则脘腹疼痛，瘀热互结，胃失和降，胃气上逆，血从口而出则呕血，下渗肠道则便血（腹型）；湿热毒邪下注，灼伤膀胱血络，则尿血或镜下血尿，肾脏受累，肾失封藏，精微物质渗出，尿常规可见蛋白（肾型）。

根据胡老临床观察，过敏性紫癜经中医药治疗后，皮肤型、关节型好转较快，腹型次之，腹痛与紫癜时有反复，肾型治疗难度较大，病程较长，肾脏受损程度越重，治愈越难。

过敏性紫癜与原发性血小板减少性紫癜相比，齿衄、鼻衄、吐血倾向少，属热属实居多，即使肾型迁延不愈，亦少有纯虚证，故治疗本病清热解毒，活血化瘀贯彻始终，应慎用补法。

（二十六）皮肤黏膜淋巴结综合征

皮肤黏膜淋巴结综合征又称川崎病，是一种以全身血管炎为主要病变的急性发热出疹性疾病。临床以不明原因发热、多形红斑、球结膜充血、杨梅舌和颈淋巴结肿大、手足硬肿为特征。本病好发于 5 岁以内婴幼儿。绝大多数患儿经及时治疗即可康复，但尚有 1 ～ 2% 的患儿死于冠状动脉瘤破裂、心肌梗死或急性心肌炎，甚至在恢复期也可猝死。

本病病因主要是外感温热邪毒，初期邪郁肌腠，病在肺卫；邪毒化热入里，侵犯营血，可到气营两燔；热毒炽盛，耗气伤津，故后期每多气阴两伤，故以壮热不退、出疹目赤、唇红干裂，舌若杨梅、手足硬肿、颈部瘰核等为主要表现，属中医学温病范畴。临床应用温病卫气营血理论指导辨证治疗，以清热解毒，活血化瘀为主。

1. 卫气同病

发病急骤，发热不恶寒或微恶风，口渴喜饮，目赤咽红，手掌足底潮红，躯干皮疹显现，颈部瘰核肿大，舌质红，苔薄白或黄者，银翘白虎汤主之。

本证外感温热邪毒，郁于肌腠，卫气同病，治宜辛凉解表、清热解毒，胡老多用银翘白虎汤加减（金银花、连翘、薄荷、石膏、知母、玄参、桔梗、牛蒡子、板蓝根、赤芍）治疗。手掌足底潮红者，加生地黄、牡丹皮凉血化瘀；唇干口渴者，加天花粉、麦冬清热养阴，生津止渴；颈部瘰核肿大者，加僵蚕、夏枯草化痰清热，消肿散结；关节肿痛者，加姜黄、海桐皮活血行气，通络止痛。

2. 气营两燔

壮热不退，昼轻夜重，烦躁不安或嗜睡，肌肤斑疹鲜红，咽红目赤，唇红干裂，颈部瘰核肿痛，表面不红，手足硬肿，随即蜕皮，舌质红绛，状若杨梅者，清瘟败毒饮主之。

本证热毒炽盛，热炽气营，气营两燔，治宜清气凉营、解毒化瘀，胡老常用清瘟败毒饮加减［水牛角粉（先煎）、生地黄、赤芍、牡丹皮、石膏、知母、玄参、黄连、连翘、金银花］治疗。唇鲜红干裂者，加麦冬、天花粉、鲜石斛甘寒清热，养阴生津；大便秘结者，加生大黄、玄明粉通腑泄热，急下存阴；颈部瘰核肿痛甚者，加炮穿山甲、浙贝母软坚散结，消肿止痛。

3. 气阴两伤

身热已退或有低热，神倦乏力，动则汗出，咽干唇裂，口渴喜饮，手足硬肿及红斑消退，指趾端脱皮或潮红脱屑，舌红少苔乏津者，生脉散合增液汤主之。

本证温热邪毒，耗气伤阴，气阴两伤，余热未清，治宜益气养阴、清解余热，胡老选用生脉散合增液汤（人参、麦冬、五味子、玄参、生地黄）治疗。低热留恋者，加银柴胡、地骨皮、青蒿清解虚热；心悸，脉律不齐者，加炒酸枣仁、炙远志、丹参、红花养心安神，活血化瘀；动则汗出甚者，加黄芪、山茱萸、浮小麦益气固表，敛汗止汗；胃纳不佳者，加山楂、鸡内金开胃助运；大便干结者，加火麻仁、瓜蒌仁润肠通便。

如患儿一般情况尚好，唯瘰核肿大未消者，可用银翘马勃散合消瘰丸加减（金银花、连翘、马勃、玄参、牡蛎、浙贝母、夏枯草、板蓝根、僵蚕）；咽干唇燥者，加麦冬、桔梗、甘草润燥利咽；口干喜饮者，加天花粉、鲜石斛养阴生津；舌质红者，加牡丹皮、赤芍凉血清热。

（二十七）鼻病

鼻居面中为阳中之阳，是清阳交会之处，有"明堂"之称。肺主呼吸，鼻为气体出入之门户，司嗅觉，助发音，为肺系之所属。鼻为肺之外窍，通过经络与五脏六腑紧密联系，与肺、脾、胆、肾的生理病理关系尤为密切。小儿鼻病常见鼻渊、鼻鼽、鼻衄，临床表现有寒热虚实之分，治有温清补泻之别。

1. 鼻渊

鼻渊是指以鼻流浊涕如脓，量多不止为主要证候特征的一种鼻病。《素问·气厥论》云："胆移热于脑，则辛頞鼻渊，鼻渊者，浊涕下不止也。"故俗称"脑漏"。本病常见于学龄前儿童。风热外入，胆热移于脑是本病的主要原因。清热泻胆、祛风通窍为主要治法。

鼻流浊涕，其色黄绿，其气腥臭，鼻塞甚则嗅觉减退，不闻香臭，头额昏胀或酸痛，舌质偏红，舌苔白或黄者，苍耳子散主之。

本证主要是肺热郁结，浊涕阻窍，故治宜清热肃肺、化浊通窍，胡老常用加味苍耳子散（苍耳子、薄荷、辛夷、白芷、黄芩、桑白皮、鱼腥草、桔梗、藿香、胆南星）治疗。浊涕多者，酌加金银花、连翘、蒲公英、野菊花清热解毒；浊涕带血丝者，加牡丹皮、炒栀子凉血止血；头额昏胀甚者，加菊花、夏枯草祛风清热；目赤易怒者，加龙胆草清泻肝火；鼻干口干者，加玄参、天花粉清热生津；大便干结者，加瓜蒌仁、大黄润肠通便；苔厚腻夹湿者，加滑石、郁金渗湿化浊。

2. 鼻鼽

鼻鼽，鼻流清水不止之证。鼻为肺窍，肺之液为涕，肺热涕黄浊，肺寒流清涕。本病主要由于肺气虚、卫表不固，风寒乘虚而入，鼻窍壅塞，邪正相搏，肺失通调，津液停聚，遂致喷嚏，流涕清稀量多。本病具有突然发作与反复发作特点，无恶寒、发热、咳嗽等全身症状有别于风寒感冒。

鼻流清涕不止，平时畏寒恶风，鼻塞多嚏，口不干渴，二便自调，舌苔白者，玉屏风散合甘草干姜汤主之。

本证表虚不固，肺虚寒凝，鼻流清水不止，故治宜益气固表、温肺止流，胡老习用玉屏风散合甘草干姜汤（黄芪、防风、白术、干姜、甘草）治疗。鼻塞不通者，加白芷、苍耳子辛香散风通窍；清涕甚者，加北细辛、益智仁温经摄涕；兼营卫不和者，合桂枝汤（桂枝、白芍、生姜、大枣、甘草）调和营卫；肺脾气虚者，合补中益气汤健脾益气，升清化湿。

3. 鼻衄

鼻衄即鼻中出血，俗称"流鼻血"，是临床上最常见的一种血证。发病与季节无明显关系，多发于学龄儿童。《灵枢·百病始生》云："阳络伤则血外溢，血外溢则衄血。"小儿鼻衄多因肺胃郁热，火热上炎，灼伤阳络，迫血妄行所致。诚如《济生方·吐衄》所说："夫血之妄行也，未有不因热之所发。盖血得热则淖溢，血气俱热，血随气上，乃吐衄也。"治疗以清热泻火，凉血止血为要。一般鼻衄易治，预后良好。

肺胃郁热

鼻中出血，血色鲜红，鼻燥咽干，渴喜冷饮，或口臭烦躁，大便秘结，小便短黄，舌质红，舌苔黄者，玉女煎主之。

本证肺胃郁热化火，迫血妄行，故治宜清热泻火、凉血止血，胡老常用《温病条辨》玉女煎去牛膝熟地黄加细生地玄参方（石膏、知母、玄参、生地黄、麦冬、牡丹皮、炒栀子、白茅根）治疗。肺胃火热炽盛者，重用石膏或加黄芩、黄连清热泻火；鼻中出血多者，加侧柏炭、蒲黄炭凉血止血；鼻燥咽干，口渴者，加天花粉、石斛养胃生津；大便秘结者，加生大黄通腑泄热。

心脾两虚

鼻中出血或兼吐衄，血色淡红，面色㿠白，神疲乏力，心悸不寐，头晕耳鸣，唇舌淡，苔薄白者，归脾汤主之。

本证心脾两虚，气不摄血，故治宜养心健脾、补气摄血，胡老常用归脾汤加减［人参、黄芪、白术、茯神、炒酸枣仁、炙远志、云木香、仙鹤草、侧柏炭、阿胶（烊化）、大枣、炙甘草］治疗。

肾虚火旺

鼻中出血，血色鲜红，头晕耳鸣，颧红潮热，腰膝酸软，舌质红，少苔者，知柏地黄丸主之。

本证阴虚火旺，迫血妄行，故治宜滋阴降火、凉血止血，胡老常用知柏地黄丸加味（生地黄、怀山药、山茱萸、茯苓、牡丹皮、泽泻、炒知母、炒黄柏、旱莲草、蒲黄炭）治疗。鼻出血甚者，加阿胶烊化兑服或三七粉冲服补虚止血。

（二十八）乳蛾

乳蛾为小儿常见咽喉疾病，其病以咽喉一侧或两侧红肿疼痛，甚至化脓溃烂为主要证候特征。本病一年四季均可发病，多见于 4 岁以上幼童，往往伴有发热，由于体质和病因不同，临床常见风热和阴虚两种证型，尤以风热乳蛾最为常见。治疗以清热解毒、化腐排脓为主，兼表证佐以辛凉解表；兼有腑实证佐以通腑泄热；夹湿者佐以化湿利湿。阴虚乳蛾以养阴清肺，解毒利咽为要。

1. 风热乳蛾

发热，咽喉一侧或两侧红肿疼痛，甚或化脓溃烂，吞咽不利，拒食或食少，大便干结，小便黄，唇舌红，苔薄黄者，银翘马勃散主之。

本证风热邪毒上攻咽喉，热蒸肉腐成脓，故治宜疏风清热、解毒利咽、化腐排脓。

①咽喉红肿疼痛，未化脓者：胡老常用银翘马勃散加减（金银花、连翘、马勃、牛蒡子、射干、桔梗、赤芍、薄荷、黄芩、玄参）治疗。鼻塞流涕者，加荆芥发表散风；发热无汗者，加青蒿清透退热；口干喜饮者，加麦冬、天花粉养阴生津止渴；发热，汗出，烦渴者，加石膏、知母清热除烦止渴；兼咳嗽者，加瓜蒌皮、信前胡、枇杷叶化痰降气止咳。

②单侧或双侧红肿化脓溃烂者：胡老常用银翘马勃散合黄连解毒汤加减（金银花、连翘、牛蒡子、桔梗、黄连、黄芩、生黄柏、栀子、皂角刺、蒲公英、赤芍）治疗。高热者，加青蒿清透退热；颌下臖核疼痛者，酌加玄参、浙贝母、夏枯草清热解毒，散结止痛；大便秘结者，加生大黄（另煎）、玄明粉（冲服）通腑泄热；舌苔白黄厚腻者，加藿香、滑石芳化利湿。

风热乳蛾，反复高热，喉咳红肿疼痛或出现黄白色脓点时，胡老常按阳证痈疮肿毒论治,用仙方活命饮(金银花、天花粉、当归、赤芍、乳香、没药、防风、白芷、陈皮、贝母、穿山甲、皂角刺、甘草)清热解毒,活血溃坚,效果亦佳。本方能促使脓肿速溃,脓毒外泄,肿痛自消,身热自退。

胡老指出治疗风热乳蛾,除内服药外,尚可配合吹喉药外吹喉核。如咽喉红肿疼痛较轻,可用冰硼散、西瓜霜;红肿较甚,疼痛较剧或有脓点者,可含服六神丸;乳蛾溃烂者可用锡类散。局部用药,有清热消肿,减轻疼痛之效。

2. 阴虚乳蛾

喉核两侧或一侧肿大,表面不平,色淡红,咽干,微痛或不痛,干咳无痰,口舌干燥,唇舌红,苔少乏津者,养阴清肺汤主之。

本证阴虚肺热,虚火上炎,喉核肿大,咽喉不利,治宜养阴清肺、解毒利咽,胡老常用养阴清肺汤(生地黄、玄参、麦冬、牡丹皮、白芍、薄荷、川贝母、甘草)治疗。阴虚潮热者,加知母、地骨皮滋阴清热除蒸;热毒甚者,加金银花、连翘清热解毒;咽喉疼痛者,酌加牛蒡子、桔梗、射干宣肺利咽,清热解毒;干咳无痰者,加知母、天冬、瓜蒌皮养阴润肺,化痰止咳;声音嘶哑者,加蝉蜕、木蝴蝶宣肺利咽开声。

胡老临证十分注意查看咽喉,尤其是发热、咳嗽、咽喉不适患儿必定查看。虽然有的患儿扁桃体化脓,也不一定有疼痛感。因此,不能以小儿未诉咽喉疼痛就忽略检查。

(二十九)鹅口疮

鹅口疮是以口腔、舌上漫布白屑,状如鹅口为特征的一种口腔疾患。因其白屑似雪,故又名"雪口"。本病一年四季均可发生,多见于新生儿以及久病体弱的婴幼儿,特别是长期使用抗生素者,更易罹患本病。

舌为心之苗,口为脾之窍,肾脉上通于舌,故鹅口疮的病因与心脾积热和虚火上炎密切相关。由于本病总由邪热熏灼口舌所致,治当清热泻火为要。实证清心泻脾,虚证滋阴降火,如系使用抗生素所致者,应及时停用,内服中药治疗,必要时配合外治,其效更捷。

1. 心脾积热

口腔舌面白屑较多,周围黏膜红赤,吮乳多啼,烦躁不宁,口干口臭,大便干结，小便短黄，舌红苔黄者，导赤泻黄散主之。

本证心脾积热，熏灼口舌而生鹅口疮，治宜清心泻脾，胡老常用导赤泻黄散（生地黄、淡竹叶、川木通、石膏、栀子、防风、藿香、甘草）治疗。烦躁不宁者，加黄连、蝉蜕泻火解毒，清心除烦；大便干结者，加生大黄、玄明粉泻下通便泄热；口干喜饮者，加玄参、麦冬清热养阴生津。

2. 虚火上炎

口腔舌上白屑散在，周围黏膜红晕不著，形体消瘦，低热盗汗，手足心热，舌红苔少者，六味地黄丸主之。

本证肾阴不足，虚火上炎而生鹅口疮，治宜滋阴补肾、引火归原，胡老习用六味地黄丸加肉桂（生地黄、怀山药、山茱萸、茯苓、牡丹皮、泽泻、肉桂）治疗。虚火甚者，加炒知母、炒黄柏清热滋阴降火；低热者，加银柴胡、地骨皮清解虚热；便秘者，加火麻仁、瓜蒌仁润肠通便。

（三十）口疮、口糜

口疮，是指唇舌、齿龈、两颊、上腭等处出现疱疹、溃疡，灼热疼痛，或伴发热、流涎等为特征的一种口腔疾患。若口舌糜烂，色红疼痛，妨碍进食者则称口糜。本病以婴幼儿多见，既可单独发生，亦可伴发于外感热病或其他疾病过程中。心开窍于舌，心脉通于舌；脾开窍于口，脾络通于口；胃之经脉循颊络齿龈；肾之经脉循喉咙连舌本，故无论外感、内伤，无论实热、虚火均可循经上炎，熏蒸口舌而发病。病变与心、脾、胃、肾相关，总由火热所致，故其治疗以清热降火为基本原则。在内治同时，若配合局部外治则可增强疗效，促进口疮、口糜愈合。

1. 风热夹湿

口疮初起，唇舌、齿龈、两颊、上腭散在出现疱疹、溃疡，周围黏膜红肿，灼热疼痛，流涎拒食，或伴发热，咽喉红肿疼痛，舌苔黄或白黄腻者，银翘散主之，三仁汤亦主之。

本证风热夹湿，熏蒸口舌而发，治宜疏风清热、化湿解毒。

①以外感风热为主者：胡老常用银翘散加减（金银花、连翘、荆芥、薄荷、牛蒡子、淡竹叶、桔梗、赤芍、蝉蜕）治疗。伴发热者，加青蒿、黄芩清透退

热；咽喉肿痛甚者，加射干、板蓝根清热解毒，凉血利咽；口干喜饮者，加天花粉清热生津；苔腻夹湿者，加滑石淡渗利湿，加藿香芳香化湿。

②以湿热内蕴为主者：胡老习用加味三仁汤（杏仁、薏苡仁、白豆蔻、法半夏、厚朴、淡竹叶、滑石、通草、黄芩、藿香、射干）治疗。伴发热者，加青蒿配黄芩清透退热；咽喉红肿疼痛甚者，减滑石、通草，加赤芍、金银花、连翘清热凉血，解毒利咽。

2. 心脾积热

舌体、齿龈、两颊、上腭多处溃疡，或满口糜烂，黏膜红赤，灼热疼痛，拒食，烦躁啼哭，口臭流涎，大便干结，小便黄少，或伴面赤身热，唇舌红，苔黄者，导赤泻黄散主之，凉膈散亦主之。

本证心脾积热，熏蒸口舌而发，治宜清心泻脾、凉血解毒，胡老习用导赤泻黄散（生地黄、淡竹叶、川木通、石膏、栀子、防风、藿香、牡丹皮、赤芍）治疗。烦躁不安者，加黄连、蝉蜕泻火解毒，清心除烦；口干喜饮者，加知母、天花粉清热泻火，生津止渴；大便干结者，加大黄、玄明粉泻下通便泄热。

本证亦可选用凉膈散（连翘、黄芩、栀子、薄荷、淡竹叶、大黄、芒硝、甘草）加减治之。

3. 虚火上浮

口腔溃疡或糜烂散在，周围黏膜色红不著，疼痛不甚，反复发作或迁延不愈，低热盗汗，手足心热，口干喜饮，唇舌红，苔少或花剥者，六味地黄丸主之。

本证肾阴不足，虚火上炎，熏蒸口舌而发，治宜滋阴补肾、引火归原，胡老习用六味地黄丸加肉桂（生地黄、怀山药、山茱萸、茯苓、牡丹皮、泽泻、肉桂）治疗。虚火甚者，加炒知母、炒黄柏清热滋阴降火；低热者，加银柴胡、地骨皮清解虚热；大便干结者，加火麻仁、瓜蒌仁润肠通便；口干喜饮者，加玄参、麦冬养阴生津。

（三十一）滞颐

滞颐，俗称"流口水"，是指小儿涎液过多，常从口角流出，滞于颐间的一种口腔疾患。

本病多见于 3 岁以内小儿，发病无明显季节性。病位在脾胃。因脾之液为涎，脾胃虚寒则津不摄；廉泉、玉英乃津液之道路，脾胃积热，积热上蒸或阴虚内热，虚火上炎则廉泉开，均可发生滞颐。临床上虽分虚实两种证型，但以实证为多。

1. 实证

（1）脾胃积热

经常口角流涎，甚则口角赤烂，唇周红赤，涎液稠黏腥臭，口干喜冷饮，大便干结，小便短黄，唇舌红者，泻黄散主之。

本证脾胃积热，积热上蒸，廉泉开而发生滞颐，治宜清胃泻脾，胡老习用加味泻黄散（石膏、栀子、防风、藿香、知母、黄连、石斛、青果）治疗。口角赤烂者，加连翘、炒黄柏清热泻火解毒；大便干结者，轻则加枳实、槟榔宽中下气，消积导滞，重则加大黄、玄明粉泻下通便泄热；心烦，小便短黄者，加生地黄、淡竹叶、川木通清心导赤除烦。

2. 虚证

（1）脾胃虚寒

口角流涎，涎液清稀不臭，口不渴或渴喜热饮，食欲不振，大便稀溏，小便正常，面白唇淡，舌淡苔白者，砂半理中汤主之。

本证中焦虚寒，脾不摄涎而滞颐，治宜温中散寒、摄涎止流，胡老常用加味砂半理中汤（南沙参、白术、炮姜、砂仁、法半夏、陈皮、茯苓、甘草）治疗。流涎多者，加益智仁温脾摄涎；腹痛者，加云木香行气止痛；食欲不振者，加炒麦芽、神曲消食健胃；大便稀溏者，加怀山药、车前子健脾利湿。

（2）阴虚内热

涎液稍黏稠，略带腥味，口干唇燥或口舌生疮，牙龈肿痛，大便燥结，不思饮食，舌红少苔者，玄麦甘桔汤主之，甘露饮亦主之。

本证阴虚内热，虚火上炎，廉泉开而发生滞颐，治宜养阴清热，胡老常用加味玄麦甘桔汤（玄参、麦冬、桔梗、甘草、牡丹皮、石斛、知母、青果）治疗。口干唇燥者，加生地黄、天花粉清热养阴生津；不思饮食者，加生麦芽、神曲消食健胃运脾；大便干结者，加火麻仁、郁李仁润肠通便；口舌生疮者，加黄连、儿茶清心泻火，解毒敛疮；牙龈肿痛者，加炒黄柏、石膏清热泻火，消肿止痛。

如阴虚内热夹湿者，则用甘露饮（天冬、麦冬、生地黄、熟地黄、石斛、黄芩、茵陈、枳壳、枇杷叶）养阴清热，宣肺利湿。

胡老指出凡治涎液多者，忌用酸味药物（如山楂、乌梅、五味子、白芍、维生素 C 等），患儿平时应忌吃酸味食物（如酸奶、米醋等）以及水果，少吃糖，否则涎液分泌更多，病必不除。

（三十二）胎黄

胎黄即西医学所称新生儿黄疸，以婴儿出生后面目皮肤发黄，小便短涩，色如栀子汁为特征。由于受病是在胞胎，故名"胎黄"，又因全身出现黄疸，故又称"胎疸"。

胎黄发病的原因主要是孕母素蕴湿热之毒，遗于胎儿或孕母体弱多病，胎禀不足，脾虚湿郁而成。前者湿热偏盛，湿热郁蒸，黄色鲜明，属于阳黄；后者脾虚湿郁，寒湿阻滞，黄色晦暗，属于阴黄。由于湿和热常常有所偏盛，故阳黄在病机上有湿重于热或热重于湿之别；阳黄日久，过用寒凉，损伤脾阳，湿从寒化，亦可转为阴黄。

胎黄的病变脏腑在肝胆、脾胃。其治疗大法是化湿邪、利小便，以收湿去黄退之效。若因先天发育不良，生理缺陷所致之黄疸（如先天性胆道闭锁），药物治疗效果不佳，可采用手术治疗。

临床上首先辨别是生理性黄疸还是病理性黄疸。生理性黄疸多能自行消退，一般不需治疗。对于病理性黄疸，主要是按阳黄、阴黄辨证论治。

1. 阳黄

面目皮肤发黄，色泽鲜明，状若橘色，小便少，色深黄，大便秘结或灰白，舌质红，苔白黄腻者，茵陈四苓散主之，地黄茵陈汤亦主之。

本证因湿热蕴阻脾胃、肝胆疏泄失常所致。故治当清热利湿、利胆退黄。湿甚于热者胡老常用茵陈四苓散加减（茵陈、猪苓、茯苓、黄芩、滑石、栀子、郁金）治疗，如尿少湿重者，酌加泽泻、车前子利水渗湿；热重者，加龙胆草、虎杖清热解毒；大便秘结者，加生大黄通利大便，中病即止。热甚于湿者，胡老多用地黄茵陈汤加减（生地黄、赤芍、天花粉、茵陈、栀子、郁金、泽泻、金钱草）治疗。消化不良者，酌加生麦芽、鸡内金消食助运；热毒重者，酌加板蓝根、虎杖、黄芩清热解毒；血热甚者，加牡丹皮清热凉血。

2. 阴黄

面目皮肤发黄，色泽晦暗，精神萎靡，不欲吮乳，腹胀便溏，大便灰白，小便短少，唇舌偏淡，苔白腻者，茵陈理中汤主之。

本证多因胎禀不足，或因湿热熏蒸，日久不愈转化而成，脾虚湿郁，寒湿阻滞，故治宜温中燥湿、健运脾阳，胡老常用茵陈理中汤加减（南沙参、白术、炮姜、茯苓、茵陈、郁金、丹参）治疗。不思乳食者，加山楂、炒麦芽消食助运；呕吐者，加藿香、砂仁化湿醒脾，和中降逆；腹胀者，酌加厚朴、大腹皮行气消胀；四肢不温者，加制附子温补肾阳。

胡老指出鉴于黄疸不论阳黄、阴黄，均与脾湿不运有关，"治湿不利小便，非其治也"，张仲景亦云："黄家所得，从湿得之……诸病黄家，但利其小便。"所以通利小便是治疗黄疸的重要一环。又鉴于黄疸多瘀，发于血分，治疗黄疸除清利湿热，温化寒湿外，尚需随证加入活血化瘀之品，以凉血活血、养血活血、温通血脉，促进黄疸消退也是重要一环。

（三十三）小儿常见皮肤病

皮肤病乃发生于肌肤表面之疾病。经云："有诸于内，必形诸外。"病发于表，病根在里；在表属标，在里为本。故其治疗，往往非外治能痊愈，每每内治而奏效，或内治为主，兼以外治而其效更著。

《素问·至真要大论》云："诸痛痒疮，皆属于心。"心属火，内主血脉；肺主气，外合皮毛；脾属土，主四肢肌肉。湿热风邪与心火相搏，则营卫壅遏不通，郁于肌腠，发于皮毛而为痒疹疮疡，故皮肤病与心、肺、脾三脏关系尤为密切。又因邪之中人，各有偏盛，故临床表现亦有侧重。风盛者，每多瘙痒脱屑，或随出随没，此起彼伏；热盛者，每多红赤灼热，入夜尤甚，遇冷则舒；湿盛者，每多水泡，搔抓破后滋水淋沥；毒盛者，每多红肿热痛，破溃流脓，脓液黏稠。总之皮肤病是风热湿毒为患。故其治疗以祛风清热、除湿解毒为基本治法，血虚者，佐以养血；血燥者，佐以润燥；血热者，佐以凉血；有虫者，佐以杀虫。

1. 湿疹

小儿湿疹是以皮肤发生丘疹、瘙痒，破后糜烂，滋水淋沥为特征的一种常见皮肤病。无论全身任何部位都可发生。1岁以内哺乳婴儿称婴儿湿疹，中医病名奶癣。湿疹好发于头额眉间和面部，1岁以后小儿湿疹以下肢为多见，且有两侧对称的特点。

头面及全身发出红色丘疹，瘙痒，乳婴儿头额面部疹子较多，往往融合成片，擦破后流黄水，甚至蔓延及两腮颈部，结成黄痂。1岁以后小儿则以四肢（尤其是下肢）臀部较多，躯干较少，有的起初有细小水泡，搔抓破后，逐渐糜烂，流黄水，水干结痂，搔则痂落，又渗出水液，如此反复发作，常在吃鱼虾类腥味食物后加剧或反复，治愈后不留永久痕迹，一般无其他全身症状者，消风解毒汤主之。

本证风热湿毒，郁于肌腠，发于皮肤，治宜祛风燥湿、清热解毒，胡老常用其父经验方消风解毒汤（金银花、连翘、牛蒡子、土茯苓、蝉蜕、地肤子、生黄柏、苦参、赤芍）治疗。风盛者，酌加荆芥、防风、刺蒺藜、紫荆皮等以祛风止痒；湿盛者，酌加苍术、滑石、白芷、白鲜皮以燥湿除湿；热盛者，酌加黄连、黄芩、栀子清热泻火；血分热盛者，加生地黄、牡丹皮、紫草以清热凉血；毒盛者，酌加蒲公英、野菊花、千里光、紫花地丁以清热解毒。

胡老指出本方除内服外，尚可在药渣中加入适量生艾叶、茶叶煎水外洗患处。皮肤红肿，有灼热感者，加芒硝适量清热消肿；破流黄水者，加枯矾适量解毒杀虫，收湿止痒。两药不熬，直接化入药水中外洗，洗后不再用清水清洗，擦干即可。为防止反复和加重病情，乳母或患儿必须忌食燥热鱼腥食物。

2. 风疹块（荨麻疹）

风疹块是以皮肤发疹，高出皮肤而扁平，形如云团，色红奇痒，随起随没，反复发作为特征的一种常见皮肤病。

风疹块又叫"风瘙瘾疹"，民间叫"风丹"，西医学称为"荨麻疹"。本病不分年龄性别，亦无明显季节和躯体部位的区分。发病多因内有血热，外受风邪所致。也有少数年长小儿及成人，因冷风吹后或接触冷水后发病，特点是以面部和双手暴露在外部位为著，且风疹块边缘颜色淡红。二者病性不同，治当有别。

（1）血热内蕴

突然起病，局部或全身皮肤出现大小不等、形状不一的疹块，高出皮肤，形状扁平，边缘不规则，状若云团，颜色泛红，随出随没，此起彼伏，反复发作，奇痒难忍，愈后不留任何痕迹，常伴腹痛或大便秘结，口干喜冷饮，舌质红，苔薄黄，脉数有力者，犀角地黄汤合升降散主之。

本证血热内蕴，热毒外发肌肤而成，治当清热凉血、祛风散邪，胡老常用犀角地黄汤合升降散加减［水牛角粉（先煎）、生地黄、赤芍、牡丹皮、蝉蜕、僵蚕、姜黄、大黄（另煎）］治疗。瘙痒甚者，加地肤子、刺蒺藜清热利湿，祛风止痒；烦热口渴喜冷饮者，加石膏、知母清热生津，止渴除烦；腹痛甚者，加川楝子、延胡索疏肝泄热，行气止痛；腹痛有虫积者，酌加使君子、槟榔、雷丸、榧子驱虫杀虫，消积通便；大便秘结者，再加玄明粉软坚泻下，配合大黄清热解毒。

（2）表虚不固

吹冷风或接触冷水后即发风疹块，边缘淡红，奇痒难忍，遇热缓解，平时自汗，恶风，晨起多喷嚏，二便自调，唇舌偏淡，苔薄白者，玉屏风散合桂枝汤主之。

本证表虚不固，营卫不和，风毒郁于肌腠，外发肌肤，治宜益气固表、调和营卫，胡老习用玉屏风散合桂枝汤加减（黄芪、防风、白术、桂枝、白芍、生姜、大枣、甘草、地肤子、白鲜皮）治疗。瘙痒甚者，酌加刺蒺藜、蝉蜕、僵蚕、全蝎祛风止痒；畏寒四肢不温者，加当归、北细辛、通草温经散寒；汗多者，酌加龙骨、牡蛎、浮小麦固涩敛汗。

3. 颈痈

颈痈，乃痈发颈部者。其特征是颈部突发肿块疼痛，2～3天后肿块皮肤泛红，有灼热感，继则酿生脓液，疼痛加剧，脓成后切开排脓，脓尽自愈，预后良好。

本病西医学称"急性淋巴结炎"，颈痈包含了颌下、舌下、颈后淋巴结炎，多系金黄色葡萄球菌感染所致。中医学认为本病是内因热毒壅滞，外感风邪，风热相搏，壅遏营卫，气血不通，发为痈肿。若热毒炽盛，热盛则肉腐，肉腐则成脓。《素问·至真要大论》谓："诸痛痒疮，皆属于心。"故痈之属于热毒壅滞者，当从心论治，治宗外科消、托、补三法。

颈部突发肿块疼痛，2～3天后肿块皮肤泛红，有灼热感，继则酿脓，疼痛加剧，脓成后排出黄色黏稠脓液，脓尽自愈。可伴发热，咀嚼受限，胃纳减少，大便干结，小便短黄，舌尖边红，苔黄或白黄薄腻，脉数有力。

（1）初期（脓未成）

本证热毒蕴结，气血郁滞而成肿块，治宜清热解毒、活血消肿，胡老常用仙方活命饮加减（金银花、天花粉、生甘草、防风、白芷、当归、赤芍、乳香、没药、浙贝母、炮穿山甲、皂角刺、陈皮）治疗。热毒炽盛者，去陈皮、当归，加黄连、连翘泻火解毒，消痈散结；红肿甚者，加蒲公英、紫花地丁清热解毒，消痈散结；大便干结者，加大黄泻下通便，通腑泄热；发热甚者，加青蒿、黄芩清透退热。

胡老指出初期除内服药外，可在患处蜜水调敷如意金黄散，通过内外兼治，脓未成者，肿块逐渐缩小，最后消散。少数患儿通过上述治疗，红肿热痛更明显者，这是酿脓之征兆，此时敷药最好留顶敷，以使脓毒局限。如服药仍以仙方活命饮为主，促其速溃，溃后即停用。

（2）中期（脓成不溃或溃后脓流不畅）

本证气血虚弱，正气不足，不能托毒外出，治宜益气活血、托里排脓，胡老常用透脓散加减（黄芪、当归、川芎、炮穿山甲、皂角刺）治疗。热毒余邪未尽者，加金银花、生甘草清热解毒。

（3）末期（溃后脓液清稀，新肉不生，久不愈合）

气血亏虚

面色苍白或萎黄，气短懒言，四肢倦怠，心悸头晕，舌淡苔白，脉弱无力者，圣愈汤主之。

本证气血亏虚，久不愈合，治宜益气生血、气血双补，胡老习用圣愈汤（人参、黄芪、熟地黄、白芍、当归、川芎）治疗。兼食欲不振者，加山楂、神曲消食和胃助运；心悸，虚烦不寐者，加炒酸枣仁、炙远志养心宁心安神。

脾虚气弱

形体消瘦，面色萎黄，胸脘痞闷，食少便溏，神疲乏力，舌质偏淡，苔白，脉弱无力者，香砂六君子汤主之。

本证脾虚气弱，新肉不生，治宜补气健脾、化瘀生新，胡老常用香砂六君子汤（人参、白术、茯苓、陈皮、法半夏、藿香、砂仁、甘草）加黄芪、当归补气生血；红花活血祛瘀。食少纳差者，加焦山楂、神曲消食和胃助运；大便稀溏者，加怀山药、车前子健脾利湿。

二、遣方用药经验

方剂是中医学中理、法、方、药的重要组成部分，理、法、方、药贯穿于辨证论治的始终。治法是组方的依据，方剂是治法的体现。胡老在长期的医疗、教学中，十分强调理、法、方、药的一致性。他谆谆告诫后学，诊治疾病务求明理识证，对证立法，依法遣方，方药对证。胡老在遣方用药方面具有以下特点。

（一）经方时方，兼采并用

在中医学发展的历史长河中，相继出现了"经方派"和"时方派"，有人专用经方，有人专用时方。胡老认为经方、时方各有所长，执经方不用时方，或执时方不用经方，皆失之偏颇，两者应有机结合，优势互补。他临证无派别之偏，亦无门户之见，经方时方，兼采并用，总以辨证为前提，适宜经方则用经方（如"医案"中治太阳中风，经输不利之偏颈，用桂枝加葛根汤；治肺热遗尿之用麻杏石甘汤等），适宜时方就用时方（如治风热咳嗽用止嗽散；伤食呕吐用保和丸等）或经方时方兼而用之（如治表虚营卫不和之汗证用玉屏风散合桂枝汤；治无水舟停，燥热便秘用增液汤合大承气汤等），他认为经方时方皆好方，对证选用则效彰。

（二）善用古方，创制新方

胡老临证无论是同病异治，异病同治，强调抓主证、抓主方，有主证必有主方。他善用古方，如将治疗肺热咳嗽、肺炎、哮喘的麻杏石甘汤用治肺热郁结之遗尿、大便干结失禁；将治疗肺痈的千金苇茎汤合上焦宣痹汤治疗湿热郁肺之咳嗽、肺炎、哮喘和肺含铁血黄素沉着症；将治疗湿温喉阻咽痛的银翘马勃散合半夏厚朴汤治疗肺气不宣，气滞痰凝所致多发性抽动症之发声抽动；将治疗中焦湿热，汗出热解，继而复热的黄芩滑石汤用治湿热下注之尿床、淋证、尿血、泄泻等。

胡老不仅善用古方，还从小儿特点出发，化裁古方，创制新方。如风寒感冒，一般教材方书均以荆防败毒散作为代表方，用治成人或年长儿无可非议。若婴幼儿风寒感冒仅见鼻塞、喷嚏、流清涕者，用荆防败毒散显然病轻药重，故自拟荆防解表汤（荆芥、防风、紫苏叶、白芷、桔梗、枳壳、葛根）以治之。又如治疗小儿伤食泻，代表方是楂曲胃苓汤，因该方药味较多，胡老师其法而不泥其方，自拟消导止泻汤（焦山楂、苍术、炮姜、黄连、云木香、怀山药、车前子），药少力专，疗效甚佳。又如治疗湿热咳嗽的苇茎宣痹汤（芦根、冬瓜子、薏苡仁、苦杏仁、黄芩、瓜蒌皮、信前胡、射干、枇杷叶、郁金、葶苈子）；治疗肺脾两虚的玉屏异功散（黄芪、防风、白术、太子参、茯苓、陈皮、藿香、砂仁、山楂、建曲）；治疗多动症心脾积热之导赤泻黄散（生地黄、淡竹叶、川木通、黄连、牡丹皮、栀子、防风、石膏、藿香、蝉蜕、僵蚕）；治疗抽动症肝血不足，筋脉拘挛，头面肢体抽动之养血息风汤（生地黄、白芍、当归、川芎、全蝎、蜈蚣、蝉蜕、僵蚕）；治疗过敏性紫癜皮肤型、混合型之清热化斑汤（水牛角粉、玄参、石膏、知母、栀子、防风、藿香、紫草、连翘、大青叶）；治疗肺含铁血黄素沉着症急性肺出血期肺胃热盛之止血化瘀汤（牡丹皮、焦栀子、冬瓜子、薏苡仁、桃仁、仙鹤草、蒲黄炭、茜草炭、白及、三七粉）等等都是胡老创制的新方，这些都是他多年临床经验的结晶，在本书相关病证中均有详细介绍。

（三）药少量轻，力专效宏

小儿与成人不同，生理上五脏六腑，成而未全，全而未壮；病理上易虚易实，易寒易热。张景岳云："其脏腑清灵，随拨随应，但能确得其本而摄取之，则一药可愈，非若男妇损伤，积痼，痴顽者之比。"所以儿童用药无论温清补泻，药味不宜太多，剂量不宜太重，药味恰当，剂量适中，药力专，效才宏。儿童用药应力求"药味少、剂量轻、疗效高"，轻灵活泼，简便廉验。胡老常说"用药如用兵，兵不在多而在精。遣方用药如同作战，一个班能完成的，不派一个排；一个排能完成的，不派一个连，不搞人海战术，要遣精兵强将，以少胜多。"强调方不在小，对证则灵；药不嫌少，中病则验。临证之际，大辛大热，大苦大寒，有毒攻伐之品应审慎使用，中病即止，不痛击，不呆补，泻不伤正，补不碍邪。正如万全所说："调理但取其平，补泻无过其剂。"

（四）对药组药，相须相使

徐灵胎云："药有个性之专长，方有合群之妙用。"胡老处方用药常常根据病情选用一些对药或组药，以收相须相使之效。

常用对药如清热解毒利咽，金银花配连翘；疏风清热明目，桑叶配菊花；辛寒清透退热，青蒿配黄芩；辛温发表散风，荆芥配防风；止咳下气平喘，苦杏仁配厚朴；化痰泻肺平喘，海浮石配葶苈子；泻肺解痉平喘，葶苈子配地龙；清热泻肺平喘，桑白皮配地骨皮；宣肺清胃止呕，紫苏叶配黄连；化湿和中止呕，藿香配砂仁；重镇降逆止呕，旋覆花配代赭石；健脾利水止泻，怀山药配车前子；温中涩肠止泻，炮姜配赤石脂；宣肺息风止痉，蝉蜕配僵蚕；平肝息风止痉，天麻配钩藤；息风止痉，通络止痛，全蝎配蜈蚣；疏利经输通络，葛根配伸筋草；活血通络止痛，姜黄配海桐皮；收敛化瘀止血，仙鹤草配蒲黄炭；凉血止血化瘀，小蓟炭配大蓟炭；消食化积和中，生山楂配建曲；启脾健胃和中，生麦芽配生稻芽。

养心安神，酸枣仁配炙远志；开窍解郁，石菖蒲配郁金；燥湿清热，苍术配黄柏；化湿清热，藿香配胆南星；治寒热夹杂，炮姜配黄连；治里急后重，云木香配黄连；清热泻火，石膏配知母；攻下积热，大黄配芒硝（多用玄明粉）；活血化瘀，桃仁配红花；凉血止血，槐花炭配地榆炭；清热利水，黄芩配滑石；清热生津，天花粉配知母；酸甘化阴，白芍配甘草；辛甘化阳，桂枝配甘草；滋阴降火，知母配黄柏；助阳补火，炙附子配肉桂。

祛风散寒，除湿止痛，羌活配独活；升降气机，理气宽胸，桔梗配枳壳；解毒利咽，祛痰止咳，射干配枇杷叶；清肺润燥，化痰止咳，知母配川贝母；润肺下气，化痰止咳，紫菀配款冬花；养阴润肺，清热生津，天冬配麦冬；养阴清热，益胃生津，麦冬配石斛；活血行气，消肿止痛，乳香配没药；破血行气，消积止痛，三棱配莪术；活血祛瘀，散结止痛，五灵脂配蒲黄炭；清热凉血，泻火除烦，牡丹皮配栀子；镇惊安神，平肝潜阳，龙骨配牡蛎。

常用组药如清肺化痰止咳，用黄芩、瓜蒌皮、信前胡；润肺化痰止咳，用紫菀、百部、白前；祛痰止咳平喘，用射干、紫菀、麻黄；清热解毒散结，用板蓝根、僵蚕、夏枯草；燥湿运脾和胃，用苍术、陈皮、厚朴；养阴清热增液，用玄参、生地黄、麦冬；清热燥湿解毒，用苦参、黄柏、土茯苓；升阳泻火解毒，用葛根、黄芩、黄连；凉血清热化斑，用紫草、连翘、大青叶；酸苦辛以安蛔，用乌梅、川椒、黄连；温肾祛寒缩尿，用益智仁、乌药、山药；祛风化痰止痉，用白附子、僵蚕、全蝎；益气固表止汗，用黄芪、白术、防风；益气养阴止汗，用人参、麦冬、五味子；清热化痰，宽胸散结，用黄连、半夏、瓜蒌；活血祛瘀，行气止痛，用丹参、檀香、砂仁；养心安神，和中缓急，用甘草、小麦、大枣。

三、医案

（一）儿科医案

1. 发热

（1）风寒感冒案

案 1　张某，男，5 岁 4 个月，2008 年 6 月 3 日初诊。

患儿夜卧受凉，今上午发热体温 38℃，刻诊：体温 39.3℃，发热时手足冷，恶寒无汗，头身疼痛，喜饮水，量不多，二便自调，咽微红，喉核略大，舌苔白厚，脉微数。

诊断：感冒。

辨证：风寒感冒。

治法：疏风散寒，辛温解表。

方剂：荆防败毒散加减。

药物：荆芥 10g　　　　防风 6g　　　　柴胡 10g　　　　前胡 12g

羌活 10g　　　　独活 10g　　　　枳壳 12g　　　　桔梗 12g

炒川芎 10g　　　黄芩 12g　　　　滑石 15g　　　　葛根 15g

水煎服 2 剂。

6 月 5 日：服上方 1 剂后汗出热退，头身不痛，手足不冷，亦不恶寒。现胃纳不佳，挑食，喜饮水，大便稀，每天 3～4 次，小便饮水多则不黄，舌质微红，苔中心白黄腻，脉平。

辨证：中焦湿热。

治法：宣畅气机，清利湿热。

方剂：加味三仁汤。

药物：杏仁 10g   薏苡仁 15g   白豆蔻 6g   法半夏 12g

          厚朴 12g   淡竹叶 10g   滑石 15g   通草 6g

          黄芩 10g   藿香 12g   石斛 15g   生稻芽 15g

水煎服 4 剂。

案 2 周某，女，1 岁 8 个月，2015 年 3 月 19 日初诊。

近日午暖还寒，患儿 1 天前在室内活动，减衣受凉。今日发热，体温 39.2℃，无汗，鼻塞，喷嚏，清涕长流，不咳嗽，精神尚好，口不干渴，二便自调，咽红，舌苔白，指纹隐现风关。

诊断：感冒。

辨证：外感风寒化热。

治法：寒温并用，辛散解表。

方剂：荆防解表汤加减。

药物：荆芥 6g   防风 6g   紫苏叶 10g   桔梗 10g

          白芷 6g   苍耳子 6g   金银花 10g   连翘 10g

          黄芩 6g   青蒿 10g（另包）

急煎 1 剂。

次日傍晚获悉，患儿服药后汗出热解，已不流涕，其病霍然。

按语：风寒感冒一般方书及教材大多选荆防败毒散为代表方，用治成人及年长儿童无可非议，如案 1。鉴于小儿年龄悬殊，感冒轻重不一，不宜一方通治。婴幼儿风寒感冒仅见鼻塞、喷嚏、流清涕者，用荆防败毒散显然病轻药重，故胡老自拟荆防解表汤（荆芥、防风、紫苏叶、白芷、桔梗、苍耳子）以治之。案 2 患儿虽系外感风寒，但因咽红，有化热趋势，故予荆防解表汤减葛根，加金银花、连翘疏散风热；青蒿、黄芩清透退热，诸药配伍，共收寒温并用，辛散解表之功。

（2）风热感冒案

何某，女，1岁3个月，2007年4月5日初诊。

患儿感冒发热4天，入夜尤甚，体温高达39.5℃，曾在某医院服用西药治疗未见好转。现发热不恶寒，汗出喜饮，时流清涕，夜卧易惊，胃纳尚可，大便时干时稀，小便量少微黄，咽红，舌尖红，苔薄白，指纹紫在风关。

诊断：感冒。

辨证：风热感冒，卫气同病。

治法：解表清里，卫气同治。

方剂：银翘白虎汤。

药物：金银花6g　　　连翘6g　　　荆芥3g　　　薄荷5g

　　　牛蒡子5g　　　淡竹叶5g　　　石膏10g　　　知母5g

　　　蝉蜕5g　　　黄芩5g　　　青蒿6g（另包）

水煎服2剂。

4月12日：服上方1剂后身热即退。现夜卧不安稳，时烦躁，喜揉眼，大便干结难解，小便黄，舌纹同前。此乃心肝风热郁结，脾胃升降失调之故，遂以黄连导赤散合升降散治之而愈。

按语：胡老退热喜用青蒿配黄芩，他认为青蒿苦辛性寒，苦寒清热，辛香透散，长于清透阴分伏热，退虚热，解暑热；柴胡味苦辛，性微寒，善于疏散少阳半表半里之邪，配黄芩为治疗寒热往来，口苦咽干，胸胁苦满等少阳病之要药。两者比较，柴胡清透退热作用不及青蒿。因此，胡老在治疗外感风热、湿热、暑热发热与食积发热时，均选用青蒿配黄芩以辛寒清透退热，疗效甚佳。

（3）暑邪感冒案

案1　钟某，男，5岁4个月，2013年6月28日初诊。

患儿夏月乘凉饮冷，外感风寒，内伤于湿，发热2天，体温高达39℃，恶寒无汗头痛，刻诊：体温37℃，不喜饮，纳食一般，大便调，小便黄，咽红，舌微红，苔中根部白黄腻，脉浮微数。

诊断：感冒。

辨证：外感暑湿。

治法：清暑解表，化湿和中。

方剂：香薷散合三仁汤加减。

药物：香薷 10g　　厚朴 15g　　白扁豆 10g　　白豆蔻 5g

　　　杏仁 10g　　法半夏 10g　　薏苡仁 15g　　滑石 10g

　　　黄芩 10g　　淡竹叶 10g　　广藿香 10g　　青蒿 10g（另包）

水煎服 2 剂。

7月2日：服上方 2 剂后汗出热解，头已不痛，现咳嗽阵作，每次连咳三四声，每天约 20 次，咯痰不利，舌苔中后部黄腻，脉滑数。

诊断：咳嗽。

辨证：湿热痹肺。

治法：清热化湿，宣痹止咳。

方剂：苇茎宣痹汤。

药物：芦根 15g　　冬瓜仁 15g　　薏苡仁 15g　　杏仁 10g

　　　黄芩 10g　　瓜蒌皮 15g　　信前胡 15g　　射干 10g

　　　枇杷叶 15g　　滑石 10g　　葶苈子 10g　　地龙 10g

水煎服 4 剂。

案 2　温某，男，6 岁 7 个月，2005 年 6 月 27 日初诊。

患儿平时好运动，反复发热半月，曾经西医抗感染对症治疗，疗效不佳。发热时高时低，夜晚高达 40℃以上。刻诊：体温 38.9℃，恶寒，无汗，心烦，口干喜饮，头昏呕恶，大便偏干，小便黄，咽微红，舌尖红，苔黄薄腻，脉浮数。

诊断：感冒。

辨证：外感暑热。

治法：清热涤暑。

方剂：新加香薷饮加减。

药物：香薷 12g　　生扁豆 10g　　厚朴 12g　　金银花 15g

　　　连翘 15g　　黄连 6g　　苏叶 10g　　青蒿 15g（另包）

　　　黄芩 12g　　滑石 15g　　藿香 12g

水煎服 2 剂。

3 天后家长电告患儿服上方后体温随服药次数逐步稳定下降,服完 2 剂,体温降至正常,神清气爽,已经上学。

按语: 胡老指出暑病有明显的季节性,一般多发于夏至到处暑期间。诚如《素问·热论》所说:"凡病伤寒而成温者,先夏至日者为病温,后夏至日者为病暑。"夏令感冒实为伤暑。案 1 患儿贪凉饮冷受寒,静而得之谓之阴暑;案 2 患儿活动于烈日之下,动而得之谓之阳暑。治疗前者用香薷散合三仁汤,治疗后者用新加香薷饮,两方均以辛温的香薷发汗解表以散寒,化湿祛暑以和中。雷少逸《时病论》云:"香薷辛温香散,宜于阴暑而不宜于阳暑也。"今则阴暑、阳暑都在用,令人淆惑。个中道理诚如吴鞠通所说:"手太阴暑湿如上条证(即指形似伤寒,右脉洪大,左手反小,面赤口渴而言),但汗不出者,新加香薷饮主之。"(《温病条辨·上焦篇二十四条》)吴鞠通注曰:"……温病最忌辛温,暑证不忌者,以暑必兼湿,湿为阴邪,非温不解,故此方香薷、厚朴用辛温,而余则佐以辛凉云。"暑火同性,火热伤心则烦,治疗阳暑,必用黄连,以直折心火。暑当与汗皆出,勿止,否则湿遏其热,病必加重。

(4)时行感冒案

张某,男,5 岁 6 个月,2016 年 11 月 29 日初诊。

患儿昨起喷嚏流涕,恶风发热,体温最高 39.1℃,咽部不适,查咽红,喉核稍大,头昏,纳减,舌质微红,苔薄黄,脉浮数。

诊断:感冒。

辨证:风热感冒。

治法:疏风清热,辛凉解表。

方剂:银翘散加减。

药物:

金银花 15g	连翘 15g	荆芥 10g	薄荷 10g
牛蒡子 10g	桔梗 10g	黄芩 10g	赤芍 10g
板蓝根 10g	蝉蜕 10g	建曲 10g	青蒿 10g(另包)

水煎服 2 剂。

12 月 2 日:患儿服上方 2 剂后,热退复热,且为寒战高热,体温 40.2℃,来势急骤，头疼身痛，腹胀呕恶。反复追问病史，乃述近日班上同学多人发热。查咽红，舌质红，苔白微黄厚腻，脉弦滑数。

诊断：时行感冒。

辨证：邪伏膜原。

治法：宣透膜原，化浊清热。

方剂：达原饮加减。

药物：厚朴 15g　　　槟榔 15g　　　草果仁 10g　　　黄芩 10g

　　　白芍 15g　　　知母 10g　　　柴胡 10g　　　青蒿 10g（另包）

　　　法半夏 12g　　枳实 10g　　　藿香 10g

水煎服 2 剂。

服上方 1 剂后身热即退，此后未再反复寒战高热。

按语：胡老指出本案初起按风热感冒论治，服银翘散加减后热退复热，反复追问病史得知"近日班上同学多人发热"，顿悟乃疫疠之邪为患。患儿寒战高热，来势急骤，头疼身痛，腹胀呕恶，舌质红，苔白微黄厚腻，乃疫疠秽浊之邪从口鼻而入，直趋中道，客于膜原，阻遏营卫，郁阻脾胃使然。膜原属半表半里，治忌汗下，当宣透膜原、化浊清热，故用达原饮加减治之而愈。据《中医大辞典·方剂分册》达原饮条所述，本方"功能开达膜原，辟秽化浊。治瘟疫或疟疾邪伏膜原，先憎寒而后发热，继之但热而不憎寒，或昼夜发热，日晡益甚，头疼身痛，脉数。如胁痛耳聋，寒热呕而口苦，此邪热溢于少阳经，加柴胡一钱；腰背项痛，此邪热溢于太阳经，加羌活一钱；目痛、眉棱骨痛、眼眶痛、鼻干不眠，此邪热溢于阳明经，加葛根一钱。方中槟榔、厚朴、草果开达膜原，辟秽化浊；知母滋阴，芍药和血；黄芩清热；甘草调中。诸药合用，可使秽浊得化，热毒得清，阴液得复，病邪得解，故推为瘟疫初起，或疟疾邪伏膜原的首要方剂"。

（5）食积发热案

李某，男，4 岁 6 个月，2013 年 8 月 20 日初诊。

患儿母亲代诉，发热 2 天，入夜为著，体温 38.5℃，不恶寒，无汗，不咳嗽，腹胀不适，不思饮食，大便干结，矢气臭秽，手心热，咽红，苔薄黄，脉滑数。追问病史，发热前 3 天曾过食猪肉、鸭肉与零食、水果。血常规检查无异常。

诊断：发热。

辨证：食积发热。

治法：消导和中，通腑泄热。

方剂：保和丸加减。

药物：焦山楂 10g　　　建曲 10g　　　陈皮 10g　　　法半夏 10g

　　　茯苓 10g　　　连翘 15g　　　黄芩 10g　　　青蒿 10g（另包）

　　　金银花 15g　　　厚朴 15g　　　槟榔 15g　　　生大黄 10g（另煎）

水煎服 3 剂。

8 月 24 日：上方仅服 1 剂，排出大量臭秽稀便后，即不发热，腹胀减轻，唯食欲尚未复原，遂以香砂平胃散调理善后。

药物：云木香 10g　　　砂仁 5g　　　苍术 10g　　　陈皮 10g

　　　厚朴 10g　　　枳实 10g　　　槟榔 10g　　　焦山楂 10g

水煎服 3 剂。

按语：《素问·五脏别论》云："六腑者，传化物而不藏，故实而不能满也。"胃与大肠皆属腑，本案患儿饮食不节，食而不化，停积于中，气滞不行，积而化热，故腹胀、便结、发热。"中满者，泻之于内"，治当消积导滞、通腑泄热，故予保和丸加减治之而愈。胡老认为，原方连翘本为食积化热而设，若仅手心发热，体温正常者，用之尚可，若肌肤发热，体温升高者，仅用连翘则势单力薄，当加青蒿、黄芩以清透退热；若积滞较甚者，应加大黄、槟榔泻下通腑。

（6）少阳湿热案

王某，女，12 岁。

患儿因反复发热伴头晕 40 多天，寒战高热 2 天，诊断不明，治疗无效，于 1975 年 4 月 19 日由某县医院转来我院。患儿在当地经抗感染、服中药和对症治疗，病情曾一度好转，但两三天后又发热，且伴寒战，入夜尤甚，时汗出，口苦口臭，恶心欲吐，胃纳尚可，二便自调。入院查体：体温 36.7℃，脉搏 110 次 / 分，呼吸 28 次 / 分，血压 120/80mmHg，一般状况尚可，神清合作，咽红，扁桃体不大，舌尖红，苔白黄腻，脉弦滑数。听诊双肺（-），心尖区有Ⅰ～Ⅱ级收缩期杂音，肝脾未扪及，神经系统（－），血常规检查示：白细胞 7.2×10^9/L，多核细胞 40%，淋巴细胞 56%，大单核细胞 4%，血吸虫皮试（++），西医诊断为发热待诊：1. 急性血吸虫病？ 2. 肠伤寒？入院当晚 12 时，体温即升至 40.5℃，次日即用氯霉素、庆大霉素等抗生素，用药 3 天无效，每天下午体温仍高达 40.3℃，入院第 5 天停用抗生素，单服中药治疗。胡老诊视患儿，寒战高热，寒热往来如疟，寒轻热重，口苦口臭，恶心欲吐，苔白黄腻，脉弦滑数。

诊断：发热。

辨证：少阳湿热，胆胃不和。

治法：和解少阳，清胆利湿。

方剂：蒿芩清胆汤加黄连。

药物：青蒿 12g　　黄芩 12g　　陈皮 10g　　法半夏 12g

　　　茯苓 12g　　枳实 10g　　竹茹 15g　　黄连 10g

　　　青黛 6g　　　滑石 15g　　甘草 6g

水煎服 3 剂。

服药当天体温高峰即降至 37.4℃，此后 1 周体温完全正常，口苦口臭、恶心欲吐悉除，唯夜卧汗多，舌苔中心尚有一团白黄腻苔，遂以三仁汤加黄芩、藿香、茵陈清化湿热，调理 4 天，汗少出院。随访半年，未再出现发热。

按语：本案患儿反复发热 40 余天，症见寒战高热，寒热往来，似疟非疟，伴口苦口臭，恶心呕吐，苔白黄腻，脉弦滑数，显系少阳胆与三焦湿热郁遏之证。因邪在少阳半表半里，正邪纷争，故寒热往来如疟；半里胆腑之热偏盛，故热重寒轻；"胃本不呕，胆木克之则呕"，胆热乘胃，胃浊上逆则口苦口臭，恶心欲吐；湿热蕴蒸则舌苔黄腻；脉弦滑数乃湿热痰浊中阻之象。故治当清胆和胃，利湿祛痰，方用俞根初《通俗伤寒论》之蒿芩清胆汤加黄连。是方以青蒿清透少阳半表之邪，黄芩、青黛、竹茹、黄连清泄胆胃里热，枳实、半夏、陈皮降逆止呕，和胃化痰，茯苓、滑石、甘草淡渗湿热，导湿热从小便而去。诸药配伍，共奏清胆和胃、利湿祛痰之功。湿热去，胆胃和，则诸症除。本方大凡肝胆脾胃疾病，无论西医诊断明确与否，只要中医辨证属少阳胆与三焦湿遏热郁或痰热内蕴者，均可用之，疗效可靠。诚如俞氏所说："此为和解胆经之良方，凡胸痞作呕，寒热如疟者，投无不效。"

（7）中焦湿热案

苏某，女，9岁，小学三年级学生，2010年1月21日初诊。

其母代诉，反复发热2月余。患儿于2009年11月16日无明显诱因出现发热，体温39.9℃，偶咳嗽，余无不适，先后到某医院就诊，口服药物药名、剂量不详，患儿热退后仍反复发热，体温39.9～40℃。其间曾4次去四川大学华西第二医院诊治，血常规检查正常；胸部X片提示：肺纹理增多模糊，心影大小未见异常，心影内可见瓣膜影（患儿2岁时因"动脉导管未闭"曾在该院做"封堵术"）；查肺炎支原体抗体（凝集法）阴性；抗环瓜氨酸肽抗体0.78RU/mL；流式细胞检验报告：CD3 58.3%，CD4 31.6%，CD8 21.6%，CD4/CD8=1.5；ENA抗体谱均阴性；免疫球蛋白定量各值均在正常范围，α-酸性糖蛋白0.64g/L，抗"O"53 IU/mL，类风湿因子13 IU/mL，EBV-IgM 25.8 U/mL。先后多项检查均无异常，体温波动在40～41.8℃。于12月8日以"发热待诊、急性支气管炎"收住成都军区总医院儿科。当晚体温41.9℃，次日上午、中午体温均高于42℃，12月10日出现上腹痛，胃镜检查报告：胃幽门螺旋杆菌快速试验：HP（-），胃窦溃疡（A2期），二便常规、肝肾功、电解质、胸部X片、肺炎支原体抗体IgM、肺炎支原体IgM、肺炎衣原体IgG均阴性，心脏B超、流式细胞检查、骨髓象、血培养均正常。患儿门诊和住院期间，经抗感染、解热镇痛和对症治疗均无效。

在多方诊治，诊断不明，治疗无效的情况下，患儿家长向四川电视台4台"新闻现场"栏目组求助。1月21日下午在该台两名记者陪同下，到胡老处就诊。就诊前体温高于42℃，在询问病情，查阅有关检查治疗资料后，胡老根据患儿反复发热，汗出热解，继而复热之特点，结合高热时仅感头昏，皮肤并不发烫，亦无口渴喜饮等症，小便黄，偶尿床，舌质红，苔白黄腻。

诊断：发热。

辨证：湿热浊邪，困阻中焦，湿热并重。

治法：清热利湿。

方剂：黄芩滑石汤加减。

药物：黄芩12g　　　　滑石15g　　　　猪苓15g　　　　土茯苓20g

　　　　大腹皮15g　　　白豆蔻10g　　　通草6g　　　　石菖蒲6g

郁金 15g　　　　　青蒿 15g（另包）

水煎服 4 剂。

1 月 28 日：服上方后 7 天未发热，一般情况良好，大便溏，小便黄，咽微红，苔薄黄，效不更方，守方加减，加炒黄柏 12g，去青蒿，继服 6 剂。

2 月 4 日：服上方 6 剂，近 2 周均未发热。自诉晨起鼻塞，咽部不适，喉间有痰，大便正常，小便微黄，咽微红，苔白黄，中根部稍厚，脉平，此为中焦湿热渐退，复感风热外邪。

辨证：风热夹湿。

治法：疏风清热，佐以渗湿。

方剂：银翘马勃散加减。

药物：金银花 15g　　连翘 15g　　　马勃 10g　　　牛蒡子 10g

　　　黄芩 12g　　　　滑石 15g　　　射干 10g　　　杏仁 10g

　　　桔梗 12g　　　　薄荷 10g

水煎服 6 剂。

3 月 4 日：初诊至今已 40 余天未发热，体温正常，现患儿一般情况尚可，唯纳差偏食，大便偏干，两天 1 次，小便正常，舌质正红，苔薄白，脉平。

辨证：脾胃虚弱，脾失健运。

治法：健脾益气，开胃助运。

方剂：香砂异功散加减。

药物：太子参 30g　　白术 12g　　　茯苓 12g　　　陈皮 10g

　　　藿香 10g　　　　砂仁 10g　　　炒枳实 10g　　厚朴 12g

　　　山楂 10g　　　　鸡内金 12g　　石菖蒲 10g　　郁金 15g

水煎服 5 剂。

按语：本案患儿反复发热 2 月余，虽然体温往往超过 42℃，但患儿一般情况尚好，多项检查未见异常。分析其高热时头昏，乃湿热交蒸，上扰清空之故；皮肤不发烫，乃身热不扬之表现；小便黄，偶尿床乃湿热下注膀胱之征；口不渴，舌苔白黄腻为湿热内蕴之象。由于湿为阴邪，重浊腻滞，与热相合，蕴蒸不化，胶着难解，故虽汗出热退，但继后复又发热，持续 2 月余不愈。正与《温病条辨·中焦篇》黄芩滑石汤证"汗出热解，继而复热"吻合，此时"发表攻里，两不可施""徒清热则湿不退，徒祛湿则热愈炽"，唯有清热利湿，双管齐下，故用黄芩滑石汤治之。本方黄芩苦寒，清热燥湿；滑石甘淡，性寒而滑，利湿清热；白豆蔻芳香化浊；茯苓、猪苓、通草淡渗利湿；大腹皮行气导滞，宣肺利水，共奏清热利湿，化浊行气之功效。胡老以土茯苓易茯苓者，不仅利湿，且有解毒之功；加入石菖蒲、郁金，意在化湿和胃，清心开窍。诸药合用，湿热分消，其病遂愈。

2.乳蛾

案1　宋某，男，3岁半，2008年10月23日初诊。

2天前在幼儿园感冒发热（体温38℃），自诉"喉咙痛"，服"双黄连""蒲地兰"等未能控制，昨晚体温上升至39.5℃，今日咽喉疼痛更甚，发现双侧扁桃体均已化脓，故来就诊。刻诊：全身肌肤灼热无汗，体温39.2℃，咽喉疼痛，扁桃体Ⅲ度肿大，有黄白色脓性分泌物，不思食，饮水亦少，大便干结，已3日未解，小便黄少，咽红，舌质红，苔白黄，脉滑数。血常规检查示：白细胞16.8×10^9/L，中性粒细胞80%，淋巴细胞20%。

诊断：乳蛾。

辨证：热毒搏结咽喉，热盛肉腐成脓。

治法：清热解毒，排脓消肿。

方剂：仙方活命饮加减。

药物：金银花10g　　连翘10g　　　赤芍6g　　　　桔梗10g
　　　蒲公英10g　　黄芩10g　　　黄连6g　　　　皂角刺6g
　　　天花粉10g　　生大黄10g（另煎）　　　　玄明粉5g（冲服）

水煎服3剂。

10月27日：服上方1剂后，大便即通，热势顿减，服完3剂后，现不发热，扁桃体已无脓，咽喉不痛，但喉核尚肿大，遂以银翘马勃散加减善后治疗。

案2　国某，男，3岁9个月，2013年5月10日初诊。

患儿发热3天，体温最高38.8℃，自述喉痛，进食减少，不流涕，不咳嗽，查咽喉红，喉核肿大，可见数个脓点，唇舌微红，苔白黄，脉滑微数。

诊断：乳蛾。

辨证：热毒搏结咽喉，热盛肉腐成脓。

治法：清热解毒，利咽排脓。

方剂：牛蒡甘桔汤加减。

药物：牛蒡子 10g   桔梗 10g   连翘 15g   川金银花 15g

       黄芩 10g   黄连 3g   生黄柏 10g   栀子 10g

       赤芍 10g   皂角刺 10g   蒲公英 15g   青蒿 10g（另包）

水煎服 3 剂。

5 月 13 日：服上方 1 剂后发热渐退，2 剂后即不发热，喉亦不痛，查咽喉红，喉核肿大，未见脓点，苔脉同前。遂改用银翘马勃散加减。

药物：金银花 15g   连翘 15g   马勃 5g   薄荷 5g

       牛蒡子 10g   桔梗 10g   黄芩 10g   滑石 10g

       杏仁 10g   藿香 10g   赤芍 10g   川射干 10g

水煎服 3 剂。

案 3 都某，女，2 岁 11 个月，2013 年 6 月 6 日初诊。

患儿发热 3 天，体温最高 39.7℃，就诊时体温 38.6℃，曾服退热药，但汗出热解，继而复热，偶咳，咽痛，食少，大便偏稀夹不消化物，咽红，扁桃体Ⅱ度肿大，有较多脓点，苔白黄薄腻，指纹紫在风关。

诊断：乳蛾。

辨证：热毒搏结咽喉，热盛肉腐成脓。

治法：清热解毒，利咽排脓。

方剂：牛蒡甘桔汤加减。

药物：牛蒡子 10g   桔梗 10g   连翘 15g   黄芩 10g

       黄连 3g   生黄柏 10g   栀子 5g   赤芍 10g

       皂角刺 10g   蒲公英 10g   金银花 10g   青蒿 10g（另包）

6 月 10 日：服上方 2 剂后热退，去青蒿后又继服 2 剂，现咽微红，扁桃体无脓性分泌物，唯咳嗽加重，咳则连声，剧则欲呕，苔白黄腻，指纹紫在风关。

辨证：湿热咳嗽。

治法：清热化湿，宣痹止咳。

方剂：苇茎宣痹汤加减。

药物：芦根 10g   冬瓜子 10g   薏苡仁 10g   杏仁 10g

| 黄芩 10g | 瓜蒌皮 10g | 信前胡 10g | 射干 10g |
| 枇杷叶 15g | 滑石 10g | 葶苈子 10g | 地龙 10g |

水煎服 3 剂。

案 4 谢某，男，6 岁 8 个月，2013 年 7 月 29 日初诊。

患儿发热 2 天多，今晨体温 39℃，无鼻塞、喷嚏、流涕、咳嗽，自觉咽喉不适，查咽红，双侧扁桃体Ⅱ度肿大，有白黄色脓性分泌物，舌红，苔黄腻，血常规检查示：白细胞 12.94×10^9/L、中性粒细胞 77.1%、C 反应蛋白 108mg/L。

诊断：乳蛾。

辨证：热毒搏结咽喉，热盛肉腐成脓。

治法：清热解毒，利咽排脓。

方剂：牛蒡甘桔汤加减。

药物：牛蒡子 10g	桔梗 10g	连翘 15g	金银花 15g
黄连 6g	生黄柏 10g	栀子 10g	黄芩 10g
赤芍 10g	皂角刺 15g	蒲公英 15g	青蒿 10g（另包）

水煎服 3 剂。

8 月 1 日：服上方 1 剂后热减，2 剂后热退。现自觉无不适，唯口臭，食欲不佳，咽微红，无脓性分泌物，舌红，苔白黄腻。血常规检查示：白细胞 3.93×10^9/L、中性粒细胞 38.8%。

辨证：中焦湿热。

治法：宣畅气机，清利湿热。

方剂：三仁汤。

药物：杏仁 10g	白豆蔻 5g	薏苡仁 15g	法半夏 10g
厚朴 15g	淡竹叶 10g	滑石 10g	小通草 5g
黄芩 10g	广藿香 10g	射干 10g	生稻芽 15g

水煎服 6 剂。

按语："扁桃体"中医称为"喉核"，喉核红肿疼痛化脓，西医诊为"急性化脓性扁桃体炎"，中医诊为"乳蛾"，化脓者，俗称"烂乳蛾"。其病多因风热邪毒搏结于咽喉，热毒炽盛，肉腐成脓，治当清热解毒、利咽排脓，以上 4 案，均遵此法。胡老除案 1 用仙方活命饮加减外，案 2～4 均用牛蒡甘桔汤加减取效。

该方系银翘马勃散、黄连解毒汤合方化裁，加赤芍意在入血分活血化瘀，行滞止痛；皂角刺直达病所，消肿排脓，必不可少；大便秘结者，加芒硝、大黄釜底抽薪，通腑泄热。治疗风热乳蛾，除内服药外，尚可配合吹喉药外吹喉核。如咽喉红肿疼痛较轻，可用冰硼散、西瓜霜；红肿较甚，疼痛较剧或有脓点者，可含服六神丸；乳蛾溃烂者可用锡类散。局部用药有清热消肿减轻疼痛之效。

3. 咳嗽

（1）风热咳嗽案

黄某，女，2岁3个月，2004年9月10日初诊。

患儿3天前随父母外出旅游受凉后出现发热、喷嚏、流清涕、咳嗽，经静脉滴注头孢呋肟、穿琥宁等治疗2天，疗效不显。现症发热无汗，鼻塞流稠涕，喉间痰鸣，咳嗽连声，夜间尤甚，咳剧呕吐2次，胃纳减少，大便干，小便黄。查体：体温38.7℃，咽部充血，双侧扁桃体Ⅰ度肿大，双肺呼吸音粗糙，未闻及干湿啰音，舌质微红，苔薄黄，指纹淡紫隐显风关。血常规检查示：白细胞5.4×10^9/L，中性粒细胞41%，淋巴细胞59%。

诊断：咳嗽。

辨证：风热犯肺，肺失宣降。

治法：宣肺清热，化痰止咳。

方剂：麻杏石甘汤加减。

药物：麻黄6g 杏仁6g 生石膏15g 黄芩6g
   瓜蒌皮6g 信前胡6g 射干6g 枇杷叶15g
   海浮石15g 葶苈子6g 胆南星6g 苍耳子6g
   青蒿10g（另包）

水煎服2剂。

9月13日：其母代诉，服药1剂，解黑褐色糊状大便2次，汗出热退，咳嗽明显减轻，夜间不咳，晨起尚咳，每咳两三声，有痰，鼻不塞，涕少，二便调，苔纹同前。

辨证：风热咳嗽。

治法：疏风宣肺，化痰止咳。

方药：止嗽散加减。

药物：荆芥 5g　　　　炙紫菀 10g　　　桔梗 6g　　　　炙百部 10g

　　　白前 6g　　　　瓜蒌皮 6g　　　杏仁 6g　　　　黄芩 6g

　　　射干 6g　　　　枇杷叶 15g　　　海浮石 15g　　　葶苈子 5g

连服 3 剂后，咳嗽愈。

按语： 胡老指出咳嗽初期或剧咳缓解之后，不发热，唯喉痒即咳，连咳几声，次数不多，吐痰不利，鼻流清涕，大便偏干，舌苔薄白，可选用止嗽散（荆芥、桔梗、紫菀、百部、白前、陈皮、甘草）加减。本方温润和平，温而不燥，润而不腻，散寒不助热，解表不伤正，既无攻击过当之虞，又无闭门留寇之弊。外感风寒风热，喉痒咳嗽，痰清痰稠者均适用。用治风寒咳嗽通常可加杏仁、紫苏叶发汗解表，宣肺止咳；清涕多者，加防风、白芷发表散风，胜湿通窍；痰多清稀者，加法半夏、茯苓燥湿化痰，健脾利湿。用治风热咳嗽则减去陈皮、甘草，加黄芩、瓜蒌皮、射干、枇杷叶清热化痰，降逆止咳；咳嗽相对较轻者，加蝉蜕、僵蚕疏风清热化痰；如咳嗽相对较重，则加海浮石、葶苈子化痰泻肺降逆；如兼发热则加青蒿配黄芩清透退热。本方使用得当，加减得宜，取效甚捷。

（2）湿热咳嗽案

案 1　许某，男，10 岁，2013 年 6 月 14 日初诊。

患儿咳嗽 2 月余，病初咽喉剧痛，现不痛但痒，喉痒即咳，咳声高亢响亮，痰黏滞不利，昨起流清涕量多，平素喜冷饮，大便稀溏，小便短黄，咽红，苔黄腻，脉滑数。

诊断：咳嗽。

辨证：湿热内蕴，兼感风邪。

治法：疏风清热，利咽化湿。

方剂：银翘马勃散加减。

药物：川金银花 15g　连翘 15g　　　杏仁 10g　　　桔梗 10g

　　　蝉蜕 10g　　　僵蚕 10g　　　苍耳子 10g　　　辛夷 15g

　　　藿香 10g　　　葶苈子 10g　　黄芩 10g　　　滑石 15g

水煎服 7 剂。

7月5日：咳嗽未减，咳声仍响亮，咽喉刺痛，时头晕，流清涕，舌红，苔黄，守方加减，上方去杏仁、僵蚕、黄芩、滑石，加薄荷 10g，牛蒡子 10g，山豆根 10g，胆南星 10g，水煎服 7 剂。

7月12日：咳嗽次数明显减少，咳声仍响亮，咽喉刺痛减轻，时感气紧，夜卧前为著，鼻塞、清涕仍多，头晕，睡觉怯冷，盖被后又大汗淋漓，全身湿透，舌红，苔薄黄，脉滑数。效不更方，守方加减。

药物：川金银花 15g　　连翘 15g　　　马勃 10g　　　牛蒡子 10g

桔梗 10g　　　蝉蜕 10g　　　僵蚕 10g　　　荆芥 10g

防风 10g　　　白芷 10g　　　山豆根 10g　　葶苈子 10g

水煎服 7 剂。

7月19日：近 7 天响亮咳嗽仅 3 次，偶感气紧，5 天前流清涕量多，今天涕稠，喉痰黏滞，痰黄稠，喉痒不痛，喜饮水，二便调，舌尖有一溃疡，苔薄黄，脉平。根据前述症状，改用苍耳子散加减。

药物：苍耳子 10g　　薄荷 10g　　　辛夷 10g　　　藿香 10g

胆南星 10g　　黄芩 10g　　　瓜蒌皮 15g　　信前胡 15g

射干 10g　　　枇杷叶 15g　　海浮石 20g　　葶苈子 10g

水煎服 7 剂。

7月27日：近 7 天已未闻及响亮咳嗽，唯深呼吸或运动或大声喊叫时喉痒，时气紧，晨起多嚏，流清涕，早晚为著，汗多，食少，苔白黄，脉平。

辨证：肺脾两虚。

治法：益气固表止汗。

方剂：加味玉屏风散。

药物：炙黄芪 20g　　防风 5g　　　　炒白术 10g　　龙骨 20g

牡蛎 20g　　　浮小麦 20g　　太子参 20g　　茯苓 10g

白芷 10g　　　京半夏 10g　　鸡内金 10g　　蝉蜕 10g

水煎服 7 剂。

案 2 姜某，男，8 岁 6 个月，2007 年 10 月 5 日初诊。

患儿 1 周前患"腮腺炎"已治愈。现感咽喉不适，有痰黏滞，时咳嗽，痰不利，胃纳尚可，不喜饮水，大便时干时稀，小便黄，舌咽微红，苔白黄腻，脉象正常。

诊断：咳嗽。

辨证：湿热咳嗽。

治法：清热利咽，化湿宣痹。

方剂：银翘马勃散合上焦宣痹汤加减。

药物：金银花 15g　　连翘 15g　　　马勃 6g　　　杏仁 10g

　　　桔梗 12g　　　黄芩 12g　　　瓜蒌皮 15g　　信前胡 15g

　　　射干 10g　　　枇杷叶 15g　　郁金 15g　　　滑石 15g

水煎服 3 剂。

10 月 8 日：服上方 3 剂后咳嗽好转，尚感喉痰黏滞，喉痒，时欲清嗓，咯痰黄稠，鼻塞涕多，色黄稠，舌苔薄黄，脉微数。

辨证：风热夹湿。

治法：疏散风热，化湿通窍。

方剂：银翘马勃散合苍耳子散加减。

药物：金银花 15g　　连翘 15g　　　马勃 6g　　　桔梗 12g

　　　黄芩 12g　　　苍耳子 15g　　薄荷 10g　　　辛夷 15g

　　　藿香 12g　　　胆南星 10g　　蝉蜕 6g　　　僵蚕 12g

水煎服 4 剂。

11 月 1 日：患儿因眼疾前来就诊，其母代诉，上方连服 4 剂后，诸症悉除。

案 3　陈某，女，5 岁半，2010 年 7 月 12 日初诊。

1 周前患儿感冒咳嗽，经服利巴韦林、急支糖浆配合超声雾化等治疗，未见好转，病情加重。现咳嗽连声，痰黄质稠，咯之难出，咳剧则欲呕，目眵口臭，口干不欲饮，大便正常，小便黄少，舌质微红，舌苔白黄厚腻，脉滑微数。

诊断：湿热咳嗽。

辨证：清热化湿，宣痹降逆。

方剂：苇茎宣痹汤加减。

药物：苇茎 15g　　　冬瓜仁 15g　　薏苡仁 15g　　杏仁 10g

　　　射干 10g　　　枇杷叶 15g　　黄芩 12g　　　瓜蒌皮 15g

　　　滑石 15g　　　前胡 15g　　　葶苈子 10g　　郁金 15g

水煎服 4 剂。

7 月 16 日：咳嗽明显好转，一天只咳两三次，现鼻塞时喷嚏，尚有目眵，口微渴，大便同前，小便增多微黄，苔薄黄，脉微数。

辨证：风热咳嗽。

治法：疏风清热，宣肺止咳。

方剂：桑菊饮加减。

药物：桑叶 15g 菊花 15g 薄荷 10g 连翘 15g

   杏仁 10g 桔梗 12g 黄芩 12g 瓜蒌皮 15g

   前胡 15g 夏枯草 12g

服 3 剂后其病痊愈。

按语： 咳嗽、苔腻是湿热咳嗽的着眼点，胡老分轻重浅深论治。概言之，咳嗽次数不多，咳不连声，亦不干呕，苔薄腻者，病情较轻；咳嗽次数多，咳则连声，剧则干呕，甚至呕吐乳食痰涎，苔厚腻者，病情较重。病位浅者在咽喉，深则在肺。论治疗，病位在咽喉，症见喉间有痰，黏滞不爽，时咳嗽欲咯痰或清嗓者，治当清热利咽、疏风化湿、宣痹止咳，胡老常用银翘马勃散加减（如案 1）或合上焦宣痹汤加减（如案 2）；病位在肺，治当清热化湿，宣痹降逆，祛痰止咳，轻证胡老常用上焦宣痹汤加减（如案 2），重证常用苇茎宣痹汤加减（如案 3），在方证对应前提下，随症加减，如兼喉痒，流清涕者，酌加荆芥、防风、白芷疏风解表；鼻塞涕稠者，酌加藿香、胆南星清肺开窍，可收标本同治之效。

（3）痰热咳嗽案

胡某，男，3 岁半，2007 年 11 月 8 日复诊。

前因咳嗽 1 周，经治未愈，逐渐加重，咳嗽连声，剧则呕吐，伴鼻塞流涕，喉间痰鸣等症，胡老予麻杏石甘汤加减方 3 剂后，咳嗽明显好转，现咳嗽次数不多，但咳声重浊，夜卧喉间痰鸣，出气稍粗，二便调，咽红，喉核肿大，舌苔白上罩薄黄苔，脉滑微数。

诊断：咳嗽。

辨证：痰热咳嗽，痰甚于热。

治法：祛痰清热，宣肺降逆。

方剂：新制六安煎加减。

药物：化橘红 10g　　　京半夏 10g　　　茯苓 10g　　　杏仁 10g

　　　　炙苏子 10g　　　海浮石 15g　　　黄芩 10g　　　瓜蒌皮 10g

　　　　信前胡 10g　　　川射干 10g　　　紫菀 10g　　　炙麻绒 6g

水煎服 3 剂。

11 月 12 日：服上方 3 剂后，已无痰鸣，亦不咳嗽，鉴于患儿平素食欲不振，时吐痰涎，故以香砂六君子汤益气健脾，化湿祛痰调理善后。

按语：痰热咳嗽一般是指风热咳嗽或湿热咳嗽经治疗后病情缓解，不发热，咳不甚，唯喉间痰鸣或咳嗽可闻痰声，肺热未尽者，新制六安煎是在张景岳六安煎原方（陈皮、法半夏、茯苓、甘草、杏仁、白芥子）基础上以化橘红易陈皮，以京半夏易法半夏，以葶苈子易白芥子而组成，新方避免了原方温燥之性，加黄芩、瓜蒌皮、信前胡清肺化痰止咳；射干、枇杷叶解毒利咽，祛痰止咳，用治小儿痰热咳嗽，甚为恰当，痰去热清，咳嗽自愈。

（4）燥热咳嗽案

蒋某，女，4 岁，2007 年 11 月 8 日初诊。

患儿咳嗽半月，曾服中西药治疗，未见好转。现咳嗽夜甚，咳则连声，咳甚时饮水后可暂时缓解，痰少不利，咽干微痛，喜饮水，胃纳一般，大便干结，2～3 天一次，小便微黄，咽红，喉核轻度肿大，舌质微红，苔薄黄乏津，脉滑微数。

诊断：咳嗽。

辨证：燥热咳嗽。

治法：润肺清热，化痰止咳。

方剂：润肺饮加减。

药物：天冬 12g　　　麦冬 12g　　　紫菀 12g　　　百部 12g

　　　　白前 10g　　　杏仁 10g　　　黄芩 12g　　　瓜蒌子 12g

　　　　射干 10g　　　枇杷叶 15g　　　知母 10g　　　川贝母 3g（冲服）

水煎服 4 剂，每次服药时加入少量蜂蜜调匀后服。

11 月 13 日：服上方后咳嗽逐日好转，服完 4 剂后，咳嗽即愈。继按燥热便秘予增液承气汤调治。

按语：肺属金，喜润恶燥。时值秋末，燥气主令，燥热伤肺，金失濡润，肺气上逆而咳。燥热灼津，则咽喉干燥，痰少稠黏不易咯出，喜饮水；肺热下移大肠，传导失常，故大便干结，2～3 天一次；舌质微红，苔薄黄乏津，脉滑微数等均属燥热之征。故其治疗当润肺清热，化痰止咳，胡老用其父经验方润肺饮治之，4 剂即愈。继用增液承气汤治其燥热便秘，取"增水行舟"之意。治燥热咳嗽侧重润肺，治燥热便秘侧重润肠，肺与大肠相表里，肺气肃降与大肠传导相互依存，相互影响，治当兼顾。

（5）肺气虚咳嗽案

张某，男，3 岁 3 个月，2010 年 11 月 6 日初诊。

患儿 2 月前因受凉后出现发热、咳嗽、气促，经胸部 X 线确诊为：支气管肺炎。曾经输液及口服西药、中成药治疗（具体用药不详），体温恢复正常，气促消失，咳嗽明显减轻。此后，常因天气变化，反复感冒。刻诊：久咳不愈，时轻时重，时有痰鸣，头背冷汗多，晨起多嚏，面色㿠白，胃纳尚可，大便秘结，咽微红，舌质淡红，苔白微黄。

诊断：咳嗽。

辨证：肺气虚夹热。

治法：益气固表敛汗，清热化痰止咳。

方剂：加味玉屏风散。

药物：

炙黄芪 15g	炒白术 10g	防风 3g	浮小麦 15g
煅龙骨 15g	煅牡蛎 15g	黄芩 10g	炙枇杷叶 15g
炙紫菀 10g	炙百部 10g	射干 10g	瓜蒌仁 10g

水煎服 4 剂。

11 月 10 日：咳嗽偶作，冷汗减少，大便通畅，喉间尚有痰鸣，咽不红，舌脉同前。效不更方，守方加减。上方去射干、炙枇杷叶、炙紫菀、炙百部，加化橘红 10g，京半夏 10g，茯苓 10g，前胡 10g，易瓜蒌仁为瓜蒌皮 10g，继服 4 剂以加强化痰止咳之功。

11 月 14 日：咳痰皆无，汗出不多，晨起喷嚏偶作，纳食稍差。

辨证：肺脾两虚。

治法：健脾益肺，补土生金。

方剂：玉屏异功散。

药物：炙黄芪15g　　炒白术10g　　防风5g　　　茯苓10g

　　　太子参15g　　陈皮10g　　　藿香10g　　砂仁5g

　　　焦山楂10g　　炒麦芽15g　　炙甘草5g

水煎服4剂。

按语： 此案患儿患肺炎2月后久咳不愈，常因天气变化，反复感冒，伴冷汗多，晨起多嚏，足见其肺气已虚，因咽微红故胡老辨证为"肺气虚夹热"咳嗽，用玉屏风散加龙骨、牡蛎、浮小麦益气固表止汗；紫菀、百部、枇杷叶润肺化痰止咳；瓜蒌仁清热润肠通便；黄芩、射干清热祛痰利咽，诸药配伍，共奏益气固表，润肺化痰，清热通便之效。待咳痰皆无后予玉屏异功散健脾益肺，补土生金治本善后。

4. 肺炎喘嗽

（1）痰热闭肺，阳明腑实案

赵某，男，3岁，因患"肺炎"在住地附近医院治疗3天，未见好转，于1991年4月15日收入我院中西医结合治疗。次日上午胡老查房见患儿壮热无汗，咳嗽剧烈，痰鸣喘促，气急鼻扇，烦躁口渴，腹胀如鼓，腹痛欲呕，大便秘结，不转矢气，小便黄少，舌质红，苔黄燥，脉滑数。当即指出患儿热、咳、痰、喘、扇俱全，这是典型的肺炎喘嗽，痰热闭肺证；痞、满、燥、实兼备，这是典型的阳明腑实证（西医诊断"肺炎合并中毒性肠麻痹"）。

诊断：肺炎喘嗽。

辨证：痰热闭肺，阳明腑实。

治法：通里攻下，行气止痛，宣肺清热，化痰平喘。

方剂：牛黄夺命散合麻杏石甘汤加减。

药物：牵牛子10g　　槟榔10g　　　麻黄6g　　　苦杏仁10g

　　　生石膏15g　　瓜蒌皮10g　　黄芩10g　　玄明粉5g（冲服）

　　　信前胡10g　　海浮石15g　　葶苈子10g　生大黄10g（另煎）

急煎 1 剂，取汁 200mL，少量频服。

二诊：昨天服药后，下午 7 时左右，患儿频转矢气，泻下稀糊状大便，至今晨已大便 3 次，腹胀痛明显好转，鼻已不扇，诸症悉减，即嘱守方加减，原方去大黄，玄明粉，牵牛子，加胆南星 6g，射干 6g，枇杷叶 15g，继服 2 剂。

三诊：除时有咳嗽，痰少不利，口干喜饮外，余症悉除，遂改用清金化痰汤清解余邪，稍事调理后痊愈出院。

按语： 此案西医诊断"肺炎合并中毒性肠麻痹"，临床表现热、咳、痰、喘、扇俱全，痞、满、燥、实兼具，这是典型的痰热闭肺，阳明腑实证。肺与大肠相表里，肺气肃降，有助于大肠传导；大肠传导功能正常，则有助于肺气肃降。现肺失肃降，腑气不通，上下皆闭，病情危重。此时胡老果断出手，处牛黄夺命散合麻杏石甘汤通里攻下，行气止痛，宣肺清热，化痰平喘。服药后腑气一通，腹胀痛明显好转，鼻即不扇，诸症悉减，最后调治而愈。本案治疗通里攻下是关键，只有腑气通，肺气得降，喘扇才可平，胀痛才可除，否则后果不堪设想。

（2）湿热郁肺案

李某，女，3 岁 9 个月，2015 年 1 月 20 日初诊。

患儿咳嗽 3 天，伴发热半天（体温 38℃），先后就诊于成都市妇女儿童中心医院与四川大学华西第二医院。查体：一般情况可，咽部充血，双侧扁桃体Ⅰ～Ⅱ度肿大，未见脓性分泌物，双肺呼吸音粗，右肺闻及中细湿鸣音，心脏无异常；血常规检查示：末梢血 C 反应蛋白 15mg/L；胸部 X 线提示：支气管肺炎。拟收入住院，因家长不愿用抗生素治疗，遂请胡老诊治。刻诊：发热（体温39.3℃），无汗，咳嗽阵作，连声次频，剧则欲呕，痰鸣气促，大便干，小便黄，咽红，舌红苔白黄腻，脉滑数。

诊断：肺炎喘嗽。

辨证：湿热郁肺，肺失宣降。

治法：化湿清热，宣痹止咳。

方剂：苇茎宣痹汤加减。

药物：芦根 15g　　　冬瓜子 15g　　　薏苡仁 15g　　　苦杏仁 10g
　　　黄芩 10g　　　瓜蒌皮 15g　　　信前胡 15g　　　川射干 10g

滑石 10g　　　　枇杷叶 15g　　　　葶苈子 10g　　　　地龙 10g

青蒿 10g（另包）

水煎服 3 剂。

1 月 23 日：患儿母亲诉服上方第 1 剂后热即退，咳嗽明显缓解，现每咳两三声，1 天 10 余次，不呕不喘，鼻塞无涕，大便稀，小便黄，苔白黄薄腻，脉滑微数。据此改用上焦宣痹汤加减。

药物：射干 10g　　　　枇杷叶 15g　　　　广郁金 10g　　　　黄芩 10g

瓜蒌皮 15g　　　　信前胡 15g　　　　苦杏仁 10g　　　　滑石 10g

葶苈子 10g　　　　京半夏 10g　　　　苍耳子 10g　　　　地龙 10g

水煎服 4 剂。

1 月 29 日：患儿已不咳嗽，亦不流涕，唯胃纳欠佳，苔白脉平，遂处三仁汤加减 4 剂，调理善后。

按语： 胡老临床教学主张执简驭繁，推崇"类证治裁"。小儿外感肺系疾病中湿热咳嗽、肺炎喘嗽、哮喘，病因均是湿热郁肺，病机均是肺失宣降，肺气上逆，故采用相同治法——化湿清热，宣痹止咳；相同组方——重证用苇茎宣痹汤，轻证用上焦宣痹汤。本案患儿发热、咳嗽、痰鸣、气促，诊为"肺炎喘嗽"，因舌苔白黄腻，故辨证为湿热郁肺，用苇茎宣痹汤化湿清热，宣痹止咳。热退咳减后改为上焦宣痹汤加减，其病遂愈，此乃类证治裁之举，异病同治之理。

5. 哮喘

（1）风热哮喘案

案 1 贺某，男，2 岁 10 个月，2004 年 6 月 14 日初诊。

患儿宿有哮喘，2 天前睡卧受凉后鼻塞流涕，微恶风寒，咳嗽连声，喉间痰鸣，气急喘促，入夜尤甚，曾用"舒喘灵"雾化吸入，未能控制，大便干结，2～3 天 1 次，状若羊粪，小便黄少，咽红，喉核肿大，舌质微红，舌苔薄黄，指纹淡紫。因风寒束表，毛窍不通故鼻塞流涕，微恶风寒；肺气闭郁，肺失宣降，肺气上逆则咳嗽连声，痰鸣气促；肺热上炎，熏蒸咽喉，故咽喉红肿；肺热下移大肠则大便干结；肺热灼津则小便黄少；舌微红，苔薄黄，指纹紫均为内有郁热之象，而纹淡（紫）则表明患儿为本虚（标实）之证。

诊断：哮喘发作期。

辨证：风热哮喘。

治法：宣肺清热，降逆平喘。

方剂：麻杏石甘汤加减。

药物：麻黄 6g   杏仁 10g   石膏 15g   黄芩 10g

       瓜蒌皮 10g   信前胡 10g   射干 6g   炙枇杷叶 15g

       海浮石 15g   葶苈子 6g   胆南星 6g   槟榔 10g

二诊：其母代诉服药 1 剂后咳喘即缓解。3 剂后咳止喘平。鉴于患儿素体虚弱，汗多易感冒，为杜哮喘复发遂改用玉屏六君子汤，肺脾同治，扶正以治其本。

药物：炙黄芪 15g   防风 5g   炒白术 10g   太子参 15g

       茯苓 10g   陈皮 10g   京半夏 10g   龙骨 15g

       牡蛎 15g   浮小麦 15g   款冬花 10g   炙紫菀 10g

案 2 高某，5 岁 4 个月，2013 年 5 月 17 日初诊。

患儿有哮喘病史，一旦感冒，哮喘即发。刻诊：2 天前夜卧受凉，喷嚏流涕，咳嗽，昨日咳嗽加重，喉痒即咳，咳则连声，势剧次频，咯痰不利，呼吸急促，胃纳尚可，饮水不多，大便干，小便黄，舌苔薄黄，脉滑微数。

诊断：哮喘发作期。

辨证：风热哮喘。

治法：宣肺清热，化痰平喘。

方剂：麻杏石甘汤加减。

药物：麻黄 5g   杏仁 10g   石膏 15g   黄芩 10g

       瓜蒌皮 15g   信前胡 15g   射干 10g   枇杷叶 15g

       海浮石 15g   葶苈子 10g   胆南星 10g   地龙 10g

水煎服 4 剂。

5 月 24 日：患儿服上方 4 剂后，即不咳嗽，亦不喘促，精神胃纳尚可。

诊断：哮喘缓解期。

辨证：肺肾两虚。

治法：补肺益肾。

方剂：生脉散合地黄丸加味。

药物：熟地黄 15g　　山茱萸 15g　　怀山药 15g　　茯苓 10g

　　　　牡丹皮 10g　　泽泻 10g　　　太子参 20g　　麦冬 10g

　　　　五味子 10g　　补骨脂 15g　　菟丝子 15g　　淫羊藿 15g

水煎服 6 剂。

（2）湿热哮喘案

张某，男，9 岁半，2013 年 3 月 30 日初诊。

患儿既往有哮喘史，常因感冒反复发作。7 天前不慎受凉致哮喘复发，虽用消炎、镇咳、解痉、平喘药未见显效，故转请胡老治疗。刻诊：咳嗽阵作，早晚为著，喉间痰鸣，气急喘促，不能平卧，胸闷不适，胃纳欠佳，大便干，小便短黄，舌尖微红，苔白黄厚腻，脉滑微数。

诊断：哮喘发作期。

辨证：湿热郁肺。

治法：清热化湿祛痰，肃肺止咳平喘。

方剂：苇茎宣痹汤加减。

药物：芦根 15g　　　冬瓜子 15g　　薏苡仁 15g　　杏仁 10g

　　　　黄芩 10g　　　瓜蒌皮 15g　　信前胡 15g　　射干 10g

　　　　枇杷叶 15g　　广郁金 15g　　葶苈子 10g　　地龙 10g

水煎服，4 剂。

4 月 7 日：患儿咳喘明显缓解，夜能平卧。效不更方，上方继服 4 剂。

4 月 13 日：患儿每天仅咳嗽几次，每次一两声，自觉尚有痰，余无不适，舌苔白，脉平。

辨证：痰热内蕴，痰甚于热。

治法：祛痰清热，降逆止咳。

方剂：新制六安煎加减。

药物：化橘红 10g　　京半夏 10g　　茯苓 15g　　　苦杏仁 10g

　　　　海浮石 20g　　葶苈子 10g　　黄芩 10g　　　瓜蒌皮 15g

　　　　信前胡 15g　　胆南星 10g　　厚朴 15g　　　川红花 10g

水煎服，6 剂。

待宿痰除，继以金水六君煎加减扶正固本善后。

按语：《证治汇补·哮病》说："哮即痰喘之久而常发者，因内有壅塞之气，外有非时之感，膈有胶固之痰，三者相合，闭拒气道，搏击有声，发为哮病。"以上 3 案均因外有非时之感而致哮喘复发，不同的是案 1、案 2 为风热犯肺，案 3 为湿热郁肺。根据哮喘"发作时治标，平时治本"的原则，案 1、案 2 均以麻杏石甘汤加减宣肺清热、化痰平喘，案 3 用苇茎宣痹汤清热化湿，宣痹平喘以治标。哮喘缓解后分别予玉屏六君子汤、生脉地黄丸和金水六君煎扶正治本。治本之要重在区别肺、脾、肾的主次与相兼，分别按肺脾气虚、肺肾气虚、肺肾阴虚、脾肾阳虚等不同情况温养肺脏，健运脾土，调摄肾真，肺脾肾同治，方可取得满意疗效。

（3）哮喘持续状态案

黄某，女，2 岁 2 个月，1992 年 3 月 12 日因"反复齁喘 1 年，复发 1 月"入院。

患儿罹患哮喘 1 年多来，辗转多家医院，经中药辨证治疗，西药抗感染，静滴氢化可的松抗炎，配合 α-糜蛋白酶，竹沥水超声雾化吸入化痰等治疗，病情时轻时重，哮喘反复发作。因连续住院，静脉补液给药，头皮、手脚血管损伤，输液困难，故入院后暂给予常规中西药口服治疗。入院第 3 天，患儿齁喘加剧，喉间痰鸣，声如拽锯，张口抬肩，咳逆上气，不能平卧，神萎烦躁，面色苍白，唇周青紫，舌质淡紫，苔黄厚腻，指纹紫滞，显现气关。查体：呼吸 41 次 / 分，脉搏 150 次 / 分，双肺满布粗中湿鸣、哮鸣音，心音低钝，肝脏剑下 2.5cm，肋下 5cm，质中。血常规检查示：白细胞 27.1×10^9/L，中性粒细胞 43%，淋巴细胞 57%；胸部 X 线提示：双肺透光度增高，肋间隙增宽变平，肺纹理模糊，提示支气管炎，肺气肿改变。胡老查房时患儿因顽痰阻塞气道处于哮喘持续状态。

诊断：哮喘发作期。

辨证：顽痰胶着，闭拒气道，哮喘不已，心阳虚衰。

治法：涌吐豁痰。

方剂：救急稀涎散。

药物：猪牙皂角 15g   白矾 6g

先用冷水浸泡猪牙皂角半小时，以武火煎沸后改文火煎煮 15 分钟，取汁 100mL，将白矾化入，温服 30mL。

服后 45 分钟，患儿呕吐痰涎、乳食 2 次，约 300mL，喉间痰鸣顿减，夜间入睡较前安静，次晨再服 30mL，再次涌吐痰涎约 200mL，此后病儿喉间痰鸣消失，呼吸趋于平稳，精神转佳，要求进食，遂停服稀涎散，予红参煎汤少量频服以扶正。查体：呼吸 26 次/分，双肺哮鸣消失，仅闻干鸣及少许湿鸣；脉搏 110 次/分，心音转清晰有力，肝脏回缩，剑下 1cm，肋下 2cm，质软，口唇青紫明显缓解；复查血常规示：白细胞 6.5×10^9/L，中性粒细胞 55%，淋巴细胞 40%。

辨证：脾胃气虚兼痰饮。

治法：益气健脾，温化痰饮。

方剂：六君子汤合苓桂术甘汤。

药物：南沙参 15g   炒白术 6g   茯苓 6g   陈皮 6g

　　　法半夏 6g   桂枝 5g   神曲 5g   炙甘草 3g

连服 6 剂后不齁不喘，呼吸、脉搏正常，住院 21 天，临床痊愈出院。

按语：本案患儿哮喘持续状态，其胸膈胶固之痰，既是闭拒气道，导致哮喘不已之因，又是气滞血瘀，心阳虚衰变生危象之源，故其治疗重点是豁痰平喘以救急。正如张子和所说："痰在胸膈之上，大满大实，非吐安能得出。"稀涎散中猪牙皂角善祛胸膈结痰，白矾催吐，用于痰鸣暴喘者最宜。应用涌吐法应注意把握标本缓急，急则治标，缓则治本。本法适用于正盛邪实或邪实而正气尚未太虚之患儿，峻猛之剂只可暂用，不可久服，中病即止，以免伤正。涌吐之后，当调理脾胃，运脾化湿，以杜生痰之源。

（4）肺脾两虚案

谢某，男，11 岁，2008 年 11 月 12 日初诊。

患儿 2 岁左右罹患"哮喘"，虽经西药治疗基本控制，但若感冒即复发，至今未愈。刻诊：半月前因受凉哮喘发作，经治缓解，现不咳不齁不喘，唯恶风，夜卧汗多，晨起鼻塞，多嚏，酷似感冒，形体消瘦，神倦乏力，面色青黄，上楼梯感气促，食欲不振，口淡无味，纳少不化，大便时干时稀，小便正常，唇舌淡，苔白厚，脉沉无力。

诊断：哮喘缓解期。

辨证：肺脾两虚。

治法：固表实卫，健脾益气，佐以补肾纳气。

方剂：玉屏异功散加减。

药物：黄芪 30g 　防风 5g 　　炒白术 12g 　太子参 30g

　　　茯苓 12g 　陈皮 10g 　　藿香 12g 　　砂仁 10g

　　　龙骨 30g 　牡蛎 30g 　　补骨脂 15g 　淫羊藿 15g

水煎服 10 剂。

二诊：服上方 10 剂后，恶风好转，夜卧汗出明显减少，知饥思食，胃纳略增，上楼梯尚感气促，据此守方，以红参 6g 易太子参，增强补气功效。

三诊：继服 10 剂后不恶风，晨起鼻不塞，亦无喷嚏，食欲好转，精神转佳，上楼已不气促。此后以红参煎水调服紫河车粉善后。随访 2 年身体强壮，哮喘未再复发。

按语：哮喘虚证中，证候错综，肺虚、脾虚、肾虚不能截然划分，其表现往往是肺脾、肺肾、脾肾同病，此案即为治肺脾为主，兼顾治肾之病例。肺为气之主，肾为气之根。该病儿患哮喘近 10 年未愈，形体消瘦，食欲不振，神疲乏力，上楼亦感气促，其肺脾肾虚显而易见。故二诊以红参易太子参，大补元气，补肺益脾，服 10 剂后食欲即好转，精神即转佳，上楼已不气促。继予红参煎汤调服血肉有情之品紫河车粉，补益肺肾，扶正固本。此后患儿身体强壮，哮喘不再复发。此即《内经》"形不足者温之以气，精不足者补之以味"之意。

6.反复呼吸道感染

唐某，男，2 岁 10 个月，2008 年 9 月 12 日初诊。

患儿先天不足，后天失调，形体瘦弱，神倦懒言，面色青黄，动则汗出，几乎每月感冒 1 次，无饥饿感，胃纳甚差，喜味重食物，大便稀溏，小便正常，唇舌淡，苔薄白，指纹不显。

诊断：反复呼吸道感染。

辨证：肺脾气虚，正不胜邪。

治法：益气固表，补肺健脾。

方剂：玉屏异功散加减。

药物：黄芪 15g　　　　炒白术 10g　　　防风 3g　　　　红参 5g（另包煎）

　　　　茯苓 10g　　　　陈皮 10g　　　　藿香 10g　　　　砂仁 6g

　　　　怀山药 12g　　　炒山楂 6g　　　　神曲 6g　　　　浮小麦 15g

水煎服 6 剂。

二诊：服上方 6 剂后，患儿精神有所好转，活动后汗出减少，胃纳略增，效不更方，守上方继服 10 剂后，精神明显好转，知饥思食，胃纳增加，大便正常。因患儿不愿再喝汤药，遂改服玉屏风颗粒与补中益气丸调理半年，身体逐渐强壮。随访 1 年，未再感冒。

按语：胡老指出虽说肺气虚弱、卫外不固是反复呼吸道感染的主要原因，但据临床观察，肺气虚患儿几乎都有脾虚症状。脾属土，肺属金，脾肺为母子之脏，二者关系密切，相互影响。部分反复呼吸道感染患儿"母病及子"土不生金与"子盗母气"肺病及脾者兼而有之，故并列为肺脾气虚，治则肺脾同治。

7. 特发性肺含铁血黄素沉着症

案 1　许某，男，5 岁，2006 年 4 月 11 日初诊。

患儿反复感冒伴贫血乏力，咳嗽咯血 5 月，在当地治疗无效，遂去川北医学院附属医院检查，确诊为"肺含铁血黄素沉着症"。予输血支持，口服醋酸泼尼松片 30mg/d。住院治疗半月后，根据互联网信息到胡老处诊治。

刻诊：不咳嗽，唯面色萎黄，神疲乏力，鼻痒、目痒、手指痒，食欲不佳，胃纳一般，二便正常，唇舌淡，苔薄黄，脉沉微数。

诊断：肺含铁血黄素沉着症。

辨证：气血两虚，血虚生风。

治法：补益气血，祛风清热。

方剂：加味四物汤。

药物：黄芪 15g　　　　生地黄 15g　　　白芍 15g　　　　当归 10g

　　　　炒川芎 10g　　　刺蒺藜 15g　　　蝉蜕 6g　　　　牡丹皮 10g

　　　　炒栀子 6g　　　　炒山楂 10g　　　神曲 10g

水煎服。醋酸泼尼松片 30mg/d 继服。

4月28日：服上方12剂后患儿面色有所好转，目不痒，但鼻、手背与膝盖尚痒，食欲转好，胃纳尚可，二便自调，鼻孔红赤，苔白黄，脉象同前。

辨证：肺热夹风。

治法：清肺祛风。

方剂：加减泻白散。

药物：桑白皮 12g   地骨皮 12g   黄芩 10g   牡丹皮 10g

       炒栀子 6g   刺蒺藜 15g   蝉蜕 6g   地肤子 12g

       白鲜皮 12g   炒山楂 10g   神曲 10g

水煎服。醋酸泼尼松片减为 25mg/d。

7月3日：近两月除感冒1次外，一般情况好，鼻、手背、膝盖已不痒，鼻孔不红，醋酸泼尼松片5月27日起已减为20mg/d。现时感头昏，昏时欲睡，大便正常，小便微黄，咽微红，舌尖红，苔白黄薄腻，脉沉微数。

辨证：气血两虚，兼夹风热。

治法：补益气血，祛风清热。

方剂：加味四物汤。

药物：黄芪 15g   生地黄 15g   白芍 15g   当归 10g

       炒川芎 10g   刺蒺藜 15g   蝉蜕 6g   天麻 12g

       钩藤 15g   牡丹皮 10g   炒栀子 6g   神曲 10g

水煎服。醋酸泼尼松片减为 15mg/d，嘱如病情无特殊变化，8月4日起减为 12.5mg/d，1月后再减为 10mg/d。

10月9日：9月12日患儿感冒，咳嗽，痰中带有红色血丝，在当地服药治疗已愈，现不咳嗽，面色萎黄，时感头晕，余无不适，胃纳一般，大便稍稀，每日1次，小便正常，舌尖微红，苔白微黄，脉平。

辨证：气血两虚。

治法：益气补血。

方剂：加味圣愈汤。

药物：太子参 20g   生黄芪 20g   生地黄 15g   白芍 15g

       当归 10g   炒川芎 10g   天麻 15g   钩藤 15g

       黄芩 10g   丹参 10g   郁金 15g   神曲 10g

水煎服，醋酸泼尼松片维持 10mg/d。

2007 年 6 月 11 日：1 月前患儿先感冒，继出"水痘"，遂停服醋酸泼尼松片。现水痘已愈半月，前天又服醋酸泼尼松片 10mg/d，自觉一身发痒，轻咳，时喷嚏，流稠涕，不喜饮，大便正常，小便频数，手足心热，苔薄黄，脉微数。

辨证：风热湿毒，余邪未尽。

治法：疏风清热，利湿解毒。

方剂：消风解毒汤加减。

药物：金银花 15g   连翘 15g   牛蒡子 10g   土茯苓 15g

       地肤子 15g   生黄柏 12g   苦参 12g   赤芍 10g

       苍耳子 15g   千里光 15g   野菊花 15g   蒲公英 15g

水煎服 6 剂，每剂药渣加生艾叶 30g、茶叶适量，煎水外洗。嘱清解余邪后，继服 2006 年 10 月 9 日方补益气血。

9 月 1 日：醋酸泼尼松片已减为 7.5mg/d，一般情况尚好，唯面色萎黄，神疲乏力，守 2006 年 10 月 9 日方加减，去天麻、钩藤、神曲，加白术 12g，茯苓 12g，炙甘草 6g，健脾益气，气血双补。

2008 年 3 月 25 日：醋酸泼尼松片 1 月 2 日起已减为 5mg/d，患儿面色好转，身体较前好些，5 天前感冒、咳嗽，一阵剧咳后咯出一口血，咽红，苔白黄中厚，脉滑微数。

辨证：湿热郁肺，热伤肺络。

治法：化湿清热，化瘀止血。

方剂：苇茎宣痹汤加减。

药物：苇茎 15g   冬瓜仁 15g   薏苡仁 15g   桃仁 10g

       黄芩 12g   瓜蒌皮 15g   前胡 15g   射干 10g

       枇杷叶 15g   郁金 15g   蒲黄炭 15g   藕节炭 15g

水煎服。

7 月 28 日：除偶尔感冒咳嗽外，一般情况良好，胃纳尚可，夜卧汗多，面黄少华，二便调，苔薄白，脉平。

辨证：气血两虚。

治法：补益气血，佐以敛汗化瘀。

方剂：加味圣愈汤。

药物：太子参 30g　　生黄芪 30g　　熟地黄 15g　　白芍 15g

　　　　当归 12g　　　炒川芎 10g　　炒白术 12g　　防风 3g

　　　　牡蛎 30g　　　浮小麦 30g　　丹参 12g　　　郁金 15g

水煎服。

12 月 2 日：2 天前去华西医科大学第二医院检查，门诊病历记录：反复咳嗽伴咯血 2 年，当地诊为"肺含铁血黄素沉着症"，现感冒后仍咳嗽，大便黄色正常。现面色仍黄少华，纳差，喜稀粥和有味食物，二便正常，苔白黄，脉平。查体：神可，中度贫血貌，无黄疸，咽（-），双肺无干湿鸣，心（-），余（-）。血常规检查示：红细胞 2.86×10^{12}/L、血红蛋白 64g/L。胸部 X 线提示：双肺下野纹理模糊、紊乱，请结合临床及旧片，必要时结合胸部 CT。

辨证：肺脾气虚。

治法：补气健脾。

方剂：香砂异功散加减。

药物：太子参 30g　　炒白术 12g　　茯苓 12g　　陈皮 10g

　　　　藿香 12g　　　砂仁 10g　　　炒枳实 10g　　厚朴 12g

　　　　炒山楂 10g　　鸡内金 12g　　丹参 15g　　　郁金 15g

水煎服。

患儿服上方至 2009 年 3 月，面色好转，未感冒，继服上方至 8 月底，去川北医学院附属医院拍胸部 X 片和查血常规，结果均正常，遂停药观察。12 月下旬患儿父亲电告"一切正常，很少感冒，如有感冒，吃一粒感冒药后很快就好了"。

2010 年 8 月 30 日：患儿再次去川北医学院附属医院复查，血常规检查示：红细胞 4.15×10^{12}/L、血红蛋白 127g/L。胸部 X 片提示：骨性胸廓未见异常，双肺野纹理清晰，未见异常密度灶，双肺门未见增大、增浓，双侧膈面光滑，肋膈角锐利，心影及大血管未见异常。随访 7 年，患儿已 16 岁，身体强壮，一切正常。

按语：本案中医治疗主要是三个方面。一是针对乏力、贫血，按气血两虚治疗，用加味四物汤或圣愈汤，补气养血，气血双补，这是服用最多的方，根据兼症，或佐祛风清热，或佐活血化瘀；二是针对咳嗽、咯血，按咳血、湿热郁肺，热伤肺络治疗，用苇茎宣痹汤加减，清热化湿，止血化瘀；三是针对纳差、贫血按脾胃气虚治疗，用香砂异功散，补气健脾，复中焦之健运，强后天之本，益生化之源。加减泻白散、消风解毒汤均是治标之方，并非治本之剂。

中药的作用一是扶正祛邪，提高机体抗病能力，增强免疫，防止感染；二是替代部分激素作用，减少激素用量，从而减轻激素的副作用；三是活血化瘀，改善肺循环，防治肺纤维化。胡老认为中西医结合治疗，辨病辨证，优势互补，可以提高疗效，缓解症状，乃至治愈。

案2 彭某，女，7岁，患儿因反复面色苍白2年，发热4天于2009年10月25日在江西省儿童医院住院治疗。

血常规检查示：红细胞$291×10^{12}$/L、血红蛋白81g/L，网织红细胞0.04%；胸部CT提示：两肺间质性病变，提示特发性肺含铁血黄素沉着症；继行电子支气管镜检查示：肺泡灌洗液含铁血黄素细胞阳性（+），确诊为"肺含铁血黄素沉着症"。经抗感染，增强免疫等治疗好转，于2009年11月6日自动出院。出院时红细胞$359×10^{12}$/L、血红蛋白98g/L。出院后即服醋酸泼尼松片，每次10mg，每日3次，持续服药1年后改为15mg/d，直至2010年9月24日在"肺含铁"家长QQ群中获取信息后前来胡老处诊治，当时醋酸泼尼松片已减为10mg/d。

刻诊：面色萎黄无华，神疲乏力，常易感冒，胃纳差，喜饮水，舌质淡红，舌苔白，脉无力，血常规检查示：红细胞$1.49×10^{12}$/L、血红蛋白23g/L，属极重度贫血。

诊断：肺含铁血黄素沉着症。

辨证：肺脾两虚。

治法：补肺固表，健脾助运。

方剂：玉屏异功散。

药物：黄芪20g　　　防风3g　　　　炒白术12g　　　太子参20g
　　　茯苓12g　　　陈皮10g　　　　藿香12g　　　　砂仁10g
　　　麦冬10g　　　五味子10g　　　炒山楂10g　　　鸡内金12g
水煎服14剂。

11月11日：服上方14剂后精神好转，汗出减少，已不恶风，纳食略增，舌淡苔白，5天前验血，血红蛋白41g/L，红细胞$262×10^{12}$/L。

辨证：脾胃气虚。

治法：益气健脾，补气生血。

方剂：香砂异功散合当归补血汤。

药物：太子参 30g 炒白术 12g 茯苓 12g 陈皮 10g

    藿香 10g   砂仁 10g   炒山楂 10g 建曲 10g

    黄芪 30g   当归 10g   郁金 15g   炒枳实 10g

水煎服 14 剂。

11 月 20 日：从所寄照片来看患儿面色较前红润，精神好，胃纳一般，大便偏干，舌质偏淡，苔白而微黄。11 月 8 日血常规检查示：红细胞 330×10^{12}/L、血红蛋白 56g/L。守方加减，前方去枳实、建曲，加丹参 12g、鸡内金 10g，水煎服 14 剂。

2011 年 1 月 10 日：患儿面色萎黄，心累乏力，时腹痛，喜按揉，不知饥，纳差，喜有味食物，二便调，舌质偏淡，苔中心白黄腻。3 天前复查血常规示：红细胞 4.43×10^{12}/L、血红蛋白 79g/L。

辨证：中焦湿热，脾失健运，气机阻滞。

治法：化湿清热，行气止痛。

方剂：加味三仁汤。

药物：杏仁 10g   薏苡仁 20g 白豆蔻 10g 法半夏 12g

    厚朴 15g   淡竹叶 10g 滑石 15g   通草 6g

    黄芩 12g   藿香 12g   郁金 15g   云木香 12g

水煎服 14 剂。

2011 年 3 月 7 日：现除偶感腹痛外，余无不适，胃纳尚可，二便自调，饮水一般，舌尖微红，苔中心白黄腻，脉微数。2 月 8 日血常规检查示：红细胞 517×10^{12}/L、血红蛋白升至 106g/L。守方加减，前方去郁金加槟榔 12g，水煎服 10 剂。

2011 年 3 月 23 日：一般情况良好，精神、食欲、二便均正常，腹不痛。舌质正常，舌苔中根部白黄。3 月 18 日血常规检查示：红细胞 583×10^{12}/L、血红蛋白升至 127g/L、网织红细胞 0.51%。仍守方加减，前方去云木香、槟榔，加丹参 12g、郁金 15g，水煎服 10 剂。醋酸泼尼松片减为 5mg/d。

2011 年 4 月 14 日：患儿服药期间有几次腹痛，时间不长，自行消失。近日食欲不好，精神欠佳，舌尖微红，苔薄黄。3 天前血常规检查示：红细胞 481×10^{12}/L、血红蛋白 127g/L。

辨证：脾胃气虚兼夹肺热。

治法：益气健脾兼清肺热。

方剂：香砂异功散合当归补血汤。

药物：太子参 20g　　　炒白术 12g　　　茯苓 12g　　　陈皮 10g

　　　藿香 12g　　　　砂仁 10g　　　　山楂 10g　　　建曲 10g

　　　黄芪 20g　　　　当归 10g　　　　黄芩 12g　　　桑白皮 12g

水煎服 10 剂。

2011 年 5 月 17 日：最近胃纳不佳，人偏瘦，苔白黄腻。5 月 10 日血常规检查示：红细胞 4.23×10^{12}/L、血红蛋白 119g/L。

辨证：中焦湿热。

治法：宣畅气机，化湿清热。

方剂：三仁汤加味。

药物：杏仁 10g　　　薏苡仁 15g　　　白豆蔻 10g　　　法半夏 10g

　　　厚朴 12g　　　淡竹叶 10g　　　滑石 15g　　　　通草 6g

　　　黄芩 12g　　　藿香 10g　　　　郁金 15g　　　　生稻芽 15g

水煎服 10 剂，停服醋酸泼尼松片。

2011 年 6 月 20 日：患儿一般情况尚好，舌尖微红，苔白。今日血常规检查示：红细胞 4.58×10^{12}/L、血红蛋白又升至 137g/L。

辨证：脾胃气虚，气滞血瘀。

治法：益气健脾，行气化瘀。

方剂：香砂异功散加减。

药物：太子参 30g　　　白术 10g　　　茯苓 10g　　　陈皮 10g

　　　藿香 10g　　　　砂仁 6g　　　　丹参 10g　　　郁金 12g

　　　山楂 10g　　　　建曲 10g　　　黄芩 12g　　　连翘 12g

水煎服 10 ～ 20 剂。

2011 年 7 月 25 日：精神尚好，胃纳一般，身体偏瘦，舌象同前。今日血常规检查示：红细胞 421×10^{12}/L、血红蛋白 123g/L。

辨证：脾胃气虚。

治法：益气健脾，补气生血。

方剂：前方合当归补血汤加减。

药物：太子参 30g   白术 12g   茯苓 12g   陈皮 10g

       藿香 10g   砂仁 6g   生黄芪 30g   当归 10g

       生山楂 10g   建曲 10g   仙鹤草 15g   黄芩 12g

水煎服 10 剂。

2011 年 8 月 15 日：2 天前血常规检查示：红细胞 427×10^{12}/L、血红蛋白 126g/L。继服前方，巩固疗效。

按语： 该患儿确诊肺含铁血黄素沉着症后即服糖皮质激素治疗，醋酸泼尼松片用量每日 30mg，症状仍无缓解。服用 10 个月后血红蛋白与红细胞不但不升，反而下降，重度贫血。但是服用中药后，尽管激素减量，血红蛋白与红细胞计数却逐月上升，仅 6 个月时间即升至正常水平，网织红细胞比例亦降至正常。特别值得一提的是，在停服激素后血红蛋白与红细胞仍保持在正常水平，这不能不说是中药的作用。由于该患儿肺部症状不明显，无咳嗽、咯血症状，而以贫血为唯一的临床症状，属单纯性贫血，故服用的中药基本上就是两方，一方是治标的三仁汤，一方是治本的香砂异功散合当归补血汤，只是随证加减而已。两方都针对脾胃，前者化湿清热以祛邪，后者健脾益气以扶正，脾胃为后天之本，气血生化之源。经云"中焦受气取汁，变化而赤是为血"，所以唐容川亦强调"滋血尤须补脾胃"。因本病病程迁延，治疗过程中如无感冒发热等特殊情况，均应守法守方治疗，方能获效。其次，肺含铁血黄素沉着症既是肺泡毛细血管破裂出血，离经之血便是瘀血，"瘀血不行，则新血断无生理"，故该患儿所服中药方中先后加入丹参、郁金，旨在活血化瘀，祛瘀生新，胡老认为活血化瘀应贯彻于本病始终，有助于防治肺纤维化。

案 3 李某，女，5 岁 4 个月，2012 年 3 月 13 日初诊。

患儿因"面色苍白，反复咳嗽，痰中带血半年"，于 2012 年 2 月 8 日入住青岛大学医学院附属医院。

血常规检查示：红细胞 2.56×10^{12}/L、血红蛋白 43g/L、白细胞 4.61×10^{9}/L、

血小板 $364 \times 10^9/L$、网织红细胞比例 1.78%；胸部 CT 提示：双肺可见多发较淡模糊斑片影，边缘欠清；痰液涂片发现少许含铁血黄素细胞，确诊为"特发性肺含铁血黄素沉着症"。予糖皮质激素治疗，住院 9 天，好转出院。3 月 8 日血常规检查示：红细胞 $4.7 \times 10^{12}/L$、血红蛋白 86g/L。患儿家长从肺含铁 QQ 群中获得信息后即带患儿来蓉请胡老诊治，现服醋酸泼尼松片 20mg/d。

刻诊：面色苍白，神疲乏力，咽红，咽喉不适，偶咳，咯痰不利，胃纳一般，大便正常，小便黄少，舌质微红，苔白黄腻，脉滑微数。

诊断：铁血黄素沉着症肺出血静止期。

辨证：湿热郁肺。

治法：清热化湿，解毒利咽。

方剂：苇茎宣痹汤（方 1）加减。

药物：芦根 15g   冬瓜子 15g   薏苡仁 15g   桃仁 10g

　　　射干 10g   金银花 15g   连翘 15g   鱼腥草 10g

　　　黄芩 10g   滑石 15g   仙鹤草 15g   蒲黄炭 10g

水煎服 10 剂。此后一直在网上诊治至今。

3 月 25 日～5 月 8 日：患儿咽部不适消失，时有轻咳，吐铁锈色痰，已不疲乏，胃纳尚可，小便黄，次多量少，舌质微红，舌苔白黄腻。仍按湿热郁肺论治，用方 1 随症加减。期间 4 月 25 日血常规检查示：红细胞 $5.54 \times 10^{12}/L$、血红蛋白 99g/L。醋酸泼尼松片减为 15mg/d。5 月 8 日患儿明显柯氏貌，不咳亦不咯铁锈色痰，唯大便呈稀水样，日泻 4～5 次，小便黄少，舌尖红，舌苔中根白黄腻。

辨证：湿热泻。

治法：清热利湿止泻。

方剂：黄芩滑石汤（方 2）加减。

药物：黄芩 12g   滑石 15g   猪苓 12g   茯苓 12g

　　　通草 10g   大腹皮 12g   藿香 10g   白豆蔻 6g

　　　苦杏仁 10g   薏苡仁 15g   丹参 12g   郁金 15g

煎服 3 剂，服后泻止。

5 月 19 日～6 月 8 日：时有轻咳，吐少量铁锈色痰，呼吸音较重，呼出气热，胃纳欠佳，大便正常，小便黄，舌质微红，苔白黄。5月19日血常规检查示：红细胞 5.51×10^{12}/L、血红蛋白 108g/L、白细胞 14.9×10^9/L、血小板 362×10^9/L。醋酸泼尼松片减为 10mg/d，中药仍用方 1 加减。

6月8日～7月21日：不咳，不吐铁锈色痰，唯反复腹泻，腹痛，胃纳不佳。故用方 2 加减，清热利湿止泻。6月8日血常规检查示：红细胞 5.9×10^{12}/L、血红蛋白 118g/L。7月3日减醋酸泼尼松片为 5mg/d。7月20日血常规检查示：红细胞 5.44×10^{12}/L、血红蛋白 121g/L、白细胞 10.55×10^9/L、血小板 330×10^9/L、网织红细胞比例 0.76%。复查胸部 CT 提示：双肺野密度弥漫性增高，并呈弥漫分布的微小结节影，双肺底改变轻微，2012 年 2 月 9 日 CT 所示云絮样斑片影吸收消散。

辨证：脾胃气虚。

治法：健脾补气，开胃助运。

方剂：香砂异功散（方 3）加减。

药物：太子参 30g   炒白术 12g   茯苓 12g   陈皮 10g
   广藿香 10g   砂仁 6g   山药 15g   车前子 10g
   焦山楂 10g   建曲 10g   仙鹤草 15g   黄芩 12g

9月19日：患儿仍时有腹泻、腹痛、胃纳不佳等症，均用方 3 加减治疗。8月8日血常规检查示：红细胞 5.7×10^{12}/L、血红蛋白 133g/L。从 8 月 10 日起减醋酸泼尼松片为 2.5mg/d，8 月 19 日停用。9 月 8 日血常规检查示：红细胞 5.8×10^{12}/L、血红蛋白 145g/L。9 月 19 日血常规检查示：红细胞 5.6×10^{12}/L、血红蛋白 140g/L。患儿流鼻血 2 次，腹泻已愈，小便正常，胃纳尚可，舌质微红，苔薄黄。

辨证：肺胃郁热。

治法：清肺泻胃，凉血止血。

方剂：方用玉女煎（方 4）加减。

药物：玄参 15g   生地黄 15g   麦冬 10g   石膏 15g
   知母 10g   牡丹皮 10g   焦栀子 10g   白茅根 15g
   连翘 12g   仙鹤草 12g   蒲黄炭 15g

水煎服 10 剂后未再鼻衄。

10月2日～10月23日：停服激素后患儿食欲不振，胃纳不佳，苔白，又用方 3 加减，1 天半 1 剂，病情稳定。

11 月 8 日：因睡电热褥受热，患儿晨起咯带鲜血痰几口，精神好，食欲好，舌苔白黄腻。当天血常规检查示：红细胞 4.9×10^{12}/L、血红蛋白 132g/L。

辨证：湿热郁肺，热伤肺络。

治法：清热利湿，止血化瘀。

方剂：苇茎宣痹汤（方 1）加减。

药物：芦根 15g   冬瓜子 15g   薏苡仁 15g   桃仁 10g

黄芩 12g   瓜蒌皮 15g   信前胡 15g   射干 10g

枇杷叶 15g   仙鹤草 15g   蒲黄炭 15g   郁金 15g

水煎服，1 天半 1 剂。

11 月 18 日：不咯血，精神好，胃纳佳，二便调，苔白微黄。血常规检查示：红细胞 5.0×10^{12}/L、血红蛋白 151g/L。

辨证：肺热血瘀。

治法：清热泻肺，止血化瘀。

方剂：止血化瘀汤（方 5）加减。

药物：北沙参 30g   麦冬 10g   桑白皮 15g   地骨皮 15g

牡丹皮 10g   焦栀子 10g   白茅根 15g   黄芩 12g

连翘 15g   蒲黄炭 15g   仙鹤草 15g   生山楂 10g

水煎服，1 天半 1 剂。

此后沿用本方随症加减。继因睡热炕又出现咯血，血红蛋白呈下降趋势。12 月 30 日血常规检查示：红细胞 4.5×10^{12}/L、血红蛋白 125g/L。2013 年 1 月 12 日血常规检查示：血红蛋白 109g/L。患儿纳差，时腹泻。2 月 7 日血常规检查示：红细胞 3.5×10^{12}/L、血红蛋白 84g/L、网织红细胞比例 5.6%。

辨证：脾胃气虚。

治法：健脾益气，化瘀生新。

方剂：香砂异功散（方 3）加减。

药物：太子参 20g   白术 12g   茯苓 12g   陈皮 10g

藿香 10g   砂仁 5g   生黄芪 20g   当归 6g

仙鹤草 15g   蒲黄炭 15g   黄芩 12g   通草 10g

3 月 19 日：因感冒发热，曾自服小儿氨酚磺那敏、头孢克肟。血常规检查示：红细胞 3.0×10^{12}/L、血红蛋白 63g/L、网织红细胞比例 5.4%。3 月 31 日血常规检查示：红细胞降至 2.93×10^{12}/L、血红蛋白降至 56g/L。患儿精神、纳食、二便均正常，舌质淡，苔白黄腻。鉴于红细胞、血红蛋白急剧下降，此时应属急性肺出血期。

辨证：湿热郁肺，热伤肺络。

治法：清热利湿，止血化瘀。

方剂：苇茎宣痹汤（方 1）加减。

药物：芦根 15g   冬瓜子 15g   薏苡仁 15g   杏仁 10g

       黄芩 12g   仙鹤草 15g   蒲黄炭 15g   白茅根 15g

       白及 15g   茜草炭 15g   三七粉 3g（冲服）

此后至 5 月 21 日：均以方 1 加减，患儿时咯血或痰中带血，咯血量多时曾加服云南白药。5 月 1 日起即不咯血，痰中亦不带血，患儿柯氏貌面容基本恢复正常，舌苔逐渐减退，血常规检查示红细胞、血红蛋白呈上升趋势。

5 月 22 日：患儿精神、食欲、二便均正常，舌质微红，舌苔薄黄。血常规检查示：红细胞 4.95×10^{12}/L、血红蛋白 85g/L、网织红细胞比例 0.6%。其病处于"肺出血静止期"。

辨证：气血两虚，血热夹瘀。

治法：补气养血，凉血化瘀。

方剂：圣愈汤（方 6）加减。

药物：生黄芪 20g   当归 5g   生地黄 15g   白芍 15g

       牡丹皮 10g   焦栀子 10g   桑白皮 12g   蒲黄炭 15g

       地骨皮 12g   白茅根 15g   仙鹤草 15g   阿胶 10g（烊化）

水煎服，1 日 1 剂。

守方加减，服至 8 月 25 日。其间血常规检查示：红细胞 $4.81 \sim 5.34 \times 10^{12}$/L、血红蛋白 95 ～ 120g/L、网织红细胞比例 2.4 ～ 1.2%。

综上，2012 年 8 月 19 日患儿停服激素，至 2013 年 8 月 26 日，1 年间病情有所反复，均单服中药控制。

2013 年 8 月 26 日至 2015 年 6 月 27 日：尽管患儿偶吐一两口铁锈色痰，偶有感冒，或腹泻，或呕吐，但是其精神、食欲、二便总体来说都很正常。治疗酌情选用方 1、方 3、方 5 随症加减，针对感冒、音哑、咯痰不利、腹泻等兼夹症，分别予以银翘散、麻杏石甘汤、润肺饮、黄芩滑石汤等方，标本兼治，扶正祛邪。23 个月间患儿在当地市人民医院血常规检查 29 次，结果红细胞、血红蛋白、网织红细胞均在正常范围。2014 年 1 月 21 日在青岛大学医学院附属医院复查胸部 CT 提示：双肺野清晰，未见异常密度影。其病临床治愈，目前尚在巩固治疗之中。

案 4　彭某，男，10 岁 2 个月，2013 年 4 月 19 日初诊。

8 月前因"反复面色苍白 6 年余，间断咳嗽，痰中带血 4 年余"入住首都医科大学附属北京儿童医院。

入院后根据病史、症状，多次血常规检查示血红蛋白降低，最低仅 30g/L、网织红细胞升高，最高达 4.7%。胸部 X 线提示：胸廓对称，双侧中下肺野纹理增多、增粗，两肺野见弥漫性、斑点状高密度影，密度欠匀；胸部 CT 提示：肺支气管血管束增多，肺透光度均匀，两侧肺野内弥漫分布细颗粒样影，两肺下叶背侧肺野内可见磨玻璃样稍高密度影；支气管肺泡灌洗液中查见较多含铁血黄素细胞，确诊为"特发性肺含铁血黄素沉着症"。予醋酸泼尼松片 15mg，每日两次治疗。出院后逐渐减量，现已停用 4 个月。

2013 年 3 月 24 日宜春市人民医院胸部 X 线复查示：胸廓对称，双侧中下肺野纹理增多、增粗、模糊，两侧中下肺野可见大量散在小斑片状模糊阴影。4 月 11 日江西省儿童医院血常规检查示：红细胞 4.79×10^{12}/L、血红蛋白 110g/L、白细胞 13.96×10^{9}/L、血小板 307×10^{9}/L、C 反应蛋白 25.57mg/L。

患儿家长从肺含铁 QQ 群中获得信息后即带患儿来蓉请胡老诊治。刻诊：偶咳嗽，痰中不带血，汗多喜饮，挑食纳差，二便调，舌质嫩红，舌体有裂纹，苔薄白花剥，脉虚数。

诊断：肺含铁血黄素沉着症肺出血静止期。

辨证：气阴两虚，余热未尽。

治法：益气养阴，清热敛汗。

方剂：加味调元生脉散（方 1）。

药物：太子参 20g　　　麦冬 10g　　　五味子 10g　　　生黄芪 20g

生地黄 15g　　　　百合 15g　　　　知母 10g　　　　地骨皮 15g

当归 10g　　　　　龙骨 20g　　　　牡蛎 20g　　　　浮小麦 20g

水煎服 10 剂。此后一直通过网络诊治。

4 月 30 日：不咳嗽，饮水有所减少，余症、舌象同前。在宜春市人民医院血常规检查示：红细胞 5.47×10^{12}/L、血红蛋白 123g/L、白细胞 9.03×10^9/L、血小板 292×10^9/L、C 反应蛋白 25.57mg/L、网织红细胞比例 0.49%。据此守方加减，上方去百合、知母、地骨皮、龙骨、牡蛎，加黄芩 12g、牡丹皮 10g、焦栀子 10g、仙鹤草 15g、生山楂 10g。水煎服 14 剂，实服 18 剂。已不喜饮，夜卧汗多，怕热，胃纳尚可，大便调，小便微黄，舌嫩红有裂纹，苔薄黄花剥。此后直至 6 月 23 日一直以调元生脉散为基础方酌情加减，病情稳定，血象正常。

7 月 4 日：自觉肌肤发热，体温正常，汗多。血常规检查示：红细胞 5.17×10^{12}/L、血红蛋白 136g/L、白细胞 10.54×10^9/L、血小板 222×10^9/L。

辨证：阴虚肺热。

治法：养阴清热。

方剂：养阴清肺汤（方 2）加减。

药物：生地黄 15g　　　牡丹皮 12g　　　焦栀子 10g　　　玄参 15g

桑白皮 12g　　　地骨皮 12g　　　知母 12g　　　　麦冬 10g

浮小麦 20g　　　仙鹤草 15g　　　白茅根 15g　　　牡蛎 20g

7 月 31 日：病情基本稳定，时有咳嗽。血常规检查示：红细胞 5.05×10^{12}/L、血红蛋白 136g/L、白细胞 8.53×10^9/L、血小板 205×10^9/L、C 反应蛋白 25.57mg/L、网织红细胞比例 1%。此后直至 8 月 26 日一直按"阴虚肺热"论治，以方 2 加减治疗。

8 月 29 日：胃纳不佳，恶热，汗出，二便调，舌红有裂纹。胸部 CT 提示：两侧肺纹理增多、增粗、紊乱，双侧肺野透光度均匀一致性减低，呈磨玻璃状、片絮状阴影。

辨证：气阴两虚。

治法：益气养阴，化瘀止血。

方剂：加味调元王脉散（方 1）加减。

药物：北沙参 30g　　　麦冬 10g　　　五味子 10g　　　生黄芪 30g

| 仙鹤草 15g | 知母 12g | 蒲黄炭 15g | 白及 15g |
| 生山楂 10g | 鸡内金 10g | 浮小麦 30g | 阿胶 15g（烊化） |

10 月 6 日：舌质正红，苔少薄黄花剥。血常规检查示：红细胞 4.84×10^{12}/L、血红蛋白 139g/L、白细胞 7.14×10^{9}/L、血小板 174×10^{9}/L。仍守上方加减。

11 月 2 日：因咳嗽，咯痰不利，舌正红，苔薄黄。

辨证：阴虚咳嗽。

治法：养阴润肺，化痰止咳。

方剂：润肺饮（方 3）加减。

药物：天冬 15g	麦冬 10g	紫菀 15g	款冬花 15g
百部 15g	黄芩 10g	瓜蒌皮 15g	信前胡 15g
射干 10g	枇杷叶 15g	知母 10g	仙鹤草 15g

12 月 3 日：患儿纳食一般，二便正常，人较恶热，舌红有裂纹。血常规检查示：红细胞 5.63×10^{12}/L、血红蛋白 148g/L、白细胞 8.54×10^{9}/L、血小板 255.4×10^{9}/L、网织红细胞比例 0.2%。胸部 X 线示：特发性肺含铁血黄素沉着症，治疗后与 2013 年 5 月 31 日 X 线结果比较，两肺野内病灶略有吸收。仍以方 1加减。

12 月 28 日：胃纳转佳，二便自调，舌红有裂纹，几乎无苔。

辨证：阴虚肺热。

治法：养阴清肺，化瘀生新。

方剂：养阴清肺汤（方 2）加减。

药物：生地黄 15g	玄参 15g	麦冬 12g	牡丹皮 12g
焦栀子 10g	桑白皮 12g	地骨皮 12g	知母 12g
天冬 15g	仙鹤草 15g	蒲黄炭 15g	白茅根 15g

水煎服。

2014 年 2 月 23 日：因吃燥热食物，咳嗽，喉核红肿。血常规检查示：红细胞 4.21×10^{12}/L、血红蛋白 127g/L、白细胞 10.39×10^{9}/L、血小板 208×10^{9}/L。又改用方 3 加减。先后服药 28 剂至 4 月 4 日，不咳嗽，一般情况好，舌红有裂纹，舌尖无苔，中心薄黄，又改用方 2 加减，病情稳定。

6 月 29 日：胃纳增加，二便正常。血常规检查示：红细胞 4.72×10^{12}/L、血红蛋白 136g/L、白细胞 8.12×10^9/L、血小板 207×10^9/L、网织红细胞比例 1.0%。

辨证：肺肾阴虚。

治法：滋补肺肾。

方剂：玄麦甘桔汤合地黄丸（方4）加减。

药物：玄参 15g　　　麦冬 10g　　　桔梗 12g　　　生地黄 15g

　　　山茱萸 15g　　怀山药 15g　　天冬 15g　　　桑白皮 12g

　　　地骨皮 12g　　牡丹皮 12g　　赤芍 10g　　　仙鹤草 15g

7月30日：血常规检查示：红细胞 5.31×10^{12}/L、血红蛋白 139g/L、白细胞 11.17×10^9/L、血小板 270×10^9/L、网织红细胞比例 0.38%。病情稳定，守方加减。

9月12日：咳嗽，咯痰不利，大便两三天一行，小便偏黄，咽红，舌红，裂纹略减，苔薄黄少，又服方3共10剂，基本不咳。

复因感冒咳嗽加重，咯痰不利，伴气喘，二便正常，舌象同前。

辨证：风热犯肺，肺气上逆。

治法：宣肺清热，化痰平喘。

方剂：麻杏石甘汤（方5）加减。

药物：麻黄 10g　　　杏仁 10g　　　石膏 15g　　　黄芩 10g

　　　瓜蒌皮 15g　　信前胡 15g　　射干 10g　　　枇杷叶 10g

　　　海浮石 15g　　胆南星 10g　　葶苈子 10g　　地龙 10g

服后咳止喘平，病情稳定，偶咳，用方2、方3加减调治。

2015年1月20日：患儿胃纳一般，面色略显萎黄，舌质淡紫苔白。

辨证：脾胃气虚。

治法：健脾益气，化瘀生新。

方剂：香砂异功散（方6）加减。

药物：南沙参 30g　　生黄芪 30g　　白术 12g　　　陈皮 10g

　　　藿香 10g　　　仙鹤草 15g　　茯苓 12g　　　砂仁 5g

　　　当归 10g　　　蒲黄炭 15g　　白茅根 15g　　黄芩 10g

4月19日：血常规检查示：红细胞 4.64×10^{12}/L、血红蛋白 133g/L、白细胞 8.55×10^9/L、血小板 223×10^9/L、网织红细胞比例 1.2%。其间自觉无不适。

6月11日：血常规检查示：红细胞 5.17×10^{12}/L、血红蛋白 145g/L、白细胞 9.46×10^{9}/L、血小板 285×10^{9}/L。复查胸部 CT 提示：双肺野清晰，肺纹理规整，双肺可见弥漫性散在粟粒状高密度影，肺含铁血黄素沉着症，较2014 年 7 月 28 日 X 线结果好转。7 月 17 日在成都中医药大学附属医院复查血常规示：红细胞 4.81×10^{12}/L、血红蛋白 141g/L、白细胞 6.81×10^{9}/L、血小板 217×10^{9}/L、网织红细胞比例 0.9%。其病接近临床治愈，目前尚在继续调治。

按语：以上两例肺含铁请胡老诊治时其病均处于"肺出血静止期"，不同点是案 3 病程短，仅 7 月，初诊时还在服用激素治疗（醋酸泼尼松片 20mg/d），中药治疗 5 个月后停服激素；案 4 病程长达 6 年，初诊时已停服激素 4 月。根据舌质舌苔结合病情分析，案 3 属湿热体质，故其治疗过程中较多服用苇茎宣痹汤、黄芩滑石汤、香砂异功散等清热利湿、宣痹止咳、理脾胃；案 4 治疗过程中较多服用调元生脉散、养阴清肺汤、润肺饮、玄麦甘桔合地黄丸等益气养阴、清热润肺、滋补肺肾。可见疾病的发生、发展过程与患者的体质密切相关。"证"常以体质为转变，体质是形成"证"的物质基础之一。所谓"同病异治"和"异病同治"在一定程度上是以体质学说为依据的。这就是辨证论治在强调因时、因地、因病制宜的同时，还要强调因人制宜的道理所在。

8. 厌食

（1）脾胃气虚案

罗某，女，8 岁，2013 年 2 月 28 日初诊。

患儿面黄形瘦，长期不知饥，不思食，食少腹胀，时恶心呕吐，不喜饮水，大便偏干，两日一行，苔白脉弱。

诊断：厌食。

辨证：脾胃虚弱，胃气上逆。

治法：益气健脾，降逆止呕。

方剂：香砂异功散加减。

药物：太子参 20g	炒白术 10g	茯苓 10g	陈皮 10g
藿香 10g	砂仁 5g	枳实 10g	厚朴 15g
焦山楂 10g	鸡内金 10g	法半夏 15g	紫苏叶 10g

水煎服 6 剂。

2013 年 3 月 12 日：服上方 6 剂后，转矢气，腹胀呕吐减轻，继服 5 剂，现腹不胀，亦不吐，知饥思食，食量增加，大便正常，苔薄微黄，脉平。药已中的，守方加减，上方去法半夏、紫苏叶加麦冬 10g，黄连 3g 调理善后。

（2）脾胃阴虚案

王某，女，5 岁，2002 年 9 月 6 日初诊。

患儿食欲不振，食少、饮多 1 年余，半月前感冒高热后更不思食，只喜饮酸奶，喝甜酸味饮料，烦躁易怒，经邻居介绍，前来就诊。胡老观患儿面黄形瘦，精神尚好，舌红少津，苔薄黄花剥；问及"到吃饭时间有无饥饿感？"答曰："无。"平时喜吃香燥食物，大便干燥，2～3 天一次，小便黄。

诊断：厌食。

辨证：脾胃阴虚兼夹内热。

治法：养阴益胃，佐以清热。

方剂：益胃汤加减。

药物：北沙参 30g　　麦冬 12g　　　天花粉 15g　　生地黄 15g

　　　石斛 15g　　　乌梅 10g　　　怀山药 15g　　生山楂 10g

　　　鸡内金 10g　　槟榔 15g　　　黄连 5g

冰糖适量，加入煎好的药汁中溶化后服。

9 月 11 日：服上方 4 剂后饮水减少，纳食增加，大便转润，烦躁消失。效不更方，守方加砂仁 6g 醒脾和胃，连服 6 剂后知饥思食，二便正常，随访 1 年，纳运正常，体重增加，面转红润。

按语：本案患儿平时喜吃香辣燥热食物，脾胃素有积热，热伤胃阴，胃阴不足故食少饮多。加之感冒高热，耗气伤津，胃阴更虚，胃阴虚则不饥不纳，故更不思食，只喜喝酸奶和甜酸饮料；阴津不足，肠道失濡，故大便干燥，二三日一次；胃络上通于心，脾胃积热，上扰于心，故烦躁易怒；舌红少津，苔薄黄花剥均是阴虚内热之象。胡老尊先贤"胃阴虚不饥不纳用清补"之训，予益胃汤加减。是方以北沙参、麦冬、天花粉、生地黄、石斛、乌梅养阴清热，益胃生津；怀山药、鸡内金、生山楂、槟榔健脾助运，消导通便；黄连清心除烦，诸药配伍，胃阴复，内热清，纳运正常，其病遂愈。

（3）脾胃湿热案

陈某，女，6岁，2003年8月7日初诊。

患儿平时胃纳一般，入夏以来贪凉饮冷，以至食欲不振，不饥不食，口淡无味，喜味大食物，喜饮水，喜食稀粥，腹胀矢气少，大便正常，小便黄少，舌质淡红，苔白黄厚腻，脉滑微数。

诊断：厌食。

辨证：中焦湿热，气机阻滞。

治法：宣畅气机，清利湿热。

方剂：加味三仁汤。

药物：杏仁10g　　薏苡仁20g　　白豆蔻10g　　法半夏12g
　　　　厚朴15g　　淡竹叶10g　　滑石15g　　　通草6g
　　　　黄芩12g　　藿香12g　　　佩兰12g　　　生稻芽15g

水煎服4剂。

8月12日：腻苔减退，胃纳略增，转矢气，腹胀减轻，饮水减少，守方加减，原方去佩兰加大腹皮，继服4剂，诸症悉除，胃纳复常，嘱忌食生冷瓜果以防复发。

按语：胡老指出脾胃湿热厌食患儿，除不知饥、不思食、口淡无味、喜味大食物外，一般口不渴或渴不多饮。本案患儿却喜饮水，喜食稀粥，似有胃阴不足，饮水自救之嫌，但舌苔白黄厚腻却是湿热之象。此由患儿贪凉饮冷，损伤脾胃，脾为湿困，湿郁化热，湿热壅滞中焦，气机升降失调而致厌食。喜饮水为湿热蕴结，津不上承之故，病变本质仍为脾胃湿热，故用三仁汤宣上、畅中、渗下，复加黄芩、藿香、佩兰清热化湿，生稻芽醒脾和中，诸药配伍，三焦通畅，湿热分消，脾健胃和，则纳运正常。

（4）肝脾不和案

许某，男，9岁，2014年9月9日初诊。

患儿不思饮食伴腹痛2月余。刻诊：不知饥，少食即感腹胀，时腹痛，喜揉按，阵阵嗳气，大便偏干，1～2天1次，量少，舌苔薄白，脉平。

诊断：厌食。

辨证：脾虚气滞。

方剂：香砂六君子汤加减。

药物：太子参30g　　白术10g　　茯苓10g　　陈皮10g

法半夏15g　　藿香10g　　砂仁5g　　枳实10g

云木香10g　　槟榔15g　　焦山楂10g　　鸡内金10g

水煎服6剂。

9月17日：病情无明显变化，患儿闷闷不乐，问其何故？患儿祖母云："孙子父亲2月前不幸病故，平素父子感情甚笃，父亲去世后又不愿让老师同学知道，每日思念不已。"闻此言胡老顿悟。

辨证：肝郁气滞，肝脾不和。

方剂：逍遥散加减。

药物：柴胡10g　　白芍15g　　当归10g　　白术10g

茯苓10g　　枳实10g　　香附10g　　青皮10g

郁金15g　　紫苏梗10g　　焦山楂10g　　鸡内金10g

水煎服6剂。

9月24日：患儿面带喜色，自述知饥思食，腹胀腹痛缓解，已不嗳气。效不更方，上方去紫苏梗加炙甘草10g，继服6剂，其病遂愈。

按语：胡老指出此案乃悲伤忧思导致厌食。《温病条辨·解儿难》中汪廷珍云："小儿但无色欲耳，喜怒悲恐，较之成人，更专且笃，亦不可不察也。"确系经验之谈。

9. 积滞

王某，男，3岁5个月，2010年7月2日初诊。

患儿外婆代诉，发热3天，呕吐1天。胡老问"有无鼻塞喷嚏，流涕，咳嗽？"答曰"无"；又问"有否多吃零食，生冷瓜果？"答曰"近日在幼儿园吃饭回家后均要加餐，吃水果和奶酪，3天前即诉腹部不适，不思饮食，恶心欲吐，昨日呕吐1次，吐出食物和涎沫，身热夜甚，昨晚体温39.2℃，夜卧不安。"再

问"手心手背哪个热些？"答曰"手心"，问"大小便怎样？"答"大便先干后
稀，喜饮水，小便正常。"查咽微红，苔薄黄中心略厚，脉滑微数。

诊断：积滞。

辨证：饮食不节，仓廪实满，积久化热，胃气上逆。

治法：消食导滞，和中降逆，佐以清热。

方剂：保和丸加减。

药物：炒山楂10g   神曲10g   陈皮10g   法半夏12g

　　　茯苓12g   连翘12g   云木香10g   黄连6g

　　　黄芩10g   苏叶10g   青蒿12g（另包）

水煎服2剂。

7月5日：服上方1剂后身热即退，亦不呕恶，尚感腹部不适，胃纳不佳，
遂以香砂异功散调理而愈。

按语： 前人云："要得小儿安，常带三分饥和寒。"三分饥者，不要过饱也，
谓乳食要有节制，做到"乳贵有时，食贵有节"。万全曰："调理脾胃者，医中之
王道也；节戒饮食者，却病之良方也。"为父母者当谨记之，乳食有节，随食随
消，何积之有？

10. 腹痛

（1）脾胃虚寒案

李某，女，7岁半，2005年4月7日初诊。

患儿素体虚弱，面白少华，腹痛饮冷受寒即发，服药缓解即停药，终未根
治。前日春游，过食瓜果致脘腹疼痛，阵阵发作，喜揉按，热熨则减，手足欠
温，大便清稀，日行3～4次，小便少，舌淡红，苔薄白，脉沉无力。

诊断：腹痛。

辨证：脾胃虚寒。

治法：温中散寒，行气止痛。

处方：加味香砂理中汤。

药物：太子参30g   炒白术12g   炮姜10g   云木香12g

　　　砂仁10g   茯苓12g   怀山药15g   车前子10g

炙甘草 6g

4月11日：上方连服3剂，痛、泻俱止。唯神疲食少，口淡无味，继用益气健脾之异功散加藿香、砂仁、炒山楂、神曲等调理脾胃，嘱避寒，忌饮冷，半月即收全功。随访1年，未再腹痛，身体渐壮。

按语： 本案为脾胃虚弱之人，过食生冷瓜果，寒伤中阳，寒凝气滞所致之虚寒腹痛。诚如《素问·举痛论》所说："寒气客于肠胃之间，膜原之下，血不得散，小络急引故痛。"得温、喜揉按则寒气散而气血暂通，其痛缓解；寒伤中阳，脾阳不足，四肢失于温煦，故手足欠温；脾虚寒凝，运化失调，故大便清稀；舌淡红，苔薄白，脉沉无力均为脾胃虚寒之象。"虚则补之""寒则温之"，治当温补，故以理中汤温中散寒；云木香、砂仁行气止痛；茯苓、怀山药健脾止泻。在痛、泻俱止之后，随即用香砂异功散益气健脾，调理善后。鉴于该患儿尚不甚虚，且仅手足欠温，故仅用太子参，也未加制附子。若气虚甚，痛时汗出肢厥，则当用人参，加制附子（即附子理中汤，含参附汤、四逆汤），否则不足以益气健脾，回阳救逆。

（2）血瘀气滞案

杨某，女，3岁。1991年9月23日初诊。

其父代诉，患儿腹胀、腹部隐痛1周，以行走后为著，除胃纳不佳、精神稍差、面色略显萎黄外，一般情况尚可，咽不红，舌质略淡，苔白。查体：心肺（-），腹膨隆，肝（-），左侧腹部扪及15cm×10cm×9cm包块，质较硬，表面光滑，边界尚清，触痛不甚，肠鸣正常。拟诊：①巨脾？②肾胚胎瘤？血常规检查示：白细胞 $9.7×10^9$/L、多核细胞67%、淋巴细胞31%、大单核细胞2%、红细胞 $440×10^{12}$/L、血红蛋白105g/L、红细胞压积32.6%、平均红细胞体积74fL、平均红细胞血红蛋白量23.9pg、平均红细胞血红蛋白浓度32.2g/L，血小板 $139×10^9$/L；B超检查报告：肝脏大小、形态、回声正常，左肾及脾脏大小、形态、回声正常。左侧腹探及6.0cm×4.0cm实质占位，回声低弱，较均质，中央见约2.1cm×4.0cm无回声暗区，包块边界清楚光滑，推测来源于小肠，与左肾及胰尾、脾均无关。结论：左侧腹实质占位，排除巨脾与肾胚胎瘤。西医诊断：腹部包块待诊。经进修医生推荐，延请胡老诊治。

诊断：积聚。

辨证：血瘀气滞。

治法：活血化瘀，行气止痛。

方剂：膈下逐瘀汤加减。

药物：桃仁 6g　　　　红花 6g　　　　当归 10g　　　　川芎 6g

　　　赤芍 10g　　　炮穿山甲 10g　　柴胡 10g　　　　枳实 10g

　　　青皮 6g　　　郁金 12g　　　　海藻 15g　　　　延胡索 10g

　　　神曲 10g

连服 9 剂后复诊，胃纳好转，行走后腹胀腹痛减轻。药既中的，守方加减，上方去郁金、海藻、神曲，加莪术 10g，牡蛎 30g，夏枯草 15g，增强破血行气、软坚散结之力。

10 月 31 日：继服 14 剂后，患儿笑曰："肚子不胀不痛。"扪腹部包块已消失，B 超复查左腹部未探及肿块轮廓。其父感叹："太奇妙了，中药真是不可思议！"遵《内经》"大积大聚，其可犯也，衰其大半而止"之旨，处香砂异功散益气健脾，行气化滞，调理善后。

按语：本案患儿腹中包块在排除巨脾与肾胚胎瘤后，诊断不明，中医则按"积聚"治疗，因二者均有腹内结块、或痛或胀的病症。鉴于患儿腹内包块有形，固定不移，痛有定处，当属积证。积属血分，乃瘀血凝滞为主，故立活血化瘀、行气止痛之法，用膈下逐瘀汤加减，在胃纳增加，腹胀、腹痛减轻的情况下，守方加减，增加破血行气、软坚散结之品，再服 14 剂后腹内包块竟然消失，胡老也感到意外。

"积聚"之病，首见于《难经》，其后巢氏病源又立"癥瘕"之名。以不动者为癥，动者为瘕。可见癥与积都具有形可征、坚硬不移的特点，瘕与聚皆有聚散无常的症状。因此癥与积、瘕与聚均为同一类疾病。虽然积以瘀血凝滞为主，聚以气机阻滞为主，但是气滞日久，可致血瘀而成有形之积。有形之瘀血，亦必阻滞气机，故积聚在病机上既有区别，又有联系。一般而言初病多实，久病多虚，治疗上需注意。本案患儿因病程不长，正气尚强，邪气尚浅，故以攻邪为先，继后扶正。若病程较长，邪盛正衰，又宜攻补兼施，或且攻且补，或先补后攻，又当因人而异。若尽攻其邪，必伤其正。诚如《类证治裁》所说："积聚由渐而成，

治必由渐而去，故缓攻通络，勿峻用吐下，致伤胃气而损真元也。"

11. 呕吐

（1）伤食呕吐案

案1 冷某，女，1岁6个月，2010年6月7日初诊。

其母代诉患儿呕吐、发热2天。2天前因喂养不当，乳食杂进，以致呕吐乳食，大便稀，3～4次/日，有不消化物，便时努责，昨晚发热（体温38.5℃），无汗，睡不安稳，时惊惕，舌苔白黄，指纹紫在风关。

诊断：呕吐。

辨证：伤食呕吐。

治法：消食导滞、和胃降逆，佐以清热止泻。

方剂：保和丸加减。

药物：炒山楂6g　　神曲5g　　　陈皮6g　　　法半夏6g

　　　茯苓6g　　　云木香6g　　黄连5g　　　黄芩6g

　　　葛根6g　　　蝉蜕6g　　　青蒿6g（另包）

水煎服2剂。

6月11日：其母代诉服上方1剂，即不呕吐，汗出热退，夜卧安稳，大便呈糊状。据此改用六神汤加减，调理脾胃善后。

药物：南沙参10g　　炒白术6g　　茯苓6g　　　怀山药6g

　　　炒山楂6g　　炒麦芽10g　　陈皮6g　　　车前子5g

案2 吴某，女，1岁6个月，2013年5月31日初诊。

患儿平时纳差，由于喂养不当，乳食杂进，两天来食后呕吐5次，吐出未消化食物，2日未大便，腹微胀，矢气少，夜卧不安，小便尚可，苔白微黄，指纹紫滞。

诊断：呕吐。

辨证：伤食呕吐。

治法：消食导滞，和胃降逆。

方剂：保和丸加减。

药物：焦山楂10g　　建曲10g　　　陈皮10g　　法半夏10g

　　茯苓 10g　　　　黄连 3g　　　　　紫苏叶 10g　　　　莱菔子 10g

　　藿香 10g　　　　厚朴 10g

水煎服 3 剂。

每剂两煎共取汁 120mL，少量多次喂服。

6 月 4 日：服上方 1 剂后呕吐即止，已解大便，服完 3 剂后腹不胀，夜卧安稳，现唯食欲不佳，大便偏干，苔薄白，指纹紫。

辨证：脾胃气虚。

治法：益气健脾，行气化滞。

方剂：香砂异功散。

药物：太子参 10g　　　白术 10g　　　　茯苓 10g　　　　陈皮 10g

　　广藿香 10g　　　砂仁 5g　　　　　枳实 5g　　　　　厚朴 10g

　　焦山楂 5g　　　　鸡内金 10g

水煎服 2 剂，2 日 1 剂。

按语：以上两案均因喂养不当，乳食杂进致仓廪食满，胃气上逆而呕吐。不同点是案 1 兼发热，大便稀，便时努责；案 2 兼不大便，腹微胀。因同属伤食呕吐，故均用保和丸加减，消食导滞，和胃降逆。在此基础上，案 1 合葛根芩连汤清热止泻，加青蒿配黄芩清透退热，故服 1 剂后即不呕吐，汗出热解，大便成糊状，改用六神汤加减调理而愈。案 2 加紫苏叶、黄连、藿香，助陈皮、法半夏和胃降逆止呕，加厚朴助莱菔子消食化积，行气消胀，仅服 1 剂呕吐即止，大便即通，腹即不胀。

　　伤食呕吐止吐后，一般应调理脾胃善后，胡老经验是大便稀溏，消化不良者，用六神汤加减，如案 1；不知饥，食欲不佳者，用香砂异功散，如案 2。

（2）肺胃不和案

案 1　孙某，女，5 岁 1 个月，1981 年 4 月 18 日初诊。

患儿 3 天前突发呕吐，食入即吐，每天呕吐 2～3 次，常在午后发作，伴脐腹疼痛，胃纳不佳，不喜饮（怕吐），大便干燥，小便黄，舌红，无苔，脉沉细数。家长代诉患儿平时热重，呕吐前曾患感冒。

诊断：呕吐。

辨证：肺胃不和，升降失常。

治法：宣肺清热，降逆止呕。

方剂：苏叶黄连汤加味。

药物：紫苏叶 6g　　　黄连 3g　　　　乌梅 15g　　　广木香 10g

水煎服 2 剂。

4 月 20 日：家长代诉遵医嘱煎熬，少量多次喂服。上方仅服 1 剂患儿呕吐、腹痛即止，精神好转，已思食。遂处香砂异功散加减调理善后。

案 2　刘某，女，8 岁。

患儿因过敏性紫癜（混合型）复发于 1985 年 1 月 14 日住院治疗。入院时双下肢和手背均可见散在之紫癜，微痒，尿常规检查示：蛋白（－）、红细胞 0～3/HP。行中西医结合治疗，入院第 4 天突感腹痛，频频呕吐，神萎不欲食。值班医生曾予"藿香正气水"，但服后仍吐，舌质微红，苔薄白微黄，脉滑微数。

诊断：呕吐。

辨证：肺胃不和，升降失调。

治法：宣通肺胃，降逆止呕。

方剂：苏叶黄连汤加味。

药物：紫苏叶 10g　　　黄连 5g　　　广木香 12g　　　乌梅 15g
　　　延胡索 15g

水煎服 2 剂。

次日查房得知患儿服上方 1 剂后呕吐腹痛即止，已能进食。嘱服完 2 剂后，仍以泻黄散为主加减治疗。

按语：以上两案均因肺胃不和致吐，均以苏叶黄连汤加味治之而愈。考肺胃不和致呕出自王孟英《温热经纬·卷四》："湿热证呕恶不止，昼夜不差欲死者，肺胃不和，胃热移肺，肺不受邪也，宜用川连三四分、苏叶二三分，两味煎汤，呷下即止。"此方用黄连以清湿热，苏叶以通肺胃，投之立愈者，以肺胃之气非苏叶不能通也。加广木香旨在行气止痛，加乌梅旨在生津、补充胃液。《本草纲目》云："延胡索能行血中气滞，气中血滞，故专治一身上下诸痛。"故案 2 过敏性紫癜患儿腹痛更加延胡索活血行气以止痛。

（3）胃热呕吐案

案 1　张某，女，40 天，1977 年 3 月 4 日初诊。

患儿足月顺产，出生后母乳喂养。开始哺乳即发生呕吐，曾经治疗后效果不显。现症：食入即吐，喷射而出，吐出所食奶汁，味酸、臭，带黏液，有时吐出绿色清水带奶块，睡中惊惕，夜间尤甚，小便正常，舌质微红，苔白黄中厚，指纹青紫。

诊断：呕吐。

辨证：痰热内蕴，胆胃不和。

治法：清胆和胃，理气化痰。

方剂：黄连温胆汤加减。

药物：陈皮 3g　　　　法半夏 5g　　　　茯苓 5g　　　　枳实 3g

　　　竹茹 6g　　　　黄连 3g　　　　紫苏 3g　　　　蝉蜕 3g

　　　钩藤 6g

水煎服 2 剂，每剂浸泡半小时后头煎 10 分钟，二煎 15 分钟，两煎共取汁40mL，日服 4 次，每次 10mL。

3 月 7 日：服上方 2 剂后呕吐即愈，惊惕好转，守方加减，继服 2 剂，惊惕即止。

案 2　李某，男，1 岁，2013 年 6 月 4 日初诊。

患儿近日食入即吐，喷射而出，呕吐乳食带痰涎，夜卧易惊，大便少，小便黄，精神尚可，舌苔白黄，指纹紫在风关。

诊断：呕吐。

辨证：痰热内蕴，胆胃不和。

治法：清胆和胃，降逆止呕。

方剂：黄连温胆汤加减。

药物：黄连 3g　　　　法半夏 10g　　　陈皮 5g　　　　茯苓 5g

　　　枳实 5g　　　　紫苏叶 5g　　　竹茹 10g　　　藿香 5g

　　　焦山楂 5g　　　旋覆花 5g　　　代赭石 10g（包煎）

水煎服 3 剂。

每剂两煎共取汁 80～100mL，少量频服。

6 月 10 日：服上方 3 剂后除偶有干呕外，进食后已不呕吐，唯食欲欠佳，腹稍胀，矢气少，大便偏干，舌象同前。守方加减，上方去旋覆花、赭石、紫苏叶，加砂仁 5g，厚朴 10g，槟榔 10g，继服 4 剂后食欲转佳，大便正常。

按语：以上两案主症均是食入即吐，喷射而出，吐出乳食痰涎。胡老据《素问·至真要大论》中"诸逆冲上，皆属于火"和"胃本不呕，胆木克之则呕"之说，均辨证为痰热内蕴、胆胃不和、胃气上逆之呕吐，均选用黄连温胆汤清胆和胃，降逆止呕。两案不同点在于案 1 患儿年仅 40 天，兼有睡中惊惕，故加蝉蜕、钩藤祛风定惊；案 2 患儿吐势相对更甚，故加旋覆花降逆止呕之外，更加代赭石重镇降逆以止呕。

（4）津伤气逆案

何某，男，1 岁半。

患儿感冒发热 5 天，经服西药治疗未愈，现身热有汗，口干喜饮，时流清涕，舌淡红，苔薄白，指纹青紫。初按"卫气同病"论治，予银翘白虎汤加减，服药 2 剂，体温逐渐由 39℃降至 37.4℃，一般情况尚好。此时主管医师根据患儿尚有少许清涕和服药后大便每日 8～10 次，误认为是"风热泻"，改用桑菊饮加车前子方，连服 3 剂后体温又升至 38℃，患儿神倦时烦，睡不安稳，汗出喜饮，时时干呕，舌红少苔，指纹青紫。

诊断：呕吐。

辨证：热病后期，余热未尽，气阴两伤，津伤气逆。

治法：益气生津，清热降逆。

方剂：竹叶石膏汤减粳米（缺药）加知母。

药物：淡竹叶 5g　　　石膏 6g　　　知母 6g　　　麦冬 6g
　　　法半夏 6g　　　甘草 5g　　　生晒参 5g（另煎）

水煎服 2 剂，每剂浸泡半小时后，头煎 10 分钟，二煎 15 分钟，两煎共取汁 120mL，每次服 20mL，加参汤 10mL，1 日 4 次。

3 天后胡老再次查房时得知患儿服上方 2 剂后即不干呕，精神转佳，汗出已少，体温亦降至正常，遂予以加味生脉散 2 剂调理善后，痊愈出院。

按语： 综观本案，患儿先后发热 10 天，因余热未尽，稽留气分，故仍发热；"壮火食气"，气伤则神倦；热扰心神故时烦，睡不安稳；热蒸津液外泄故汗出。反之，汗出过多又耗气伤阴；津伤则口干喜饮，饮水自救；胃中热邪未尽，胃气上逆故时时干呕，舌红少苔为汗出利尿重伤其阴之征。由此观之，本病乃人参白虎汤证与竹叶石膏汤证兼而有之，故以两方合方化裁取效。

（5）脾胃虚寒案

何某，男，3 岁 8 个月，2008 年 11 月 27 日初诊。

患儿呕吐 3 天。因平素胃纳不佳，家长为增强其食欲，半月来每晚喝 1 瓶酸奶，吃后非但没有增强食欲，3 天前患儿反而感胃脘不适，频频呕吐清涎，经西医检查"幽门螺旋杆菌阳性"，服西药未见好转，遂改请中医治疗。刻诊：精神倦怠，面白无华，食少不化，食后良久方吐，大便稀溏，每天 1～2 次，小便尚可，舌质淡，苔薄白，脉稍显无力。

诊断：呕吐。

辨证：脾胃虚寒，胃气上逆。

治法：温中散寒，和胃降逆。

方剂：砂半理中汤加减。

药物：太子参 20g　　炒白术 12g　　炮姜 6g　　砂仁 6g

　　　法半夏 12g　　陈皮 10g　　茯苓 12g　　藿香 10g

　　　神曲 10g

水煎服 2 剂。

11 月 30 日：服上方 2 剂后即不呕吐，也不恶心，唯胃纳尚差，遂守方加炒山楂 10g，怀山药 15g，以开胃助运，调治而愈。

按语： 治疗脾胃虚寒证呕吐，普遍认为都应选用丁萸理中汤，胡老则不用。究其原因是丁香、吴茱萸两味药煎煮后气味难闻难吃，患儿本呕吐，服难闻难吃之药更易呕吐。胡老认为丁萸理中汤对于小儿不太适用，故改为砂半理中汤，临床观察疗效可靠。

12. 泄泻

（1）伤食泻案

案 1 付某，女，2 岁，2007 年 9 月 14 日初诊。

其母代诉患儿昨天中午吃肉丸较多，午睡后又吃梨子等水果，当晚即解稀大便 2 次，今晨又解稀便 4 次，大便酸臭，并夹不消化物和风泡沫，阵阵腹痛，呕恶，不思饮食，小便短少，舌苔白腻，指纹不显。

诊断：泄泻。

辨证：伤食泄泻。

治法：消食导滞，和中分利。

方剂：消导止泻汤加减。

药物：炒山楂 6g   苍术 6g   炮姜 3g   黄连 3g

      云木香 6g   车前子 6g   防风 3g   紫苏叶 6g

水煎服 2 剂，腹泻即止。唯胃纳尚差，继服楂曲平胃散 1 剂而愈。

案 2 徐某，男，5 月零 19 天，2013 年 3 月 11 日初诊。

其母代诉因喂养不当，腹泻 1 月余，迭治无效。刻诊：大便稀，矢气后喷射而出，每日 5～6 次，便中有不消化物，间有呕恶，咳嗽流清涕，喉间痰鸣，小便尚可，苔白，指纹紫在风关。

诊断：泄泻。

辨证：伤食泻，兼外感风寒。

治法：消导分利，疏风散寒。

方剂：消导止泻汤加减。

药物：焦山楂 5g   苍术 5g   炮姜 5g   黄连 3g

      木香 5g   山药 5g   车前子 5g   紫苏叶 5g

      京半夏 5g   茯苓 5g

水煎服 2 剂。

每剂两煎共取汁 60mL，分 4 次喂服。

3 月 14 日：服上方 2 剂后，大便减为每日 2 次，呈糊状夹不消化物，不呕，尚有清涕，轻咳痰少，舌苔、指纹同前。据上述改用益气健脾，佐以疏解法，方用六君子汤加减。

　　药物：太子参 10g　　　炒白术 5g　　　茯苓 5g　　　陈皮 5g

　　　　　京半夏 5g　　　　车前子 5g　　　防风 5g　　　山药 5g

　　　　　紫苏叶 5g　　　　炒麦芽 5g

水煎服 3 剂。

3 月 18 日：继服上方 2 剂后，大便每日 1～2 次，稍干，不流清涕，不咳，亦无痰鸣，余无不适，遂以五味异功散调理善后。

　　药物：太子参 10g　　　炒白术 5g　　　茯苓 5g　　　陈皮 5g

　　　　　炒麦芽 5g　　　　焦山楂 5g　　　山药 5g　　　车前子 5g

水煎服 3 剂。

案 3　雷某，女，1 岁 1 个月，2013 年 5 月 2 日初诊。

其母代诉患儿近日水果零食杂进，大便呈稀糊状并夹不消化物，带少许风泡。便时喷射而出，时又努责，每天 4～5 次，不喜饮水，小便少，舌苔薄白，指纹紫滞在风关。

诊断：泄泻。

辨证：伤食泻。

治法：消导和中分利。

方剂：消导止泻汤加减。

　　药物：焦山楂 5g　　　苍术 5g　　　炮姜 5g　　　黄连 3g

　　　　　云木香 5g　　　山药 10g　　　车前子 5g　　　防风 5g

水煎服 3 剂。

5 月 7 日：服上方 1 剂后大便次数减为每天 2～3 次，服完 3 剂后大便已成条状，每天 1 次，鉴于患儿食欲不佳，消化不良，余无不适，故予益气健脾，行气化滞之香砂异功散调理善后。

　　药物：太子参 10g　　　炒白术 5g　　　茯苓 5g　　　陈皮 5g

　　　　　藿香 5g　　　　　砂仁 5g　　　厚朴 5g　　　焦山楂 5g

　　　　　炒麦芽 10g　　　山药 10g

水煎服 4 剂。

案 4　李某，男，8 月零 12 天，2014 年 3 月 3 日初诊。

患儿因添加辅食不当致泄泻 3 天。泻下水样便，夹不消化物和风泡，每天 4～6 次，喷射而出，胃纳减少，间有呕恶，肛门红，小便少，舌质正红，苔薄白，指纹紫在风关。

诊断：泄泻。

辨证：伤食泻。

治法：消导分利，佐以和胃降逆。

方剂：消导止泻汤加减。

药物：焦山楂 5g 苍术 5g 炮姜 5g 黄连 3g

   云木香 5g 山药 10g 车前子 5g 防风 5g

   紫苏叶 5g

水煎服 3 剂。

3 月 7 日：服上方 3 剂后泻止，唯食欲不佳，消化不良，余无不适，遂改用香砂异功散调理善后。

药物：太子参 10g 炒白术 5g 茯苓 5g 陈皮 5g

   藿香 5g   砂仁 5g   焦山楂 5g 炒麦芽 10g

水煎服 4 剂。

按语：以上四案均因喂养不当，乳食不节导致腹泻，治当消食导滞，和中分利。胡老常用自拟的消导止泻汤，随症加减，疗效甚佳。其中黄连、炮姜寒温并用是一特点。因伤食多伴呕恶，故胡老常加紫苏叶配黄连降逆止呕，这又是一特点。

（2）湿热泻案

案 1 王某，男，1 岁 1 个月，2010 年 1 月 8 日初诊。

其母代诉 2 天前带患儿参加婚礼后，乳食杂进致呕吐频，水乳难入，继则腹泻，初为稀糊状，后为水样便，身热夜甚（体温 38.9℃），服"美林"后汗出热退，继而复热。患儿精神不佳，阵阵哭啼。前医诊为脾虚发热，处香砂六君子汤加减方，服后无效，遂请胡老诊治。诊视患儿神萎思睡，身热微汗，不思乳食，亦不喜饮水，泻下黄色稀水样大便，日泻五六次，喷射而出，小便短黄，舌苔白黄薄腻，指纹紫显现风关。

诊断：泄泻。

辨证：湿热泻。

治法：清热利湿。

方剂：黄芩滑石汤加味。

药物：黄芩 5g　　　　滑石 6g　　　　猪苓 6g　　　　茯苓 6g

　　　大腹皮 6g　　　白豆蔻 5g　　　通草 5g　　　　藿香 6g

　　　青蒿 6g（另包）

水煎服 2 剂。

2 天后患儿母亲电话告知服药当晚身热即退，吐泻即止，继服第 2 剂（未加青蒿）后患儿饮食如常，精神转佳。

案 2　应某，女，5 个月，1978 年 3 月 27 日初诊。

其父代诉患儿反复腹泻 3 个月。患儿系第二胎，足月顺产，人乳、牛奶混合喂养。2 个多月前因喂养不当引起腹泻，曾服西药治疗，虽一度好转，但至今未愈，已历 3 月。先后在当地和省医院多次查便常规，初为脂肪球 ++ ～ +++，脓球 + ～ ++，中期有脓球、吞噬细胞，近日主要是白细胞少许，红细胞少。大便多次涂片检查，一直是革兰氏阳性球菌占优势，多次培养无致病菌生长，亦未查见霉菌。病程中先后不规则使用过新霉素、青链霉素、四环素、痢特灵、卡那霉素和庆大霉素。现大便每日多则八九次，少则两三次，以黄色黏液便为主，偶有风泡，解大便初起努责，现有好转，时有矢气即出，小便黄少，眠差易惊，不思乳食，舌质正常。苔中心白黄微黑，厚腻，指纹青紫。

诊断：腹泻。

辨证：湿热郁遏中焦，气机升降失调。

治法：宣畅气机，利湿清热。

方剂：加味三仁汤。

药物：杏仁 5g　　　　薏苡仁 10g　　　白豆蔻 3g　　　法半夏 6g

　　　厚朴 6g　　　　淡竹叶 3g　　　滑石 6g　　　　通草 3g

　　　黄芩 3g　　　　广藿香 5g　　　佩兰 6g　　　　生谷芽 6g

水煎服 2 剂，停用抗生素。

3 月 29 日：上方仅服 1 剂，昨日大便 3 次，初为干大便，水份略少，后为稀便。今上午大便 2 次，黄稀有黏液，气味酸臭。查大便常规示：黏液 ++、红细胞 2～3/CP、白细胞 2～4/CP，吞噬细胞可见，舌苔、指纹同前。守方加减，上方去生谷芽，加炒麦芽 6g，2 剂。

4 月 7 日：上方前后共服 6 剂，舌中心苔黄腻，胃纳明显增加，精神面色亦较前好转，大便每日 2～3 次，黏液极少。复查大便常规示：红细胞 2～3/CP、白细胞 1～4/CP，吞噬细胞（－）。湿热未尽，守方加减。

药物：杏仁 5g   薏苡仁 10g   白豆蔻 3g   法半夏 6g

      厚朴 6g   滑石 6g   通草 3g   黄芩 5g

      炒地榆 6g   藿香 6g   佩兰 6g   炒麦芽 6g

4 月 14 日：服上方 4 剂后大便一日一次，最多两次，已成形，大便常规检查未见异常，涂片检查回报革兰氏阴性杆菌占绝对优势。黄腻苔尚有约 1/4 未退，因患儿要随父母返回老家，故嘱继服上方 2 剂后再联系。

后接患儿父亲电话，腻苔退净，大便正常，随访 1 年，病未复发。

案 3   林某，男，1 岁 2 个月，2013 年 3 月 4 日初诊。

其母代诉患儿腹泻 3 天，每天 5～7 次，量少糊状，夹有黏液和不消化物，便时努责，啼哭，肛门红，纳食减少，小便正常，苔白微黄，指纹紫在风关，大便常规检查示：白细胞（＋），可见脓细胞。

诊断：泄泻。

辨证：湿热泻。

治法：清热燥湿，行气止痛。

方剂：加味香连丸。

药物：云木香 5g   黄连 3g   生白芍 10g   黄芩 5g

      粉葛根 10g   地榆炭 5g   焦山楂 5g   炒麦芽 10g

水煎服 3 剂，每剂两煎，共取汁 100mL，分 4 次喂服。

3 月 8 日：服上方 3 剂后，大便转干，1 日 1～2 次，肛门不红，现胃纳不佳，进食后有时嗳气，呕出清水夹奶渣，苔白，指纹紫。

辨证：脾胃气虚，胃气上逆。

治法：益气健脾，和胃降逆。

方剂：香砂六君子汤。

药物：太子参 10g　　炒白术 5g　　　茯苓 5g　　　陈皮 5g

　　　　法半夏 5g　　　广藿香 5g　　　砂仁 5g　　　枳实 5g

　　　　厚朴 5g　　　　炒麦芽 10g

水煎服 4 剂，煎服法同前。

案 4　吴某，男，6 月 15 天，2013 年 7 月 25 日初诊。

患儿因喂养不当致腹泻 8 天，经治疗后未见好转。3 天前大便常规检查示：脓细胞 +、吞噬细胞 0 ～ 2、白细胞 7、黏液 +。刻诊：近日大便每天 4 ～ 6 次，呈水样，夹有风泡黏液和少许不消化物，便时努责，肛门红，小便量少，苔中心白厚，指纹淡紫在风关。

诊断：泄泻。

辨证：湿热泻。

治法：清热行气，祛风渗湿。

方剂：加味香连丸。

药物：云木香 5g　　黄连 3g　　　白芍 10g　　　黄芩 5g

　　　　葛根 10g　　　地榆炭 5g　　炮姜 5g　　　防风 5g

　　　　车前子 5g

水煎服 3 剂。

7 月 28 日：服上方 3 剂后，大便 1 日 1 次，呈糊状，无风泡黏液，复查大便常规正常，精神尚可，唯食欲欠佳。遂予香砂异功散调理善后。

药物：太子参 10g　　炒白术 5g　　　茯苓 5g　　　陈皮 5g

　　　　藿香 5g　　　　砂仁 3g　　　焦山楂 5g　　山药 5g

水煎服 3 剂。

案 5　陈某，女，1 岁，2013 年 6 月 14 日初诊。

患儿发热 5 天，入夜为甚，体温高达 41℃，不恶寒，无汗，偶咳，咽红，有疱疹，西医诊断"疱疹性咽峡炎"。血常规检查示：白细胞 9.07×10^9/L，C 反应蛋白 39mg/L。3 天前舔食李子后干呕，大便稀，带风泡黏液，每日 3 ～ 6 次，便时努责，肛门微红，眠差易惊，咽红，舌红苔薄黄，指纹紫在风关。昨日血常规检查示：白细胞 21.6×10^9/L，C 反应蛋白 40mg/L。

诊断：泄泻。

辨证：湿热泻。

治法：解表清里，行气导滞。

方剂：葛根芩连汤加减。

药物：葛根 10g　　黄芩 5g　　　黄连 3g　　　云木香 5g

　　　槟榔 5g　　　生白芍 10g　　防风 5g　　　蝉蜕 5g

　　　焦山楂 5g　　青蒿 10g（另包）

水煎服 2 剂。

6月17日：服上方 2 剂后热退，咽不红，亦无疱疹，胃纳可，唯大便稀，每天 3～4 次，夹有风泡。

辨证：脾虚兼风热泻。

治法：益气健脾，佐以祛风清热。

方剂：六神汤加减。

药物：太子参 10g　　炒白术 5g　　茯苓 5g　　　山药 5g

　　　炮姜 5g　　　防风 5g　　　车前子 5g　　黄连 3g

水煎服 3 剂。

6月21日：大便逐渐转干，每天 1～2 次，可见不消化物，余无不适。效不更方，守方加减。

药物：太子参 10g　　炒白术 5g　　茯苓 5g　　　山药 5g

　　　炒扁豆 5g　　陈皮 5g　　　焦山楂 5g　　炒麦芽 10g

水煎服 3 剂。

按语：胡老认为湿热泻有两种证型。其一，如案 1、案 2，湿重于热，症见舌苔白黄腻，泻下黄色稀水便，每多喷射而出，小便黄少。这类泄泻无论新久，是否菌群失调，治当利湿清热，方用黄芩滑石汤或三仁汤加减利小便以实大便。其二，如案 3～案 5，热重于湿，症见苔黄不腻，泻下稀糊状大便，次多量少，每多努责而出，多夹黏液，肛门红，治当清热燥湿，行气化滞，方用香连丸合葛根芩连汤加减，临证应注意辨识。

（3）*脾虚夹热泻案*

屈某，女，2 岁 1 个月，2015 年 7 月 7 日初诊。

患儿反复腹泻近 2 月，迭经治疗未愈。大便 1 天多则 5～6 次，少则 2～3 次。刻诊：大便 1 天 5 次，多为水样，势唯直下，夹有黏液和不消化物，肛门微红，矢气时有大便流出，口干喜饮，小便尚多，舌质微红，舌苔白薄，指纹淡红。

诊断：泄泻。

辨证：脾虚夹热泻。

治法：健脾升清，佐以清热。

方剂：白术散加减。

药物：太子参 10g　　炒白术 10g　　茯苓 10g　　炮姜 5g
　　　云木香 10g　　葛根 15g　　　霍香 10g　　黄连 3g
　　　焦山楂 10g　　赤石脂 15g

水煎服 6 剂。

7 月 14 日：服上方 6 剂后，大便 1 天 1～3 次，为糊状，夹不消化物和少许黏液，饮水减少，余同前。效不更方，守方加减，上方去赤石脂加炒麦芽 10g。

7 月 21 日：继服上方 6 剂后，大便成形，1 日 1 次，排出稍显不畅，余无异状，舌苔同前。据此遂予异功散合六神汤加减调理善后。

药物：太子参 10g　　炒白术 10g　　茯苓 10g　　陈皮 10g
　　　焦山楂 10g　　怀山药 10g　　枳实 5g　　　炒麦芽 10g

水煎服 6 剂。

按语：脾虚泻多因本脏自病或久泻而成。治当健脾升清，胡老首选钱氏白术散，脾虚有寒者加炮姜，脾虚有热者少加黄连，历验不爽。

（4）脾肾阳虚案

案 1　丁某，男，1 岁 3 个月，1975 年 9 月 30 日入院。

患儿家住农村，身体较弱，1975 年，中秋节后已过半月，其家人喂食"麻饼"，导致腹泻，初为不消化物，后泻水样便，因严重脱水，遂转我院治疗。刻诊患儿泻下之物几乎为清水，泻下无度，小便甚少，囟门、眼眶凹陷，神萎肢冷，身热（体温 39.2℃），唇淡红，苔薄白，指纹不显。（西医诊断为"中毒性消化不良，重度脱水，伴酸中毒，水电解质紊乱"）

诊断：泄泻。

辨证：脾肾阳虚泻。

治法：温补脾肾，佐以涩肠止泻。

方剂：桂附理中汤。

药物：红参 5g　　　　白术 6g　　　　炮姜 3g　　　　肉桂 3g

　　　　制附子 9g　　　赤石脂 15g　　　煨诃子 5g　　　炙甘草 3g

此方服 1 剂后泻下次数减少，四肢稍温，身热渐退（体温 37.5℃），效不更方，2 剂后泻下止，手足温，身热退。遂以香砂异功散调理几日，痊愈出院。

案 2　黄某，男，1 岁，1977 年 11 月 24 日入院。

患儿平素易患感冒、咳嗽、腹泻，常服辛凉苦寒中药，身体较弱。6 天前曾吃炒猪肝，数小时后即开始腹泻，初为稀便，以后为水样便，有黏液而无脓血，日十余次。当天在医务室静脉滴注庆大霉素。次日腹泻加重，且伴发热，仍用庆大霉素治疗，发热减轻，腹泻如故。3 天前去某县医院就诊，服中药 2 剂无效。昨日腹泻加剧，一日数十次，泻下稀水，澄澈清冷，小便极少，同时又伴呕吐，不思饮食，精神萎靡，囟门、眼眶凹陷，始转我院。刻诊手足欠温，皮肤弹性较差，唇红舌干，指纹不显。

入院后大便涂片示：查见大量革兰氏阳性球菌及少量革兰氏阴性杆菌，未见霉菌。大便培养示：无致病菌生长。西医诊断"中毒性消化不良，中度失水，酸中毒；肠菌群失调。"

诊断：泄泻。

辨证：脾肾阳虚泻。

治法：温补脾肾，佐以涩肠止泻。

方剂：加味桂附理中汤。

药物：潞党参 15g　　　白术 10g　　　炮姜 6g　　　肉桂 6g

　　　　赤石脂 15g　　　乌梅 10g　　　甘草 5g　　　制附子 10g（先煎）

服上方 2 剂后，腹泻明显好转，大便由稀水样变为稀糊状，次数由每日数 10 次减至 6 次，精神转佳。继服 4 剂后大便已成条状，复查大便涂片：查见大量革兰氏阴性杆菌及少量革兰氏阳性球菌，未见霉菌。继予健脾益气善后，调理 3 日痊愈出院。

按语：以上两案皆因喂养不当导致腹泻。初为稀便，继则为水样便，澄澈清冷，泻下无度，滑脱不禁，小便极少，伴囟门、眼眶凹陷，神萎肢冷。《素问·至真要大论》云："诸病水液，澄澈清冷，皆属于寒。"综上所述，其泻当属脾肾虚寒，火不生土之证，治当温补脾肾、补火生土，佐以收涩固脱之品，均用桂附理中汤加赤石脂、诃子、乌梅标本同治，效如桴鼓。案1曾伴高热，须知此热乃阴盛于内，格阳于外，是真寒假热之象，应注意辨识。服本方后泻止热退，即"甘温除大热"之谓。本方之妙还在于肉桂配赤石脂，两药相畏相成，相得益彰。

（5）气阴两伤案

姚某，男，2岁5个月，1991年3月11日初诊。

其母代诉患儿反复腹泻半年，迭经治疗未愈。现神萎乏力，食少不化，每日解稀糊状大便2～3次，便时努责，但大便无黏液脓血，喜饮水，若进冷饮亦泻，小便短少，舌质微红，苔少乏津，指纹不显。

诊断：泄泻。

辨证：久泻不愈，气阴两伤，寒热错杂。

治法：益气敛阴，寒温并用。

方剂：人参乌梅汤加减。

药物：红参6g（另煎）乌梅10g　　　木瓜10g　　　　莲米10g
　　　怀山药15g　　黄连1.5g　　　　炮姜3g

3月14日：其母喜笑颜开，称服上方2剂后，患儿泻止纳增，精神转佳，继用六神汤加木瓜3剂调理，其病即愈。

按语：本案患儿腹泻半年，迁延不愈，久泻耗气，脾气虚弱，故神萎乏力，食少不化，大便稀溏，便时努责；虽无眼眶凹陷，皮肤干燥，啼哭无泪等明显失水伤阴之征，但患儿喜饮水，小便短少，苔少乏津，亦属伤阴之象。由于久泻，脾阳不振，故进冷饮后亦泻；久泻伤阴，日久化热，故舌质微红。因本案特点是气阴两伤，寒热错杂，所以用人参乌梅汤益气健脾，酸甘敛阴，加入黄连、炮姜，寒温并用，而收立竿见影之效。

13. 便秘

（1）燥热便秘案

案 1 张某，女，3 岁，1981 年 5 月 7 日初诊。

其父代诉患儿腹痛、腹胀、呕吐 1 天。1 天前患儿在幼儿园突然腹痛，啼哭不安，老师带至附近诊所诊治，以为"肠痉挛"，给予"颠茄酊"口服。服后腹痛未减，且逐渐加重，出现腹胀，频繁呕吐，通知家长后迅速将患儿送到市立某医院住院治疗。入院时腹痛，腹胀，呕恶，不大便，无矢气，经拍腹部平片后，诊断为"急性肠梗阻"，给予禁食、补液、胃肠减压治疗，未见好转，拟次日行手术治疗。家长惧怕开刀，寄希望于中医治疗。因患儿父亲朋友与胡老相识，遂向院方提出邀胡老会诊。其时患儿腹痛拒按，腹胀如鼓，不大便，无矢气，十分痛苦，舌质微红，苔黄燥，脉滑数有力。

诊断：便秘。

辨证：阳明腑实证。

治法：通里攻下。

方剂：大承气汤。

药物：炒枳实 6g　　厚朴 12g　　生大黄 10g（后下）　　玄明粉 5g（冲服）

急煎 1 剂，少量频服，服中药后暂停胃肠减压。

次日得知，昨晚服药后，半夜时分患儿泻下甚多臭秽大便，腹痛、腹胀明显缓解。该科主任晨会后查房见状即指示取消手术计划，继服中药治疗。考虑到大便已通，故减去大黄、玄明粉，以免过泻伤正，加云木香 10g、槟榔 10g，行气止痛，消积导滞。

服 2 剂后，腹不痛不胀，频转矢气，精神好转，已进食稀粥。家长感叹：没想到，几角钱的中药竟免除了女儿一刀之苦。随访 1 年，大便通畅，未再腹痛。

案 2 蒋某，女，4 岁，2007 年 11 月 13 日复诊。

前因燥热咳嗽服"润肺饮"4 剂后已不咳嗽，唯长期大便干结，状若羊粪，2～3 天 1 次，排便困难，有时出现肛裂、腹胀、矢气少，胃纳不佳，口干喜饮，小便微黄，舌质微红，苔薄黄，脉滑微数。

诊断：便秘。

辨证：燥热便秘。

治法：润燥通便。

方剂：增液承气汤。

药物：玄参 15g　　　　生地黄 15g　　　　麦冬 12g　　　　枳实 6g

　　　　厚朴 12g　　　　云木香 10g　　　　槟榔 12g　　　　生大黄 10g（另煎）

　　　　玄明粉 5g（冲服）

水煎服 6 剂。

11 月 20 日：服药后大便基本上每天都有，只是时间不固定，若不用大黄、玄明粉则难解，矢气多，腹胀减，余症同前，仍守方加瓜蒌仁 12g，鸡内金 10g，并再次交代大黄、玄明粉酌情服用的方法，继服 6 剂后，不加大黄、玄明粉，大便基本每天 1 次，胃纳有所增加，遂改服麻仁丸调理善后。

按语： 大肠为"传导之官"，其生理特点是泻而不藏，动而不静，降而不升，实而不能满，以通降下行为顺。案 1 患儿腹痛拒按，腹胀如鼓，频繁呕吐，不大便，无矢气，痛、呕、胀、闭集于一身，病急且重。根据《内经》"其下者，引而竭之"的治疗原则，法当通里攻下，大承气汤中大黄苦寒泻下，芒硝（玄明粉）咸寒软坚，二药相须为用，泻下荡积，推陈致新，佐以枳实消痞，厚朴除满，诸药配伍，痞、满、燥、实、坚俱去，其病即愈。药虽四味，力专效宏，医圣制方值得师法。案 2 患儿长期大便干结，状若羊粪，两三天一行，排便困难，腹胀矢气少，口干喜饮，系胃肠积热，耗伤津液，肠道干涩，传导失常而致无水舟停之燥热便秘。与案 1 比较，病情较轻，故用增液汤养阴润燥，以大承气汤峻下热结，两方合而为一增水行舟之剂。

（2）气滞便秘案

陈某，男，1 岁 2 个月，2013 年 5 月 31 日初诊。

患儿便秘 3 月余，形气尚可，刻诊：大便干结如羊粪，短则两三天，长则四五天始解，努责难出，致肛裂出血，腹胀，矢气少，胃纳一般，口不干渴，小便正常，舌苔薄黄，指纹紫滞。

诊断：便秘。

辨证：气滞便秘。

治法：行气通便。

方剂：四磨饮加减。

药物：木香 10g　　　　槟榔 10g　　　　炒枳实 5g　　　　乌药 10g

　　　厚朴 10g　　　　瓜蒌子 10g　　　　鸡内金 10g　　　　酒大黄 10g（另煎）

　　　玄明粉 5g（冲服）

水煎服 3 剂，2 日 1 剂。

6 月 6 日：服上方加大黄后大便每日都解，不加则两日一行。守方继服 3 剂，嘱酌情加服大黄。

6 月 13 日：家长述本周服药仅加 1 次大黄，患儿转矢气，基本上每天排便，稍干而已，胃纳好转，舌苔薄微黄，指纹紫在风关。据此改用麻仁丸合增液汤润肠通便，调理善后。

药物：火麻仁 10g　　　杏仁 10g　　　　白芍 10g　　　　枳实 5g

　　　厚朴 10g　　　　玄参 10g　　　　生地黄 10g　　　　麦冬 10g

　　　鸡内金 10g

水煎服 3 剂，2 日 1 剂。

按语：本案患儿不大便、腹胀满、矢气少为辨证着眼点。初用四磨饮合大承气汤通便后渐减硝、黄用量，待基本上每天排便后则改用麻仁丸、增液汤合方化裁，润肠通便，调理善后。六腑以通为用，治疗便秘当用通下，但通下之法重在除因，诚如李东垣所说："治病必究其源，不可一概以牵牛、巴豆之类下之。"即使使用硝、黄通下，亦应中病即止，否则必损正气。

（3）血虚便秘案

栾某，女，9 岁，1980 年 11 月 15 日初诊。

主诉"大便难解 9 年"。患儿系第二胎，人工喂养，大便干结，排便困难，通常要 3 ～ 5 天大便 1 次。半岁后每次大便前必塞肥皂，始能排出，大便状若羊粪。1 岁后用"番泻叶"泡水喝，连服 1 年，身体日渐消瘦，经常发热，每次服清热药，热退后即出虚汗，脱发。2 岁至今，每年冬季大便都秘结，每三四天都要肥皂水灌肠，否则努责难出。现胃纳不佳，面白汗多，心累乏力，舌质淡，苔薄白，脉无力。

诊断：便秘。

辨证：气血亏虚。

治法：益气养血，润肠通便。

方剂：圣愈汤加减。

药物：潞党参 30g　　　生黄芪 30g　　　熟地黄 15g　　　白芍 15g

　　　当归 10g　　　　火麻仁 20g　　　郁李仁 20g　　　杏仁 10g

　　　炒枳壳 10g　　　淡苁蓉 15g　　　神曲 10g

水煎服 6 剂。

11 月 23 日：服上方 5 剂，现不用肥皂水灌肠亦能自行排便，1 日或间日 1 次，平时头昏微痛，睡眠差，易疲乏，舌脉同前，遂守方加减。去郁李仁（缺药）加炒酸枣仁 15g，养心安神；炒川芎活血行气，祛风止痛。

1981 年 3 月 5 日：服上方后睡眠好，头不痛，初诊至今先后服上方 40 余剂，不用泻药或肥皂塞肛，大便 1～2 天 1 次，条便，随访 1 年，大便正常。

按语： 番泻叶乃苦寒降泄之品，只能暂用，不宜久服。本案患儿长期服用番泻叶通便，致气血亏虚，身体消瘦，便秘如故。由于气虚则大肠传导无力，血虚则津枯不能滋润大肠，故大便努责难出。用圣愈汤加火麻仁、郁李仁、杏仁等品旨在益气养血，润肠通便，气血充实，传送有力，肠道濡润，便秘自愈。

14. 腹胀

张某，女，1 岁 5 个月，2013 年 3 月 1 日初诊。

其母代诉，患儿出生后长期吐奶，喜母直抱，1 岁以后逐渐好转，近 2 月患儿腹胀，夜卧醒后，往往自行坐起，连声嗳气，然后才能入睡。切腹胀，敲之有"鼓音"，揉按后有少许矢气，胃纳一般，大便先干后稀，夹有不消化物，苔薄白微黄，指纹紫在风关。

诊断：腹胀。

辨证：脾胃不和，升降失常。

治法：运脾和胃，升清降浊。

方剂：香砂平胃散。

药物：藿香 5g　　　　砂仁 5g　　　　苍术 5g　　　　陈皮 5g

| 厚朴 5g | 法半夏 5g | 茯苓 5g | 枳实 5g |
| 黄连 3g | 紫苏梗 5g | | |

水煎服 4 剂，每剂两煎，共取汁 120mL，少量多次喂服。

3 月 8 日：其母代诉服上方后频转矢气，夜卧醒后已不再坐起嗳气，服完 4 剂腹胀即消。遂以香砂异功散调理善后。

药物：太子参 10g　　炒白术 5g　　茯苓 5g　　陈皮 5g

法半夏 5g　　广藿香 5g　　砂仁 5g　　枳实 5g

炒麦芽 10g

水煎服 4 剂。

按语：脾胃同处中焦，胃主受纳，脾主运化。脾宜升则健，胃宜降则和。本案患儿脾胃不和，升降失常，脾失健运，气滞则腹胀；胃失和降，上逆则嗳气。治当运脾和胃，升清降浊，服香砂平胃散后脾健胃和，腹胀嗳气自除。若系脾胃气虚兼气滞者，又当用香砂异功散治之。调理脾胃胡老喜用香药，行气止痛常用云木香（或广木香）；止呕化湿常用藿香；疏肝解郁常用香附。

15. 脱肛

何某，男，3 岁 10 个月，2005 年 5 月 20 日初诊。

患儿平素喜吃辛辣燥热食物，不吃蔬菜水果，大便长期干结，状若羊粪，便时努责，致肛门外翻，肿痛出血，经治未愈。刻诊：大便秘结，4 ～ 5 天 1 次，努责难下，肛门翻出，红肿热痛，腹胀时痛，矢气臭秽，不喜饮水，小便黄，苔黄脉数。

诊断：脱肛。

辨证：肠热腑实，火热下迫。

治法：清热解毒，泻下通便，消肿止痛。

方剂：黄连解毒汤合大承气汤。

药物：黄连 6g　　黄芩 12g　　生黄柏 12g　　栀子 6g

枳实 6g　　厚朴 12g　　槟榔 12g　　云木香 10g

生大黄 10g（另煎）　　　　玄明粉 5g（冲服）

水煎服 4 剂，另用紫草油外涂肛门，1 日 3 次。

5月26日：服上方4剂后，大便每天1～2次，糊状，排便通畅，肛门不再外翻，亦不肿痛。遂改用麻仁丸常服调理善后，并嘱忌辛辣燥热食物，随访1年，未再脱肛。

按语：《医宗金鉴·幼科心法要诀》云："积热肛肿大便难，努力肛出翻不还。"故名之曰"肛肿翻肛"。翻肛与脱肛不同，翻肛由于积热，脱肛由于气虚，二者有虚实之分。肛肿翻肛都因小儿积热太盛，下移大肠，流注肛门，肛门红肿，大便困难，便时努责，致使肛门翻出不能还原。治宜清热解毒、消肿通便，内外兼治，其效更佳。

16. 夜啼

（1）心经积热案

吴某，男，1岁，2005年4月1日初诊。

患儿近1周来夜间睡眠易惊，烦躁啼哭，每晚如此，但白天玩耍如常，常喜吐舌，胃纳一般，大便偏干，小便微黄，舌尖红，苔薄白，指纹紫滞在风关。

诊断：夜啼。

辨证：心经积热。

治法：清心导赤，镇惊安神。

方剂：加味导赤散。

药物：生地黄6g　　川木通5g　　淡竹叶5g　　黄连5g

　　　　蝉蜕5g　　　炒酸枣仁6g　　龙骨6g　　　鸡内金6g

　　　　炙甘草3g

水煎服。

4月5日：服上方3剂后，睡眠明显好转，不再惊哭，白天吐舌减少，鉴于大便尚干，故守方加玄参6g，麦冬6g，再进3剂后睡眠甚佳，大便正常。

按语：小儿白天如常，入夜则啼哭不安，时哭时止，或每夜定时啼哭，甚则通宵达旦者，称为夜啼。虽然心热、脾寒、血虚均可导致夜啼，但以心热最为常见。心主惊，心无热不惊，无火不烦；舌乃心之苗，心热则舌尖红，喜吐舌。本案患儿睡眠易惊，烦躁啼哭，常喜吐舌，舌尖红均是心经积热之征，故以黄连导赤散清心导赤，加龙骨、蝉蜕、酸枣仁镇惊安神，心热清，心神宁，则不惊不烦，夜卧自安。

17. 汗证

（1）表虚不固，营卫不和案

楚某，男，3岁，2008年3月3日初诊。

患儿长期多汗，白天动则汗出，夜卧头颈背部冷汗如浴，每晚必换内衣，晨起恶风，鼻塞多嚏，平素易感冒，胃纳一般，口和不渴，脉弱无力。

诊断：汗证。

辨证：表虚不固，营卫不和。

治法：益气固表，调和营卫。

方剂：玉屏桂枝汤。

药物：炙黄芪 15g　　防风 3g　　白术 10g　　桂枝 6g

白芍 10g　　生姜 5g　　大枣 10g　　炙甘草 5g

龙骨 15g　　牡蛎 15g　　浮小麦 15g

水煎服 6 剂。

3月10日：患儿服上方6剂后，汗出明显减少，晨起不恶风，亦无鼻塞喷嚏，营卫渐和，肺气尚虚，遂以玉屏风散合生脉散加龙骨、牡蛎、浮小麦调治而愈。

药物：炙黄芪 15g　　防风 3g　　白术 10g　　南沙参 15g

麦冬 10g　　五味子 6g　　龙骨 15g　　牡蛎 15g

浮小麦 15g

水煎服 6 剂。

（2）气阴不足，表虚不固案

王某，男，8岁，2013年8月22日初诊。

其母代诉患儿多汗半年，不仅夏天多，冬天亦多。刻诊：入睡汗多湿衣，白天动则汗出，常易感冒，口干喜饮，胃纳一般，二便自调，舌质偏淡，苔薄微黄，脉象略显无力。

诊断：汗证。

辨证：气阴不足，表虚不固。

治法：益气养阴，固表敛汗。

方剂：调元生脉散合玉屏风散。

药物：太子参 30g　　　麦冬 10g　　　五味子 10g　　　炙黄芪 30g

　　　防风 5g　　　　　炒白术 15g　　黄芩 10g　　　　知母 10g

　　　天花粉 15g　　　龙骨 20g　　　牡蛎 20g　　　　浮小麦 20g

水煎服 6 剂。

8 月 30 日：服药后汗出与饮水减少，上方去黄芩、知母，继服 6 剂。

9 月 7 日：汗出明显减少，效不更方，守方继服 6 剂巩固治疗。

（3）血虚内热案

案 1　郑某，男，2 岁 9 个月，2010 年 7 月 5 日初诊。

夜卧汗多，通身如浴，白天汗亦多，经常在背上垫毛巾吸汗，一天要换几次毛巾，身热心烦，小便黄少，舌尖边红，苔薄黄。

诊断：汗证。

辨证：阴虚火旺。

治法：滋阴泻火，固表止汗。

方剂：加味当归六黄汤。

药物：当归 6g　　　　生地黄 10g　　熟地黄 10g　　　黄连 5g

　　　黄芩 10g　　　　炒黄柏 10g　　生黄芪 15g　　　龙骨 15g

　　　牡蛎 15g　　　　浮小麦 15g

水煎服 3 剂。

7 月 9 日：患儿外婆代诉服上方 3 剂，患儿汗出减少 40%，除昨日鼻腔有少量出血外，余症同前，故守方加减，上方加牡丹皮 10g，炒栀子 6g，继服 4 剂。

7 月 20 日：因咳嗽前来就诊，询问出汗情况，已恢复正常，鼻腔亦未再出血。

案 2　许某，女，2 岁 8 个月，2013 年 8 月 23 日初诊。

患儿汗多 2 月余，刻诊：夜卧汗出湿衣，烦躁，睡卧不宁，口干喜饮，大便干结，一日 2～3 次，排便有里急后重感，小便黄，舌红苔薄黄，指纹浮紫。

诊断：汗证。

辨证：阴虚火旺。

治法：滋阴泻火，固表止汗。

方剂：当归六黄汤加味。

药物：当归 10g 生地黄 10g 熟地黄 10g 黄连 3g

   黄芩 10g 炒黄柏 10g 生黄芪 15g 龙骨 15g

   牡蛎 15g 浮小麦 15g 云木香 10g 生白芍 10g

水煎服 6 剂。

8 月 30 日：汗出明显减少，排便正常，上方去木香、白芍，继服 6 剂而愈。

（4）湿热熏蒸案

案 1 彭某，女，3 岁半，2010 年 7 月 1 日初诊。

患儿夜卧汗多 1 月余，扪之黏手，手足心热，食欲不振，口臭纳少，喜有味食物，不喜饮水，大便偏干，小便黄少，舌苔白黄腻，脉滑微数。

诊断：汗证。

辨证：湿热内蕴，热蒸液泄。

治法：宣畅气机，清热利湿。

方剂：加味三仁汤。

药物：杏仁 10g 薏苡仁 15g 白豆蔻 6g 法半夏 10g

   厚朴 12g 淡竹叶 6g 滑石 10g 通草 6g

   黄芩 12g 藿香 12g 茵陈 10g 槟榔 10g

水煎服 4 剂。

7 月 6 日：服上方 4 剂，腻苔减退，盗汗减少，手足心热与口臭减轻，大便正常，余症同前。守方去槟榔加神曲 6g，继服 4 剂。

7 月 12 日：腻苔退净，盗汗已无，手足心不热，口不臭，食欲好转。

案 2 刘某，男，3 岁，2014 年 6 月 12 日初诊。

患儿因湿热咳嗽，先后服苇茎宣痹汤和上焦宣痹汤治疗，现不咳，唯汗多，纳差，舌苔白黄薄腻。

诊断：汗证。

辨证：湿热内蕴，热蒸液泄。

治法：清热化湿，佐以敛汗。

方剂：加味三仁汤。

药物：苦杏仁 10g　　白豆蔻 5g　　薏苡仁 15g　　法半夏 10g

　　　厚朴 10g　　　淡竹叶 10g　　滑石 10g　　　小通草 5g

　　　黄芩 10g　　　藿香 10g　　　茵陈 10g　　　牡蛎 15g

水煎服 6 剂。

6 月 18 日：汗出减少，食欲好转，效不更方，继服 6 剂。

6 月 26 日：食欲明显好转，胃纳增加，汗少，上方去茵陈、牡蛎，继服 6 剂巩固治疗。

（5）心肝火旺案

陈某，女，3 岁 3 个月，2013 年 8 月 30 日初诊。

患儿平素汗多伴多动不安，烦躁易怒，胃纳一般，小便黄，舌质微红，苔薄黄腻，脉滑数。

诊断：汗证。

辨证：心肝火旺。

治法：清心泻肝，安神敛汗。

方剂：龙胆泻肝汤加减。

药物：龙胆草 5g　　柴胡 10g　　　黄芩 10g　　　栀子 10g

　　　生地黄 10g　　泽泻 10g　　　川木通 10g　　知母 10g

　　　炒黄柏 10g　　龙骨 15g　　　牡蛎 15g

水煎服 6 剂。

9 月 7 日：患儿汗出减少，烦躁减轻，效不更方，继服 6 剂。

9 月 15 日：患儿烦躁大减，汗少，现唯多动，肝火不旺，心热尚盛，据此改用黄连导赤散加减。

药物：生地黄 15g　　淡竹叶 10g　　川木通 10g　　黄连 3g

　　　牡丹皮 10g　　栀子 10g　　　蝉蜕 10g　　　酸枣仁 10g

　　　炙远志 10g　　僵蚕 10g　　　龙骨 15g　　　牡蛎 15g

水煎服 6 剂。

按语：以上 7 例汗证案，计有表虚不固、气阴不足、阴虚火旺、湿热熏蒸、心肝火旺 5 种证型，基本上涵盖了儿科临床常见汗证证型与治法方药。汗乃人身之津液，存于阴者为液，发泄于外者为汗，无故而出汗者，乃阴阳偏胜使然。尽管汗出有自汗、盗汗之分，临证之际切勿囿于盗汗、自汗，强分阴虚、阳虚。其治疗均应针对病因，调和阴阳，上述案例无一不体现这一治则。

18. 惊风

（1）急惊风案

案 1　徐某，男，3 岁，2009 年 4 月 6 日初诊。

其母代诉患儿发热 1 天，抽搐 1 次。患儿昨下午从幼儿园接回家后，自述头痛不适，较平时提前睡觉，大约 2 小时后，全身发热，体温 39.8℃，无汗，正欲冷敷，突然四肢抽搐，颈项强直，口唇撮动，呼之不应，迅即掐"人中"，送附近医院急诊。诊为"高热惊厥"，给予解热、抗惊厥治疗。因平时有病都服中药，故来我院请胡老诊治。刻诊：发热，体温 38.2℃，微汗出，鼻塞流涕，偶咳嗽，口干喜饮，食欲不佳，大便偏干，小便微黄，咽红，喉核肿大，舌尖边红，苔薄黄，脉滑微数。

诊断：急惊风。

辨证：外感风热，热极生风。

治法：疏风清热，息风定惊。

方剂：银翘散加减。

药物：金银花 10g　　连翘 10g　　荆芥 6g　　薄荷 6g

　　　牛蒡子 10g　　桔梗 10g　　淡竹叶 6g　　射干 6g

　　　蝉蜕 6g　　钩藤 10g　　黄芩 10g　　青蒿 10g（另包）

4 月 9 日：服上方 2 剂，身热退，唯喉核尚红肿，为防止再次抽搐，除加强护理，尽量减少感冒概率外，平时每周煎服 2 剂银翘马勃散合凉惊丸加减方。

药物：金银花 10g　　连翘 10g　　马勃 5g　　牛蒡子 10g

　　　射干 6g　　龙胆草 5g　　防风 5g　　钩藤 10g

　　　黄连 5g　　蝉蜕 6g　　炙甘草 5g

嘱连服 4 周后酌情服用，随访 1 年，未再发惊厥。

案 2　胡某，男，2 岁 3 个月，家住什邡农村，1978 年 3 月 8 日初诊。

其母代诉患儿从1岁半起，每次感冒发热均要"抽风"，至今已4次。先兆症状除发热外，主要是吮乳口紧，咬牙龂齿，发作时壮热无汗，神志昏迷，两目上视，牙关紧闭，颈项强直，角弓反张，四肢抽搐，痰鸣气促，口唇撮动，唇周青紫，口不发声，亦无涎沫。每次均在发热当天发作，持续几分钟到十几分钟自行缓解，半小时后苏醒，醒后嬉戏玩耍如常。病后经中西医治疗后仍复发，经人介绍请胡老诊治。查患儿一般情况尚可，唯阵阵心烦，夜卧易惊，咽舌微红，苔薄微黄，指纹青紫在风关。

诊断：急惊风（高热惊厥）。

辨证：心经积热，热极生风。

治法：清心泻肝，息风定惊。

方剂：黄连导赤散合凉惊丸加减。

药物：黄连 6g　　　生地黄 6g　　　淡竹叶 5g　　　川木通 5g

　　　龙胆草 3g　　　栀子 5g　　　　板蓝根 6g　　　牡丹皮 6g

　　　白芍 6g　　　　钩藤 10g　　　　蝉蜕 6g　　　　甘草 3g

嘱水煎服，每周3剂，连服4周，另处银翘散加减方，嘱一旦感冒，及时煎服，家长照此办理。1年后随访，得知服药至今，虽曾有两次感冒发热，但惊风均未再发作。

按语：以上两案均属急惊风，案1就诊前曾"高热惊厥"1次，就诊时尚发热，伴鼻塞流涕、咽红、喉核肿大，证属外感风热，故以银翘散加减疏风清热，息风定惊。热退后喉核尚红肿，继予银翘马勃散合凉惊丸加减清热利咽，息风定惊以预防再发。案2既往"高热惊厥"4次，就诊时不发热，不抽搐，因阵阵心烦，夜卧易惊，心经有热，故以黄连导赤散合凉惊丸加减，清心泻肝，息风定惊，以预防复发。

凉惊丸是胡老预防惊风复发的常用方，出自《小儿药证直诀》，原方由龙胆草、防风、青黛、钩藤、黄连、牛黄、麝香、龙脑组成，面糊为丸，金银花汤送下。今多改作煎剂，胡老为预防苦寒伤胃，故减去牛黄，为防辛窜耗气，减去龙脑、麝香，因青黛不溶于水，故改用板蓝根，以此为基础方，随症加减，每周服2～3剂，坚持1～2月可望预防惊风再复发。

（2）慢惊风案

徐某，男，4月，1978年3月13日初诊。

其母代诉患儿出生33天时不明原因突然"抽风"，双目上窜，口唇撮动，口吐泡沫，手足抽搐，去当地医院儿科急诊，疑为"低钙惊厥"，遂补钙剂，在输液过程中，抽搐仍间歇发作，持续18小时停止后查血钙为10mg/dL，入院第5天突然又抽搐，症状同前，但持续时间则长达36小时，复查血钙为8.7mg/dL，遂又补钙，吸氧，静脉滴注细胞色素C、辅酶A、红霉素等，住院29天出院，其间曾输血两次。出院至今虽未抽风，但其先兆症状睡易惊惕明显，曾服"惊风丸""金耗子屎"等药无效，故来我院请胡老诊治。刻诊：精神萎靡，睡卧露睛，时惊惕，食少便溏，大便时努责，便色时青，带风泡黏液，吐舌流涎，前囟稍凹，面白舌淡，苔白，指纹左淡红在风关，右沉。

诊断：慢惊风。

辨证：土虚木乘，兼夹风热。

治法：扶土抑木，佐以祛风清热。

方剂：加味六君子汤。

药物：潞党参10g　　炒白术6g　　茯苓6g　　陈皮5g

　　　　法半夏5g　　　蝉蜕5g　　　牡蛎6g　　防风3g

　　　　黄连1.5g　　　甘草3g

嘱冷水浸泡半小时后，先中火后小火煎煮两次，共取汁60mL，分4次喂服。

3月20日：服上方3剂，大便排出较多风泡，诸症悉减，鉴于胃纳不佳，消化不良，守方加炒麦芽5g，继服3剂后食欲转佳，夜卧合眼，睡眠不惊，唯尚流涎，遂改香砂六君子加益智仁3剂，调治而愈。

按语：《小儿药证直诀》说："凡急慢惊，阴阳异证，切宜辨而治之。急惊合凉泻，慢惊合温补，世间俗方，多不分别，误小儿甚多。"本案患儿不发热，反复抽搐，精神萎靡，睡卧露睛，食少便溏，流涎，此乃土虚木乘，脾虚生风之象，故以六君子汤温补脾气，扶土抑木。因兼有睡卧露睛易惊，吐舌，便时努责，大便色青，带风泡黏液等风热表现，故加蝉蜕、防风、黄连祛风清热，以收标本同治之效。

19. 癫证

案1 何某，男，8岁半，小学三年级学生，1974年11月10日初诊。

其姐代诉患儿"语无伦次，精神失常1天"。昨日晚饭时，自觉咽中似有"异物"梗塞，频发干呕，时吐涎沫，双目红赤，精神恍惚。当晚11时许患儿起床小便后，突然爬到里间姐姐的床上，东找西找地说："馒头掉到床上了""门外有人等我""火车站那儿有块金子，让我去捡回来！"令人匪夷所思的是向其姐下跪作揖哀求："黑脸鬼来了，给我一条出路嘛，饶命啊！饶命啊！"突然的举动，荒诞的言语，让家人惶惶不安，今日凌晨4时急送患儿去县人民医院诊治。在去医院途中，患儿恶心，吐出少量痰涎。在值班医生了解病情时，亦是语无伦次，医生仅与"冬眠灵"暂服，嘱回家观察。在回家途中和回家后，又呕吐几次，吐出痰涎和一些食物，仍无睡意，疑神疑鬼，喃喃自语，不思饮食，故来诊治。当时胡老见患儿表情淡漠，状若痴呆，在患儿姐姐代诉完发病经过后，询问患儿病情，他不是回答错误，就是答非所问，甚至连平时熟知的字也不认识。望其舌，舌尖红，苔薄黄；切其脉，左脉沉伏，右脉滑数。胡老初步判断其病属癫证，在进一步向患儿姐姐了解有关情况后得知，患儿以前和直系亲属中均未患过类似疾病，发育营养中等，平时反应快，学习成绩好。由于家境贫寒，哥哥无业，经常捕杀流浪狗，卖狗肉挣点钱补贴家用。其哥每次杀狗均带上弟弟等一帮儿童，杀狗方法是先将狗脖子套着吊死，再捅刀，狗垂死挣扎，发出凄惨的嚎叫声，惨不忍睹，常常令弟弟心惊胆战。再就是患儿家对门有一小巷，没有路灯，晚上穿过此巷时，哥哥经常在前面跑，每以"黑脸鬼来了！"相恐吓，此次发病前4日晚上患儿曾被其哥哥吓得惊恐万状，失魂落魄，哭爹叫娘。

诊断：癫证。

辨证：痰气郁结化热，痰热上蒙清窍。

治法：清热涤痰，解郁开窍。

方剂：加味温胆汤。

药物：

陈皮 10g	法半夏 12g	茯苓 12g	炒枳实 10g
竹茹 15g	黄连 6g	郁金 15g	石菖蒲 10g
炙远志 10g	熟大黄 10g（另包煎）		

水煎服 1 剂。

11 月 11 日：上午胡老带了 4 名学生前往患儿家中探视，得知昨天服药 1 小时左右，即昏昏然入睡，身热汗出，解稀大便 3 次，黑黄色有风泡黏液。此后神志渐清，觉饥索食，至夜安然入睡，一如平常。今天起床后神志清楚，言语正常，已进早餐。再测验认字，昨天不识之字已完全认识。望舌，舌尖微红，苔薄白；切脉，左脉已现，略带滑数之象，右脉亦然。药已中病，法不轻易，守方加减，去熟大黄，加生麦芽疏肝和胃，续服 1 剂。

11 月 13 日：患儿精神转佳，面露笑容，神志、语言、睡眠、饮食均正常，唯感头昏，小便黄少，舌脉同前，遂处黄连导赤散加菊花、钩藤、刺蒺藜清心导赤，疏风清热，调理善后。

3 天后胡老再次带学生前往探视时，其姐说上方仅服 1 剂，其弟头即不昏，一切正常，已上学去了。

按语： 患儿平素耳闻目睹鬼怪凶杀之事，惊吓恐惧兼而有之，唯恐鬼怪加害，忧思不已，七情失调，惊则气乱，心无所倚，神无所归；思则气结，气滞不行，气滞津聚，积久成痰，痰气郁而化热，痰热蕴结，上扰心神，蒙蔽清窍，故神志失常，状若痴呆，语言错乱；痰热上冲，而致胃气上逆，故频发干呕，时吐涎沫；痰热内蕴，清阳不升，故头昏，视物模糊；舌尖红，苔薄黄，脉滑数均为痰热内蕴之象；左脉沉伏为痰热阻遏气机所致。故以加味温胆汤清热涤痰，解郁开窍治之，七情之伤，迅即痊愈。吴鞠通认为小儿之病，"较之成人，无七情六欲之伤，外不过六淫，内不过饮食、胎毒而已"，显然这种看法是片面的。诚如《增补评注温病条辨·解儿难·儿科总论》中汪廷珍按语所说："小儿但无色欲耳，喜怒悲恐，较之成人更专且笃，亦不可不察也。"

案 2 王某，女，10 岁，小学三年级学生，1973 年 5 月 17 日初诊。

其母代诉患儿"神经错乱"半年。病初性情孤僻，不喜欢和弟妹或其他小孩一起玩耍，继而性情暴躁，惹事生非，其后心神不安，多梦易惊，食欲减退，自言自语，无故骂人，精神恍惚，时而冷笑，时而痛哭流涕，甚则不分昼夜，大叫有这有那，疑神疑鬼，非常恐惧。刻诊：面白虚浮，表情淡漠，喃喃自语，胃纳一般，二便自调，舌淡苔白，脉沉无力。患儿既往体弱多病，反应迟钝，学习成绩不好，精神压力较大。

诊断：癫证。

辨证：心气不足，肝气失和。

治法：养心安神，缓急和中。

方剂：安神定志丸合甘麦大枣汤加减。

药物：潞党参 30g　　　茯神 12g　　　　龙骨 30g　　　　牡蛎 30g

　　　炙远志 10g　　　石菖蒲 6g　　　炒酸枣仁 15g　　大枣 10g

　　　小麦 30g　　　　甘草 10g

水煎服。

后据其父来信说上方共服 42 剂，现患儿不恐惧，胡言乱语，冷笑痛哭消除，唯睡眠多梦，时感心悸，胃纳不佳，舌质淡，苔薄白。

辨证：心脾两虚，气血不足。

治法：养心安神，益气健脾。

方剂：安神定志丸合归脾丸加减。

药物：潞党参 30g　　　炙黄芪 30g　　　当归 10g　　　炒白术 12g

　　　茯神 12g　　　　龙骨 30g　　　　夜交藤 20g　　炙远志 10g

　　　石菖蒲 6g　　　炒酸枣仁 15g　　柏子仁 15g　　炙甘草 6g

水煎服。

当年 9 月底，胡老出差到当地，顺便探视患儿。其父代诉，服上方 20 剂后，睡眠逐渐正常，饮食逐渐增加，神志基本正常，唯时有烦躁现象，脑筋比较迟钝。遂守方加减，嘱做成丸剂缓服，以巩固疗效，防止复发。

药物：潞党参 150g　　炙黄芪 150g　　当归 50g　　　炒白术 100g

　　　茯神 100g　　　炒酸枣仁 150g　柏子仁 150g　　夜交藤 150g

　　　郁金 100g　　　炙远志 50g　　　石菖蒲 30g　　朱砂 15g（水飞）

　　　炙甘草 30g　　　麝香 3g（另包）

上药共焙干，研细末，加入朱砂、麝香、炼蜜为丸，每丸重 6g，口服 2 次，每次 1 丸，早晚白开水送下。

据 1974 年 4 月 19 日其父来信称，上次所开丸药方，已服完 1 剂，因精神、神志、饮食、睡眠各方面都正常，已停药近 1 月，未见异常。此后胡老追踪随访 2 年，身体健康，病未复发，已上初中，脑筋反应明显好转。

按语： 本案患儿初起性情孤僻，继而暴躁，其后心神不安，多梦易惊，再后神无所主，语无伦次，甚则悲喜无常，害怕恐惧，这就是七情内伤，阴阳失调，病发癫疾之过程。一则是素体虚弱，心气不足，二则是学习成绩不好，精神压力大，忧思抑郁，心阴暗伤，肝气失和。心主神明，心气不足，心无所主；心血不足，心失所养以致神明逆乱，故有上述诸症。因此首诊以养心安神，和中缓急为主，以安神定志丸合甘麦大枣汤加减，服后恐惧、悲喜无常消除，亦不胡言乱语。唯睡眠多梦，时感心悸，胃纳不佳，乃心脾两虚之证，治以补养心脾，因养心不离补血，健脾不离补气，气血盛则心神安而脾运健，故二诊去甘麦大枣汤合归脾汤加减，服后神志、睡眠、饮食基本正常，唯时有烦躁现象，脑筋比较迟钝，胡老效法《和剂局方》妙香散，在补养心脾之中加入朱砂重镇清心安神，麝香芳香开窍醒脑，做成丸药，意在缓以图之，巩固疗效，防止复发，结果取得了预期疗效。

20. 痫证

案 1 易某，女，12 岁，小学六年级学生，1980 年 4 月 15 日初诊。

其母代诉患儿突然昏倒，神志不清 2 次。1 月前患儿在学校上体育课时突然昏倒，呼之不应，口吐涎沫，经老师掐"人中"穴后苏醒。因回家后无不适，家长以为是休息不好所致，未予重视。2 天前打羽毛球时又突然昏倒，神志不清，口角流涎，手足抽搐，遂又掐"人中"渐醒。今做脑电图检查示：中度异常。特来我院请胡老诊治。询问中得之患儿性格内向，自尊心强，家长对其学习成绩要求每期必须要名列前 3 名，否则父母虽不打骂，但脸色难看，特别是临近升学，学习更为紧张，足见平时精神压力较大。患儿自诉睡眠易惊，时感头晕，脘痞胁胀，食少便溏，小便正常，舌质淡红，苔薄白，脉弦滑。

诊断：惊痫。

辨证：肝郁气滞。

治法：疏肝理脾解郁，息风开窍定痫。

方剂：逍遥散加减。

药物：柴胡 10g　　白芍 15g　　白术 12g　　茯苓 12g

　　　当归 12g　　薄荷 6g　　香附 10g　　郁金 15g

天麻 15g　　　　钩藤 15g　　　　石菖蒲 10g　　　　炙甘草 6g

水煎服 6 剂。

4 月 23 日：胁不胀，头不晕，唯睡眠易惊，胃纳不佳，故守方加减。上方去天麻、钩藤、石菖蒲，加酸枣仁 15g，炙远志 10g 养心安神，神曲 10g 消食健胃，继服 6 剂。

5 月 2 日：眠安稳，胃纳增加，遂改逍遥丸和归脾丸交替服用，调理 1 月，停药观察。随访 3 年，身体健康，病未复发。

案 2　朱某，男，4 岁半，1977 年 10 月 7 日初诊。

其父代诉患儿呕吐清涎伴右侧面部肌肉抽动半年。半年前患儿不明原因，常吐涎口水，在本单位职工医院就诊，疑为"胃病"，曾服中西药治疗 20 余日无效，病情加重，频频呕吐清涎，一日达 20～30 次之多，同时伴右侧面部肌肉抽动，5 月前曾去某医院诊治，经注射鲁米那后吐涎沫和面肌抽动停止，约 10 余小时后，患儿突然大吵大闹，乱打东西，约半小时后又吐涎水，唯面肌未再抽动。此后改服大伦丁和鲁米那，每日仍吐 4～5 次，持续半月，又去某医学院附院神经科做脑电图等检查，诊断为"局限性癫痫"，给予鲁米那、维生素 B_1 口服，次诊则给予大伦丁、利眠灵、维生素 B_1、谷氨酸连续服药 1 月，患儿烦躁不安，乱抓乱打，睡眠不好，行为异常。2 月前经人推荐服《中华内科杂志》第 2 卷第 3 期 156 页所载治癫痫方（苯巴比妥、氯丙嗪、利眠灵、葡萄糖酸钙、安钠咖），开始有效，虽每日仍吐 4～5 次，但程度减轻。20 多天前因感冒致病情加重，肌注青链霉素后昼夜吐涎数十次，易惊惕，夜卧尤甚，惊惕时始则蹬腿，继则屏气，头向右偏，口中咕咕作响，几秒钟至半分钟后即吐出清涎，吐后即睡，但睡后仍然发作。其父又照处方说明加大剂量与服，现发作次数减少，白天不发，夜间发 7～8 次，程度减轻。由于加大药物剂量，患儿受不了，服药后有站立不稳现象。现身体瘦弱，面白无华，食少便溏，舌淡苔白，脉沉无力。

患儿系第三胎，足月顺产，既往无脑炎、脑膜炎、化脓性中耳炎病史，亦无颅脑外伤、食生螃蟹史，肺吸虫抗原皮试（－）。家族中患儿母亲和外祖父有"突然晕倒"史。

诊断：痰痫。

辨证：脾胃气虚，痰气逆乱，蒙蔽心窍，横窜经络。

治法：益气健脾升清，涤痰安神降浊。

方剂：十味温胆汤加减。

药物：红参 6g（另煎）白术 12g　　　茯苓 12g　　　　陈皮 10g

　　　　法半夏 12g　　　炒枳实 10g　　　炒酸枣仁 12g　　炙远志 10g

　　　　藿香 10g　　　　砂仁 6g　　　　　炙甘草 5g

连服 6 剂，呕吐涎水逐渐减少到停止，胃纳有所增加，鉴于心脾两虚，后改用归脾汤加天麻、钩藤调理而愈。

按语： 痫证发病多与脏腑失调，痰气逆乱有关。临床表现虽有比较典型的证候，但因发作持续时间有长有短，发作间歇有久有暂，发作程度有轻有重，故病情不尽相同。案 1 患儿虽未受大惊大恐伤害，但平时精神压力较大，长期肝气不疏，肝郁气滞，以致克侮脾土，脾气不运，聚湿成痰，痰气上逆，头中气乱，脉道闭塞，孔窍不通，故耳不闻声，目不识人而昏眩无知，仆倒于地。病属惊痫，故以逍遥散加减疏肝理脾解郁，息风开窍定痫而愈。案 2 病儿长期服用镇静抗癫痫药物，虽有一定疗效，但也给身体造成损害，以至身体瘦弱，面白无华，食少便溏，舌淡脉弱，且自始至终呕吐痰涎。脾为生痰之源，脾失运化，湿聚为痰，堵塞脾之大络，绝其升降之道，致阴阳不相顺接，升降失常，脾不升清，胃不降浊，痰气逆乱，蒙蔽心窍，横窜经络而发病，因正气受伤，邪盛正虚，故反复发作，经久不愈，病属痰痫，故以十味温胆汤加减益气健脾升清，涤痰安神降浊而愈。

21. 病毒性心肌炎

左某，男，10 岁半，2008 年 4 月 21 日初诊。

患儿 1 月前因发热，咽痛，胸痛，心悸，心律不齐，心电图示：室性早搏，二联律，诊断"病毒性心肌炎"，住院治疗 28 天，好转出院。现尚感心悸（心率 120～130 次 / 分），心烦易怒，少寐易惊，食欲一般，大便偏干，小便黄少，咽红，喉核肿大，舌质红，苔薄黄，脉滑数，时歇止（早搏 10～16 次 / 分）。

诊断：心悸。

辨证：余热未尽，热扰心神。

治法：清心导赤，养心安神。

方剂：黄连导赤散加减。

药物：生地黄 15g　　淡竹叶 10g　　川木通 10g　　黄连 10g

　　　牡丹皮 12g　　炒栀子 10g　　炒酸枣仁 15g　　炙远志 10g

　　　赤芍 10g　　　丹参 12g　　　玄参 15g　　　板蓝根 12g

4月23日：服上方10剂，心悸略见好转（心率120±次/分），心不烦，脉滑数，歇止减少（早搏6～10次/分），余同前，守方加减，上方去黄连、牡丹皮、炒栀子，加柏子仁 15g，龙骨 20g，牡蛎 20g。

5月8日：继服上方14剂，心悸好转（心率110±次/分），睡眠转佳，夜卧不惊，现感神疲乏力，少气懒言，汗多喜饮，胃纳一般，舌质微红，苔少薄白，脉微数，偶有歇止（早搏4次/分）。

辨证：气阴不足。

治法：益气养阴，宁心安神。

方剂：加味调元生脉散。

药物：炙黄芪 30g　　麦冬 12g　　五味子 10g　　生晒参 6g（另煎）

　　　炒酸枣仁 15g　炙远志 10g　　赤芍 10g　　　丹参 12g

　　　龙骨 20g　　　牡蛎 20g　　　生山楂 10g　　鸡内金 12g

5月23日：继服上方21剂，精神好转，汗出减少，胃纳增加，不觉心悸（心率100±次/分，偶有1～2次早搏），余无异状。根据《内经》"补上治上制以缓"之旨，予生脉散加丹参、红花常服善后，3个月后自觉无不适，复查心电图正常。

按语：心肌炎的病位主要在心，而导致邪毒侵心的重要因素是体质虚弱。发病之后，尤其是后期将累及全身脏腑，因此治疗本病应按照五脏相关理论，治心而不限于心，应以整体观辨证论治，调整脏腑的气血阴阳。由于心主血脉，心肌受损，血脉为之瘀阻，故在各阶段的治疗中均应适当加活血化瘀药，以利于受损心肌的康复。

22. 儿童注意缺陷 - 多动障碍

案1　苏某，女，9岁，小学三年级学生，2009年7月6日初诊。

其母代诉患儿注意力不集中，上课钻桌子已近1年，为此老师多次与家长联系。平时做作业手里要玩东西，不能自控，速度慢，错误多，成绩下滑，睡眠不深，易惊醒，胃纳一般，喜饮水，二便调，咽红，苔黄，脉滑微数。

诊断：多动症。

辨证：心经积热，心神不宁。

治法：清心导赤，养心安神。

方剂：黄连导赤散加减。

药物：生地黄 15g   淡竹叶 10g   川木通 10g   黄连 10g

       牡丹皮 12g   炒栀子 10g   酸枣仁 15g   蝉蜕 6g

       炙远志 10g   龙骨 20g   牡蛎 20g

7月14日：服上方6剂，睡眠明显好转，胃纳大增，唯听课、做作业注意力不集中，余无异状，咽、舌尖微红，苔薄黄，脉平。据此改用养血安神，交通心肾法，用酸枣仁汤合孔圣枕中丹加减。

药物：酸枣仁 15g   茯苓 12g   知母 12g   炒川芎 10g

       柏子仁 15g   龙骨 20g   牡蛎 20g   龟板 20g

       蝉蜕 10g   僵蚕 12g   石菖蒲 10g   炙远志 10g

8月3日：上方连服16剂，注意力不集中有所好转，做作业不玩东西，但动作仍慢，需家长监督完成，独自睡觉时胆怯易惊，时吐黄痰，苔白黄薄腻，脉滑微数。

辨证：胆热痰扰。

治法：清胆化痰宁神。

方剂：黄连温胆汤加减。

药物：黄连 10g   陈皮 10g   法半夏 12g   茯苓 12g

       枳实 10g   竹茹 15g   酸枣仁 15g   炙远志 10g

       蝉蜕 6g   僵蚕 12g   龙骨 20g   牡蛎 20g

9月7日：其母代诉上方已服22剂，现患儿上课能专心听讲，受到老师表扬，回家能独立完成作业，弹琴1小时，独立睡觉，不再胆怯，但时有心烦失眠，胃纳佳，二便调，舌脉无异常。

辨证：肝血不足，阴虚内热。

治法：养血安神，清热除烦。

方剂：酸枣仁汤加减。

药物：酸枣仁 15g 　　茯苓 12g 　　　知母 12g 　　　炒川芎 10g

　　　柏子仁 15g 　　龙骨 20g 　　　牡蛎 20g 　　　合欢皮 12g

　　　石菖蒲 10g 　　炙远志 10g 　　蝉蜕 6g

10 剂后睡眠好转，时有烦躁，上方去柏子仁、合欢皮，加牡丹皮 12g，炒栀子 10g，继服 10 剂。

2010 年 1 月 4 日：近 4 月患儿注意力不集中明显好转，上课专心听讲，老师未再向家长"告状"，能自觉完成作业，考试成绩上升。因时有心烦易怒，故处初诊黄连导赤散加减方，嘱酌情服用，随访至今，一切正常。

案 2 李某，男，9 岁，2014 年 3 月 14 日初诊。

其母代诉患儿多动不安，注意力不集中 2 年。上课坐不安稳，不专心听讲，发呆走神，作业不认真，学习成绩下降。平时烦躁易怒，阵阵大叫，胃纳尚可，大便干，小便黄，舌尖边红，舌苔薄黄，脉滑数。

诊断：多动症。

辨证：心肝火旺。

治法：清心泻肝，重镇安神，佐以醒脑开窍。

方剂：龙胆泻肝汤加减。

药物：龙胆草 10g 　　柴胡 10g 　　　黄芩 10g 　　　栀子 10g

　　　生地黄 15g 　　泽泻 10g 　　　川木通 10g 　　黄连 6g

　　　龙骨 20g 　　　牡蛎 20g 　　　石菖蒲 10g 　　郁金 15g

二诊：上方水煎服 14 剂后，患儿烦躁减轻，已不大叫，余症同前，效不更方，龙胆草减为 5g，继服 14 剂。

三诊：患儿时有心烦，但不发怒，多动有所减少，上课仍走神。

辨证：心经积热，心神不宁。

治法：清心导赤，养心安神。

方剂：黄连导赤散加减。

药物：生地黄 15g 　　淡竹叶 10g 　　川木通 10g 　　黄连 6g

　　　牡丹皮 10g 　　栀子 10g 　　　蝉蜕 10g 　　　酸枣仁 15g

　　　炙远志 10g 　　郁金 15g 　　　龙骨 20g 　　　牡蛎 20g

水煎服 14 剂。

四诊：患儿烦躁明显好转，但神思涣散，虽能自悟而不能自制，入睡难，夜卧多梦，记忆力差，舌质微红少苔。

辨证：心肾不足。

治法：补肾宁心，益智安神。

方剂：安神定志丸合酸枣仁汤加减。

药物：龟甲 15g   龙齿 20g   石菖蒲 10g   酸枣仁 15g
　　　炙远志 10g   茯苓 15g   知母 10g   炒川芎 10g
　　　柏子仁 15g   牡蛎 20g   首乌藤 15g

水煎服 14 剂。

五诊：患儿睡眠好转，梦减少，神思涣散有所改善，但记忆力尚差，据此守方加减。

药物：龟甲 15g   龙齿 20g   石菖蒲 10g   炙远志 10g
　　　生地黄 15g   怀山药 15g   山茱萸 15g   茯苓 10g
　　　牡丹皮 10g   泽泻 10g   酸枣仁 15g   柏子仁 15g

水煎服 14 剂。

守方加减继续治疗 2 月余，患儿注意力集中，上课能专心听讲，记忆力明显改善，学习成绩逐渐上升，随访至今，情况良好。

按语： 脏腑功能失调，阴阳失衡，动静失制是儿童多动症的根本病机，调理脏腑功能，调和气血，平衡阴阳是儿童多动症的根本治则。以上两案均属心肝火旺证，不同点是案 1 偏于心火盛，案 2 偏于肝火旺，故治疗前者以黄连导赤散侧重清心导赤，安神定志；后者用龙胆泻肝汤侧重泻肝清心，醒脑开窍。待心肝之火基本平息后，均用酸枣仁汤合孔圣枕中丹养血安神，交通心肾，坚持治疗而取效。充分体现了胡氏儿科"祛邪扶正，清补兼施，以和为贵，以平为期"的学术思想。

23. 多发性抽动症

（1）肝血不足，血虚生风

案 1 周某，女，8 岁，2007 年 7 月 12 日初诊。

其母代诉患儿患"抽动症"1年余，长期服"益智宁神"中药颗粒无效，且查血铅超标，遂停服该药，请胡老诊治。刻诊：频频眨眼，不时扭脖，甩手踢腿，心烦易怒，胃纳不佳，喜喝饮料，大便干燥，小便黄，咽微红，舌尖微红，舌苔薄白，脉象正常。

诊断：抽动症。

辨证：肝血不足，虚风内动。

治法：养血和血，息风止痉。

方剂：养血息风汤加减。

药物：生地黄 15g　　白芍 15g　　当归 12g　　川芎 10g

　　　　天麻 15g　　钩藤 20g　　全蝎 10g　　蜈蚣 2 条

　　　　黄连 10g　　牡丹皮 12g　　栀子 10g　　炙甘草 6g

水煎服 10 剂。

7 月 23 日：其母代诉患儿服上方 10 剂后，抽动症状明显减少，现喉间偶有声音，阵阵心烦，胃纳好转，二便正常，诊视患儿，舌脉同前。药既中的，宜守方加减，鉴于肝热渐清，心热尚存，原方去牡丹皮、栀子，加淡竹叶 10g，川木通 10g，继服 10 剂，煎服法、禁忌同前。

此后在基本方药不变的情况下，根据患儿出现的症状，随症加减。如腹痛，大便干结加云木香、槟榔；自觉身热，睡眠不好加炒酸枣仁、茯苓、知母；时哭时笑加甘草、小麦、大枣；感冒鼻塞加苏叶、防风、苍耳子。其间有一次以发声抽动为主，兼见眨眼、扭脖，舌苔白黄薄腻等症，曾改服银翘马勃散加桔梗、甘草、僵蚕、蝉蜕、黄芩、滑石、藿香、郁金。前后 12 次调方，连续治疗 4 个多月，其病痊愈，随访至今，未再复发。

案 2　林某，男，5 岁 6 个月，2014 年 2 月 28 日初诊。

患儿眨眼、摇头 1 年。现眨眼、摇头，打鼾，遗尿，纳差，大便常结燥，舌质红，苔少。

诊断：抽动症。

辨证：肝血不足，筋脉挛急。

治法：养血和血，息风止痉。

方剂：养血息风汤加减。

药物：生地黄 15g　　白芍 15g　　当归 10g　　川芎 10g

蝉蜕 10g　　僵蚕 10g　　天麻 15g　　钩藤 15g

蒺藜 15g　　粉葛根 15g　　石菖蒲 10g　　郁金 15g

水煎服 15 剂。

3 月 14 日：摇头明显缓解，偶眨眼，烦躁，口臭，时流鼻血，舌淡红，苔白黄腻。

辨证：肺胃热盛。

治法：清肺泻胃，佐以凉血止血。

方剂：泻黄散加减。

药物：石膏 15g　　栀子 10g　　防风 5g　　藿香 10g

知母 10g　　牡丹皮 10g　　蝉蜕 10g　　僵蚕 10g

蒺藜 15g　　菊花 15g　　白茅根 15g　　侧柏炭 15g

3 月 28 日：眨眼相对明显，口稍臭，鼻血止，昨起喉痒偶咳，大便正常，舌红，苔黄腻。

辨证：风热夹湿。

治法：清宣湿热，祛风止痉。

方剂：上焦宣痹汤加减。

药物：射干 10g　　枇杷叶 15g　　郁金 15g　　黄芩 10g

瓜蒌皮 15g　　前胡 15g　　杏仁 10g　　滑石 15g

蝉蜕 10g　　僵蚕 10g　　蒺藜 15g　　菊花 15g

4 月 11 日：眨眼较前好转，偶咳嗽，夜间汗多，时烦躁，胃纳一般，自觉咽喉不适，舌红苔薄黄。据此改用泻黄散加减。

药物：石膏 15g　　栀子 10g　　防风 5g　　藿香 10g

牡丹皮 10g　　蝉蜕 10g　　僵蚕 10g　　蒺藜 15g

菊花 15g　　金银花 15g　　连翘 15g　　牛蒡子 10g

4 月 25 日：眨眼明显缓解，偶扭头，无咳嗽，夜间尿床，大便正常，舌红，苔薄黄。

辨证：膀胱湿热。

治法：清热利湿，醒脑开窍。

方剂：黄芩滑石汤加减。

药物：黄芩 10g　　　滑石 10g　　　猪苓 10g　　　土茯苓 10g

　　　大腹皮 10g　　豆蔻 5g　　　小通草 5g　　　石菖蒲 10g

　　　郁金 15g　　　僵蚕 10g　　　蝉蜕 10g　　　粉葛根 15g

5 月 9 日：眨眼不明显，不扭头，夜间尿床好转，进食慢，苔白黄腻。效不更方，守方加减。

药物：黄芩 10g　　　滑石 10g　　　土茯苓 10g　　猪苓 10g

　　　大腹皮 10g　　豆蔻 5g　　　石菖蒲 10g　　郁金 15g

　　　僵蚕 10g　　　蝉蜕 10g　　　炒黄柏 10g　　藿香 10g

5 月 23 日：白天睡觉时尿床 1 次，夜间需家长叫醒排尿，偶眨眼，舌红苔腻。守方继服 14 剂。

6 月 6 日：夜间叫醒时比以往清醒，未尿床，偶眨眼，舌红，苔根黄微腻。守方加减，上方去大腹皮，加草薢 15g，水煎服 14 剂。

6 月 20 日：夜间较前容易叫醒，亦较前清醒，已半月未尿床，偶眨眼，纳可，舌红，舌根部白黄腻。仍以黄芩滑石汤加减。

药物：黄芩 10g　　　滑石 10g　　　豆蔻 5g　　　藿香 10g

　　　猪苓 10g　　　蝉蜕 10g　　　僵蚕 10g　　　石菖蒲 10g

　　　郁金 15g　　　草薢 15g　　　土茯苓 10g　　炒黄柏 10g

水煎服 14 剂。

此方服后未再尿床，亦不眨眼，遂停药观察，随访 1 年，未再发病。

案 3　刘某，男，11 岁，2013 年 6 月 3 日初诊。

患儿患抽动症 3 年半，曾服"静灵口服液""盐酸硫必列片"等药物，抽动症状有所好转，但停药后又复发，现频繁歪嘴、揉鼻、抠手指和脚趾，注意力不集中，自控能力差，烦躁，胆小，经常鼻衄，口臭，大便正常，小便黄，舌红，苔黄厚。

诊断：抽动症、多动症。

辨证：心脾积热，肝风内动。

治法：清心泻脾，祛风通络。

方剂：泻黄散加减。

药物：石膏 15g　　　栀子 10g　　　防风 10g　　　藿香 10g

　　　　知母 10g　　　牡丹皮 10g　　　蝉蜕 10g　　　僵蚕 10g

　　　　姜黄 15g　　　川桐皮 15g　　　枳壳 10g　　　桔梗 10g

水煎服 10 剂。

6 月 14 日：服药后歪嘴减少，抠鼻相对较多，伴抠手脚，时腹痛，无口臭和鼻衄，大便正常，舌正红，苔白黄腻，脉微数，守方加减，上方去枳壳、桔梗，加全蝎 10g，蜈蚣 2 条（焙干研末冲服，下同），水煎服 14 剂。

6 月 28 日：抽动症状已不明显，情绪较正常，微有口臭，偶腹痛，鼻衄，舌红，苔黄腻，脉微数，守方加减。

药物：石膏 15g　　　栀子 10g　　　防风 10g　　　藿香 10g

　　　　知母 10g　　　牡丹皮 10g　　　白茅根 15g　　　蝉蜕 10g

　　　　僵蚕 10g　　　侧柏炭 15g　　　蒲黄炭 15g　　　全蝎 10g

水煎服 14 剂。

7 月 15 日：未再鼻衄，无明显抽动症状，近日喜咬手指甲，舌脉同前，再守方加减。

药物：石膏 15g　　　栀子 10g　　　防风 10g　　　藿香 10g

　　　　知母 10g　　　牡丹皮 10g　　　蝉蜕 10g　　　僵蚕 10g

　　　　槟榔 15g　　　胡黄连 10g　　　雷丸 15g　　　榧子 15g

水煎服 14 剂。

案 4　王某，男，5 岁 10 个月，2014 年 9 月 9 日初诊。

其母代诉患儿患抽动症半年，喉中发声伴眨眼、皱鼻、张口、点头、仰脖等症。曾先后服用盐酸硫必利片和中药未能控制病情，特来我院请胡老诊治。现频频清嗓，声音高亢，喉中不时发出"嗯嗯"声，伴眨眼、点头，余无不适，舌质正红，苔白黄腻，脉滑微数。

诊断：发声性抽动。

辨证：风热夹湿，气滞痰凝。

治法：祛风清热利湿，行气降逆化痰。

方剂：银翘马勃散合半夏厚朴汤加减。

药物：金银花 15g　　　连翘 15g　　　马勃 5g　　　桔梗 10g

滑石 15g	蝉蜕 10g	僵蚕 10g	杏仁 10g
紫苏叶 10g	厚朴 15g	法半夏 15g	生姜 2 片

水煎服 10 剂，1 日 1 剂。

9 月 25 日：清嗓次数明显减少，眨眼、点头也有好转，小便黄臭，舌苔白黄腻。遂去法半夏加黄芩 10g，继服 10 剂。

10 月 17 日：此次服药后仅偶尔清嗓，近因感冒清嗓复又加重如初，且伴弹舌，眨眼频作，仍守方加减，上方去马勃、桔梗加全蝎 5g，蜈蚣 2 条继服 10 剂。服完 10 剂后，清嗓、眨眼等症悉除。为巩固疗效，嘱继服 10 剂，2 天 1 剂。

按语： 多发性抽动症主要表现为不自主的、反复的、快速的一个部位或多个部位肌肉运动性抽动和发声性抽动，并可伴有注意力不集中、多动等行为异常症状。胡老根据本病临床表现将其分为以面肌抽动、肢体抽动为主及以发声抽动为主两大类，再根据相关脏腑生理病理特点，经脉循行部位，结合舌质舌苔论治。从以上 4 个案例可以看出主要证型为肝血不足、血不养筋、肝虚血燥、血燥筋挛。面部、头颈、肢体抽动者，常用养血息风汤加减；心脾积热，烦躁易怒，张口咧嘴，弄舌舔唇，磨牙叩齿，捶胸鼓腹，甩手跺脚者，常用导赤泻黄散加减；风热夹湿，肺气痹郁，气滞痰凝，郁阻咽喉，频频清嗓，喉中发出异声者，常用银翘马勃散合半夏厚朴汤加减。只要辨证正确，方证对应，药物恰当，剂量适中，即可收到满意疗效。

24. 舞蹈病

丁某，女，8 岁，1980 年 6 月 22 日初诊。

患儿手舞足蹈 1 月余。40 多天前患儿左臂手腕不明原因扭动，继则双上肢和双下肢亦出现扭动，状若舞蹈。近半月双手无力，不能持物，脱衣解扣亦困难，走路稍显不稳。就诊时见患儿坐立不安，时耸肩、缩颈，头不能上抬，不时用手摸头，时闻喉中有"吭吭"声响。问其父："患儿四肢动作可否自控？"其父答曰："不由自主，但肢体动作在兴奋或注意力集中时加重，入睡后消失，睡眠欠安稳。"2 月前曾患感冒，现不发热，关节不痛，一般情况尚可，大便干，小便黄，舌质红，苔薄白，脉微数。此前为排除颅内肿瘤曾做脑超声波检查，结果显示"脑中线波无移位"。血常规、血沉、抗 O 试验等检查均在正常范围。

诊断：舞蹈病。

辨证：肝风内动。

治法：养血祛风，佐以清心导赤。

方剂：加味四物汤。

药物：生地黄 15g　　当归 10g　　白芍 20g　　川芎 6g

　　　菊花 15g　　　钩藤 20g　　僵蚕 12g　　黄连 6g

　　　淡竹叶 10g　　木通 12g　　炙甘草 6g

6月27日：服上方4剂后，病情好转，走路平稳，坐在凳子上也不乱动，摸头动作减少，喉部已无声响，余同前。效不更方，上方加天麻15g以增强息风止痉之功。

7月4日：继服上方6剂后，手舞足蹈动作明显减少，已不耸肩、不缩颈，头已上抬，胃纳尚可，睡眠好，大便稍稀，小便如常，舌质微红，苔薄白，脉平。药既中的，守方加减。

药物：生地黄 15g　　当归 10g　　白芍 20g　　炒川芎 6g

　　　菊花 15g　　　钩藤 20g　　僵蚕 12g　　天麻 15g

　　　牡蛎 30g　　　石决明 20g　　地龙 10g　　炙甘草 6g

水煎服6剂。

7月12日：手足已不扭动，手能持物，穿衣解扣正常。嘱继服上方6剂，巩固治疗，慎风寒，防感冒，忌食辛辣香燥食物，以防复发。随访两年，一切正常。

按语： 舞蹈病是风湿热的主要表现之一。本案患儿因无心肌炎、多发性关节炎、皮下结节和环形红斑，且不发热，血沉和抗O试验结果均正常，故排除风湿热，应是单一舞蹈病。又由于有四肢扭动、耸肩、喉中发声等症，与多发性抽动症表现有相似之处，应予鉴别。舞蹈病以舞蹈样异常运动为特征，以四肢运动为多，且动作是渐起的，持续时间较长、幅度大，动作呈不规则变化，在兴奋或注意力集中时加剧；多发性抽动症则是全身多部位肌肉多种多样的抽动，有突然、快速、刻板、不随意和孤立发生的特点，能受意志控制数分钟至数小时，且抽动症患儿没有手不能持物、不能解纽扣等表现。

但从中医角度看，两者却有相同之处，病因均为"肝风内动"，均可在"治风先治血，血行风自灭"理论指导下，采用养血息风法，用加味四物汤治疗。相对而言，舞蹈病之风不如多发性抽动症强烈，因此一般加疏风清热、息风止痉之品即可，而多发性抽动症治疗难度较大，故重证患儿通常要加全蝎、蜈蚣息风止痉，疗效始佳。

25. 遗尿

（1）膀胱湿热案

纵某，女，9岁，小学三年级学生，1981年2月11日初诊。

其父代诉患儿自幼尿床至今未愈。睡眠深，不易醒，叫醒之后神志朦胧，几乎每晚均要尿床，曾经中西药治疗后效果不佳。平素喜香燥、甘甜食品，大便干结，2～3天1次，小便黄少，舌尖红，苔白黄薄腻，脉滑微数。

诊断：遗尿。

辨证：膀胱湿热，气化失常。

治法：清热利湿佐以开窍。

方剂：黄芩滑石汤加减。

药物：黄芩10g　　　滑石15g　　　猪苓12g　　　土茯苓12g

　　　通草6g　　　炒黄柏10g　　　萆薢12g　　　白豆蔻6g

　　　益智仁12g　　石菖蒲6g

水煎服6剂。

2月17日：服上方6剂后，患儿夜间能自行起床小便，1周未尿床，唯大便干结。效不更方，守方加减，上方去萆薢、通草加枳壳10g，火麻仁20g，继服6剂。

3月4日：上周因故未能复诊，又续上方6剂，其父诉自2月11日起，患儿服药1日1剂，至今每晚均能自行起床小便，未发生过尿床。现唯大便两日一行，腹稍胀，矢气少，食欲欠佳，遂改用麻仁丸加减，行气导滞，润肠通便，调理善后。此后大便通畅，胃纳增加，随访1年，尿床未再复发。

按语： 膀胱与肾相表里，具有贮藏、排泄尿液的功能。其贮尿功能有赖于肾气的调摄；排尿功能有赖于肾与膀胱的气化作用。膀胱的主要病机特点就是气化失常而小便异常。本案患儿平素喜吃香燥、甘甜食品，酿生湿热，下注膀胱，气化失常而尿床。因此用黄芩滑石汤加减，以黄芩、滑石、猪苓、通草、土茯苓、黄柏、萆薢、白豆蔻清热利湿，化湿行气。鉴于患儿睡眠深，不易醒，叫醒之后神志朦胧，与湿浊蒙蔽清窍有关，故加石菖蒲化浊开窍醒神，益智仁暖肾缩尿以防渗利太过。诸药配伍湿热分消，气化复常，窍开神清，夜卧能醒，自行起床小便，则尿床自愈。

（2）肺热郁结案

卿某，男，4岁半，2004年9月17日就诊。

祖母代诉患儿平素小便正常，一周前去海南旅游后，近日每晚尿床，睡眠深不易叫醒，白天尿频尿黄、臊气甚大，喉痒即咳，咳则连声，痰少黏稠，口干喜饮，胃纳稍差，大便干，每日1次，舌质偏红，苔薄黄，脉滑数。

诊断：遗尿。

辨证：肺热郁结。

治法：宣肺清热，佐以开窍。

方剂：麻杏石甘汤加减。

药物：麻黄10g　　杏仁10g　　石膏30g　　黄芩12g
　　　　瓜蒌皮12g　信前胡12g　射干10g　　炙枇杷叶15g
　　　　炒知母12g　炒黄柏12g　萆薢12g　　石菖蒲6g

9月21日：其祖母诉服药后3晚均未尿床，白天小便次数减少，尿量增多，尿色不黄，已无臊气，咳嗽好转，遂改投止嗽散加减，调理而愈。随访半年，未再尿床。

按语：治疗肺热遗尿机理诚如张景岳所说："盖小水虽利于肾，而肾上连肺，肺为水之上源，若肺气无权，则肾水终不能摄。故治水者，必须治气；治肾者，必须治肺。"本案患儿因在海南旅游受热，邪热郁肺，肺气上逆而咳；热邪灼津，炼液为痰，故痰少而黏；肺热治节不行，通调失司，膀胱不约而尿床；臊气大，舌偏红，苔薄黄，脉滑数，均是有热之象。故辨证为肺热郁结，治节失司，以致肾水不摄而遗尿。服麻杏石甘汤加减方后，肺热清，肺气有权，肾能摄水而病愈。此方胡老亦用治老年人肺热咳嗽、咳而遗溺者，效果亦佳。

（3）中气不足案

陈某，女，5岁2个月，2010年8月23日初诊。

患儿遗尿9月余，多方医治，未见好转。现白天有时小便流出不知，待其解时已打湿内裤；夜晚睡眠较深，家长叫醒解小便时，亦发现内裤已湿一团，若家长疏忽，未叫其起床小便，则尿床。现除小便腥臊，面色白黄、精神不佳，舌尖红、苔薄黄外，余无不适。

诊断：遗尿。

辨证：中气不足，膀胱虚寒夹热。

治法：补中益气，温肾缩尿，佐以清热。

方剂：补中益气汤合缩泉丸加减。

药物：太子参30g　　炙黄芪30g　　升麻10g　　柴胡10g

　　　当归10g　　　炒白术12g　　陈皮10g　　怀山药15g

　　　乌药12g　　　益智仁15g　　桑螵蛸15g　　炒黄柏12g

8月30日：服上方6剂后，小便已不腥臊，但仍遗尿，余症同前，遂守方加减，上方去黄柏，加石菖蒲6g。

9月10日：服上方10剂，遗尿明显好转，近10天仅有1个晚上遗尿，余无异状，苔白脉平，守方继服10剂。

9月24日：近10天偶有尿湿一点内裤情况。遂改服补中益气丸调治善后。

按语： 肾与膀胱相为表里，二者在病理上相互影响，主要病机特点是尿液的贮藏、排泄异常。本案患儿遗尿9个月，白天与夜晚有时小便流出不知，究其原因是肾气不固，肾与膀胱气化失常，膀胱不约。而肾气不固乃肺脾气虚，中气不足使然。诚如《灵枢·口问》所说："中气不足，溲便为之变。"故其治疗用补中益气汤补益中气。张景岳说："凡睡中遗溺者，此必下元虚寒，所以不固，宜大菟丝子丸……缩泉丸之类主之。"故又合缩泉丸加桑螵蛸温肾祛寒，缩尿止遗，两方配合，虚寒去，肾气固，中气足，膀胱约，遗尿自愈。

（4）肾阳不足案

郑某，男，3岁，2005年3月28日初诊。

患儿早产，先天禀赋不足，后天喂养失调，身体瘦弱，小便多，入夜尤甚，每晚尿床，四肢发凉，面白无华，舌淡红，苔薄白，脉沉无力。

诊断：遗尿。

辨证：肾阳不足，下元虚寒。

治法：温补肾阳，固涩缩尿。

方剂：加味肾气丸。

药物：熟地黄 12g　　山茱萸 12g　　怀山药 12g　　茯苓 6g

　　　泽泻 6g　　　牡丹皮 6g　　肉桂 6g　　　制附子 15g（先煎）

　　　补骨脂 12g　　淫羊藿 12g　　葫芦巴 12g　　石菖蒲 5g

水煎服 2 ～ 4 剂。

3 天后复诊，其母喜笑颜开，说上方仅服 2 剂，患儿身即转暖，四肢不凉，面色红润，夜间小便减至 2 次。效不更方，继服 2 剂，遗尿告愈。

按语：小儿生理特点是"脾常不足，肾常虚"。该患儿先天不足，后天失养，肾气更虚，下元虚寒，摄纳无权，故小便多，入夜尤甚；肾阳不足，命门火衰，气失温煦，故四肢发凉，面白舌淡。服肾气丸后效如桴鼓，既表明肾气丸方证效应不容置疑，亦表明小儿脏气清灵，易趋康复。诚如张景岳所说："小儿之病……其脏气清灵，随拨随应，但能确得其本而摄取之，则一药可愈，非若男妇损伤，积痼痴顽者之比。"

26. 水肿

张某，男，10 岁，小学四年级学生，2003 年 12 月 26 日初诊。

外婆代诉患儿 1 周前感冒发热，经治热退，但感身软乏力。昨天发现眼睑、颜面浮肿，时感头晕，恶心欲呕，倦怠思睡，小便短少，呈浓茶色，咽红，喉核肿大，舌尖边红，舌苔薄黄，脉数有力。测血压 136/90mmHg，小便常规检查示：红细胞（+++）、隐血（++）、蛋白（++）、白细胞（+++）。

西医诊断：急性肾小球肾炎。

诊断：水肿。

辨证：风水相搏。

治法：疏风利水。

方剂：麻黄连翘赤小豆汤加减。

药物：麻黄 10g   连翘 15g   赤小豆 30g   杏仁 10g

      苏叶 10g   桑白皮 15g   金银花 15g   夏枯草 15g

      钩藤 15g   炒栀子 10g   泽泻 12g   车前子 10g

2004 年 1 月 2 日：服上方 4 剂后，眼睑、颜面浮肿消退，血压下降至 110/80mmHg，头不晕亦不呕恶，精神好转，自觉无不适，小便量增多，色黄。复查小便常规示：红细胞（+++）、隐血（++）、蛋白（-）、白细胞（-）。舌脉同前，因不浮肿，改从尿血论治。

诊断：尿血。

辨证：下焦瘀热，脉络受损，血渗膀胱。

治法：清热解毒，凉血止血。

方剂：小蓟饮子加减。

药物：生地黄 15g   淡竹叶 10g   川木通 12g   牡丹皮 12g

      炒栀子 10g   金银花 15g   连翘 15g   夏枯草 15g

      小蓟炭 15g   蒲黄炭 15g   白茅根 30g

2004 年 1 月 16 日：患儿自述腹胀不饥，小便淡黄，量较前减少，复查小便常规：红细胞（++）、隐血（++）。舌尖边红，苔白黄腻。

辨证：中焦湿热。

治法：清热利湿。

方剂：黄芩滑石汤加减。

药物：黄芩 12g   滑石 15g   猪苓 15g   土茯苓 15g

      大腹皮 15g   通草 6g   藿香 12g   郁金 15g

      白茅根 30g   炒栀子 10g   小蓟炭 15g   蒲黄炭 15g

2004 年 1 月 29 日：腹不胀，胃纳增，余无不适，复查小便常规示：红细胞（++）、隐血（++）。咽红，喉核肿大，腻苔退，苔薄黄，脉微数。

辨证：肺气不宣，热毒壅滞。

治法：清热解毒利咽，凉血止血化瘀。

方剂：银翘马勃散加减。

药物：金银花 15g   连翘 15g   马勃 10g   射干 10g

| 牛蒡子 12g | 桔梗 12g | 牡丹皮 12g | 炒栀子 10g |
| 蒲黄炭 15g | 白茅根 30g | 仙鹤草 15g | |

2004年2月13日：连续服上方12剂，一般情况好，复查小便常规示：红细胞（＋），隐血（＋）。咽微红，苔白黄腻，脉微数。据此又改用黄芩滑石汤加减。

药物：黄芩 12g	滑石 15g	猪苓 15g	土茯苓 15g
大腹皮 15g	通草 6g	白茅根 30g	炒栀子 10g
茜根 12g	牡丹皮 12g	小蓟炭 15g	蒲黄炭 15g

2004年3月1日：服上方12剂后，复查小便常规示：红细胞（＋）、隐血（＋）。时感心烦，苔薄黄不腻，脉微数，

辨证：心经积热。

治法：清心导赤，凉血止血。

方剂：黄连导赤散加减。

药物：黄连 10g	生地黄 15g	淡竹叶 10g	川木通 12g
牡丹皮 12g	炒栀子 10g	白茅根 30g	小蓟炭 15g
蒲黄炭 15g	仙鹤草 15g	金银花 15g	连翘 15g

2004年3月8日：服上方6剂，今日复查小便常规示：红细胞2～4/HP，隐血（－）。心烦好转，嘱守方继服6剂。

2004年3月15日：复查小便常规：镜检未见异常。此后根据患儿咽部情况和舌象，结合小便常规检查报告（时有红细胞3～6/HP或2～4/HP），又交替服用银翘马勃散、黄芩滑石汤、黄连导赤散合小蓟饮子加减方36剂，直至4月26日小便镜检完全正常。嘱停药观察，慎饮食，防感冒，定期复查小便常规。随访3年，身体健康，已上初中。

按语：急性肾小球肾炎初起颜面浮肿，小便短少，证属风水者，遵《内经》"开鬼门，洁净府"之意。胡老常用《伤寒论》麻黄连翘赤小豆汤发汗利尿以消肿，肿消后，根据小便常规检查有红细胞、隐血阳性者，则按尿血论治。风热偏重者，常用银翘小蓟饮加减；湿热偏盛者，常用黄芩滑石汤加减；咽喉红肿者，常用银翘马勃散加减，三方可随症交替服用，总之以清为主，慎用补法，否则会犯"实实之戒"。

27. 过敏性紫癜

案 1 叶某，女，7 岁，2007 年 12 月 10 日初诊。

其父代诉 3 月前发现患儿双下肢散在出血点，别无不适，未予重视。1 个半月前双下肢出现紫红色皮疹，伴腹痛，恶心呕吐，踝关节肿痛，小便常规检查未见异常。刻诊：患儿双下肢散在紫癜，微有痒感，腹痛阵作，食欲不佳，咽喉红肿，苔薄微黄，脉滑微数。

诊断：过敏性紫癜（混合型）。

辨证：风热湿毒，内舍肺脾，热伤脉络，血溢肌肤。

治法：清热解毒，祛风胜湿，化瘀消斑。

方剂：清热化斑汤加减。

药物：石膏 30g　　炒栀子 10g　　防风 6g　　藿香 12g
　　　炒知母 12g　　炒黄柏 12g　　连翘 15g　　大青叶 15g
　　　玄参 15g　　赤芍 10g　　云木香 12g　　砂仁 10g

12 月 20 日：服上方 10 剂，双下肢紫癜消退，但时有少许新发紫癜，腹痛已止，胃纳如常。自诉咽喉不适，时痒，痰黏滞不爽，二便正常，苔薄白，脉微数，守方加减，去黄柏、云木香、砂仁，加金银花 15g，连翘 15g，马勃 6g。

2008 年 1 月 7 日：上方连服 16 剂后喉不痒，尚感痰黏滞，时有一两个新发紫癜，近日足痛，踝关节肿，二便正常，舌脉同前，仍守方加减。

药物：石膏 15g　　炒栀子 10g　　广藿香 10g　　防风 6g
　　　炒知母 10g　　炒黄柏 10g　　大青叶 15g　　赤芍 10g
　　　川牛膝 10g　　汉防己 12g　　海桐皮 15g　　姜黄 15g

水煎服 12 剂。

1 月 24 日：足痛止，踝关节肿消，未见新发紫癜，余无异状。嘱继服上方 3 剂，2 日 1 剂，服完后停药观察。随访 2 年，未见复发。

案 2 张某，男，8 岁，2007 年 12 月 17 日初诊。

患儿 1 月前因腹痛、便血，臀部和双下肢出现紫红色皮疹，诊断"过敏性紫癜"住院，给予醋酸泼尼松片每日 25mg 及对症治疗，腹痛、便血控制，紫癜消退，2 天前小便常规检查示：蛋白（＋）、隐血（＋＋）、镜检红细胞（8 ～ 10/HP）。

刻诊：喉痒，咳嗽，痰不利，小便黄少，咽喉红肿，苔白黄腻，脉滑微数。

诊断：紫癜性肾炎。

辨证：风热夹湿。

方剂：银翘马勃散加减。

药物：金银花 15g   连翘 15g   马勃 10g   射干 10g

         枇杷叶 15g   郁金 15g   黄芩 12g   瓜蒌皮 15g

         信前胡 15g   板蓝根 12g   白茅根 30g   滑石 15g

12 月 24 日：上方服 7 剂后咳愈，舌苔中根部黄腻。复查小便常规示：蛋白（－），隐血（＋＋），镜检红细胞（3 ～ 6/HP）。

辨证：膀胱湿热。

治法：渗湿清热。

方剂：黄芩滑石汤加减。

药物：黄芩 12g   滑石 15g   猪苓 12g   土茯苓 15g

         大腹皮 12g   白茅根 30g   小蓟炭 15g   蒲黄炭 15g

         牡丹皮 12g   炒栀子 10g   夏枯草 15g   连翘 15g

2008 年 1 月 7 日：服上方 14 剂后腻苔退，嘱醋酸泼尼松片逐渐减量停用，中药改用小蓟饮子随症加减，连服 42 剂，其间时有感冒，复查小便常规示：隐血（＋＋ ～ ＋＋＋），镜检红细胞（3 ～ 9/HP），停用激素后，咽红，舌尖边红，苔薄黄，脉微数。

辨证：下焦瘀热。

治法：清热解毒，止血化瘀。

方剂：银翘小蓟饮。

药物：金银花 15g   连翘 15g   小蓟炭 15g   炒大蓟 15g

         生地黄 15g   淡竹叶 10g   通草 6g   牡丹皮 12g

         炒栀子 10g   蒲黄炭 12g   仙鹤草 15g   苎麻根 15g

2 月 24 日：服上方 28 剂后复查小便常规示：隐血（＋－），镜检红细胞（0 ～ 1/HP）。继服 14 剂后，尿常规复查：隐血（－），镜检红细胞（0/HP），遂停药观察，定期复查尿常规，随访 2 年，未见复发。

案 3 张某，男，9 岁，2013 年 2 月 28 日初诊。

其父代诉患儿 42 天前不明原因双下肢出现大小不等、紫红色皮疹，高出皮肤，压不褪色，在当地医院血、尿常规检查正常，诊为过敏性紫癜，予醋酸泼尼松片每日 30mg（17 天内减为每日 15mg）、芦丁、潘生丁等治疗。23 天前患儿又去某研究所诊治，小便常规检查示：蛋白（1+），服用醋酸泼尼松片（14 天内减为每日 5mg）、昆明山海棠。5 天前小便常规检查示：尿蛋白（++），红细胞 14.30/UI。4 天前小便常规检查示：尿蛋白（+），尿蛋白浓度 252.22mg/L，又加服保肾康。今日我院小便常规检查示：蛋白（+），血常规检查示：血小板由 2 月 3 日 201×10^9/L 已逐渐降至 86×10^9/L，双下肢尚有少许紫癜，自觉无不适，舌尖微红，苔薄黄，脉滑数。

　　诊断：过敏性紫癜（混合型）。

　　辨证：风热湿毒，内舍肺脾，热伤脉络，下渗膀胱。

　　治法：清热化斑汤加减。

　　药物：石膏 15g　　　知母 10g　　　牡丹皮 10g　　　赤芍 10g

　　　　　藿香 10g　　　栀子 10g　　　防风 5g　　　　大青叶 15g

　　　　　连翘 15g　　　鱼腥草 15g　　夏枯草 15g　　　生甘草 10g

　　3 月 7 日：服上方 7 剂，服药过程中小腿两侧仍有少许紫癜反复出现。今日小便常规检查示：蛋白（+），红细胞 18.9/UI，血常规检查示：血小板升至 187×10^9/L，舌脉同前，守方加减。

　　药物：石膏 15g　　　知母 10g　　　牡丹皮 10g　　　栀子 10g

　　　　　大青叶 15g　　连翘 15g　　　夏枯草 15g　　　紫草 15g

　　　　　益母草 10g　　蒲黄炭 15g　　白茅根 20g　　　仙鹤草 15g

　　3 月 14 日：继服上方 7 剂后双下肢仍有少许紫癜。小便常规检查示：蛋白（++），隐血（+-），血常规检查示：红细胞 31.1×10^9/L，血小板升至 249×10^9/L，再守方加减，上方去益母草、蒲黄炭、白茅根，加赤芍 10g，生地黄 15g，玄参 15g，鱼腥草 15g，水煎服 3 剂。

　　3 月 18 日：服上方 3 剂后小便常规检查示：蛋白（-），隐血（+-），微白蛋白 53mg/L，血常规检查示：红细胞 4.2×10^9/L。今日尿检正常，患儿无新发紫癜。昨日感冒，现流清涕，咽红，上方加生荆芥 10g，金银花 15g，去赤芍、鱼腥草、夏枯草，水煎服 6 剂。

3月28日：尿检正常，无新发紫癜，患儿一般情况好，遂以上方加减调理而愈。随访至今，未见复发。

按语：以上三案，案1、案3为混合型，案2为肾型，胡老治疗本病，以紫癜、腹痛或关节肿痛为主者，主方清热化斑汤加减；以肾脏损害为主，尿检有蛋白、红细胞、隐血阳性，风热偏重者，用银翘小蓟饮；湿热偏重者，用黄芩滑石汤。只要辨证无误，在病情无特殊变化的情况下，即可守法守方，随症加减。

28. 斜颈

吴某，女，5岁，1979年11月9日初诊。

8天前患儿在田间玩耍，不慎失足落水，当时仅将裤子打湿，头身未见外伤，患儿亦未诉任何不适。傍晚，其父收工回家，即发现患儿颈项向左偏斜，不能转动，入夜不能平睡，呼叫颈项疼痛。因疑为"失枕"，次日即请人"端颈"，未见好转。第3日又外敷药2次，均未见效。病后，患儿白天嬉戏如常，暮夜即感不适，要母怀抱。如此已8日，病无起色。亲友又以为"骨伤"所致，嘱到骨科就诊，经检查排除颈椎伤病，遂邀胡老诊治。其时患儿头颈明显向左偏斜，颈项肌肉强硬，皮色不变，亦不发热，但压之疼痛，头汗甚多，口干喜饮，饮食减少，大便1日1次，小便不黄，舌质正常，苔白，脉浮。

诊断：斜颈。

辨证：太阳中风，经输不利。

治法：解肌祛风，舒经散邪。

方剂：桂枝加葛根汤。

药物：桂枝 10g　　　白芍 15g　　　生姜 10g　　　大枣 12g
　　　甘草 3g　　　　葛根 24g　　　天花粉 18g

水煎服1日1剂。

二诊其母诉上方连服3剂，1剂汗止，3剂颈即不偏，唯转动尚欠灵活。此太阳经输之气尚未完全疏通之故，仍守上方，更加秦艽 15g，丝瓜络 12g 以祛风通络。病儿继服2剂后，颈项即活动自如。

按语：《伤寒论》云："太阳之为病，脉浮，头项强痛而恶寒。"此案为一典型之太阳病。时值初冬，失足落水，外感风寒之邪，病儿腠理不密，藩篱不固，风寒乘虚而入。太阳主一身之表，统摄营卫，风寒邪气侵袭人体，太阳首当其冲。邪伤太阳，随经入于经输，经气不利，所以头项强痛；卫阳郁遏，不得宣散，故恶风寒。此案患儿颈项偏斜，乃项强之甚；暮夜喜投母怀，即恶风之征；风性疏泄，卫外不固，营阴不能内守则汗出。观其主要脉症，显系太阳中风，经输不利之证。《伤寒论》云："太阳病，项背强几几，反汗出恶风者，桂枝加葛根汤主之。"故投是方以桂枝汤解肌祛风，调和营卫；重用葛根解肌散经输之邪而治项强疼痛，又因口干喜饮，加天花粉生津止渴而收效。另须指出桂枝加葛根汤证与葛根汤证相似，但桂枝加葛根汤证是有汗而经输不利，葛根汤证是无汗而经输不利，两方证仅以"有汗""无汗"为辨，临床应注意鉴别。

29. 大便干结失禁

尹某，男，5 岁 6 个月，1994 年 1 月 6 日初诊。

其父代诉患儿大便失禁半年。半年前患儿不明原因出现大便失禁，常便入裤裆内方觉，平时大便干结量少。此外，尚有一"怪癖"，常微启双唇频频朝前呵气，常感鼻塞，并喜由鼻孔喷气，声响可闻。近日病情加重，多方医治无效，经乡亲介绍，前来我院请胡老诊治。询问其父得知，五官科检查鼻、喉未见异常。患儿胃纳、睡眠尚可，小便微黄，舌质红，苔薄黄，脉数有力。

诊断：大便干结失禁。

辨证：肺热郁结，宣肃失常，移热大肠，传导失司。

治法：宣肺清热，调畅气机。

方剂：麻杏石甘汤加减。

药物：炙麻黄 8g　　　杏仁 10g　　　石膏 30g　　　黄芩 12g
　　　瓜蒌仁 12g　　前胡 12g　　　射干 10g　　　枇杷叶 15g
　　　葶苈子 12g　　枳壳 12g　　　厚朴 12g

水煎服 3 剂，嘱忌辛辣燥热食物。

1 月 10 日：患儿大便失禁次数减少，"怪癖"症状好转，大便仍干结，舌脉同前。效不更方，守方加减，上方去厚朴加槟榔 15g，牵牛子 10g，生大黄 10g（另煎）泻下通腑，继服 3 剂。

1 月 15 日：其父诉患儿大便已不失禁，亦不干结，"怪癖"消失，其病告愈。

按语：肺主气，开窍于鼻，司呼吸，主宣发肃降。宣发与肃降正常，则气道通畅，呼吸调匀，体内外气体得以正常交换。若肺失宣肃，则可出现呼气不利、胸闷、鼻塞等症。该患儿常微启双唇频频朝前呵气、鼻塞并由鼻努力喷气之"怪癖"，实为肺失宣肃，呼气不利，浊气排出不畅，气机升降出入失调之外在表现。肺与大肠相表里，肺失宣肃，治节失司，津液不能正常输布，郁久化热，肺热移于大肠，传导失常，故见大便失禁。舌质红，苔薄黄，脉数有力亦为肺有郁热之征，故用麻杏石甘汤宣肺清热。石膏用量4倍于麻黄，使宣肺而不助热，清肺而不留邪；黄芩、射干苦寒助石膏清肺泻火；杏仁、厚朴、前胡、枇杷叶、葶苈子降泻肺气；枳壳、瓜蒌仁宽中下气，兼有润肠通便之功。诸药配伍，共奏宣肺清热，调畅气机之功。二诊去厚朴，加牵牛子、大黄、槟榔，旨在通腑以泄热。服药后肺热清则宣肃复常，气机畅则传导正常，故大便自控，"怪癖"自除。

30. 手心苦

徐某，男，11岁3个月。

患儿因"左胫腓骨远端骨骺骨折"于2012年3月29日住四川省骨科医院治疗。4月16日请胡老会诊。其母代诉患儿平素喜吃香燥零食，且食后喜欢舔手。1周前吃薯片后习惯性舔手，感觉手心苦。其母不信，舔其手心，亦有吃黄连样苦感。随即让其洗手，洗手后手心仍有苦味，其母舔其两足心却不苦。患儿胃纳佳，喜冷饮，大便干，小便黄，舌质红，苔中根部薄黄腻，脉滑微数。

诊断：手心苦。

辨证：胆胃郁热。

治法：清胆泻胃。

方剂：柴芩泻黄散加减。

药物：柴胡10g　　黄芩12g　　石膏20g　　栀子10g
　　　防风5g　　藿香10g　　郁金15g　　黄连6g
　　　茵陈15g　　炒知母10g　　炒黄柏10g

4月23日：患儿服完6剂后，舔手心仅有轻微苦感，现夜卧鼻塞，时喷嚏，有少许稠涕，食欲好，喜饮水，大便偏干，便时有胀感，小便黄，舌质红，苔薄黄，脉滑微数。

辨证：胆肺郁热。

治法：清胆泻肺。

方剂：柴芩泻白散加减。

药物：柴胡 10g　　　黄芩 12g　　　茵陈 15g　　　牡丹皮 12g

　　　栀子 10g　　　桑白皮 12g　　　地骨皮 12g　　　云木香 10g

　　　黄连 6g　　　葛根 15g　　　麦冬 10g　　　天花粉 15g

患儿服完 6 剂后，手心苦告愈，余症悉除。

按语：口苦乃口中异味酸、苦、甘、辛、咸之一，成人较常见，年长儿亦时有之。口苦之因如《伤寒论》云："少阳之为病，口苦，咽干，目眩也。"《类证治裁》说："口之津液通脏腑……胆热则口苦，心热亦口苦。"可见口苦是胆火上炎或心热化火使然。

该患儿非口苦，是舌舔手心苦，因其罕见、特殊、异常，可谓奇案。

寻思《临证指南医案·疸》云："阳黄之作，湿从火化，瘀热在里，胆热液泄，与胃之浊气共并，上不得越，下不得泄，熏蒸遍郁，侵于肺则身目俱黄，热流膀胱，溺色为之变赤……"蒋式玉这段话告诉我们湿遏热郁，瘀热在里，可致胆热液泄，若与胃之浊气（即胃热）合并，上不得越，下不得泄，熏蒸遍郁，胆液外溢，浸淫于肌肤，下流于膀胱，可使两目小便俱黄。

万全说："胃喜清凉脾喜温，莫将脾胃一般论。"本案患儿平素喜吃香燥零食与冷饮，燥热伤胃，冷饮伤脾，造成胃热脾湿，湿热内蕴，上不得越，下不得泄，熏蒸肝胆，胆热外泄，循手厥阴经流向双手心，故手心为之变苦。大便干、小便黄、舌质红、苔薄黄腻等均是脾胃湿热，热胜于湿之征。故患儿手心苦乃脾胃湿热，熏蒸肝胆，胆热外泄之故。因而首诊治疗采用清胆泻胃法，方用柴芩泻黄散加减。

是方以柴胡、黄芩配郁金、茵陈、栀子（寓小柴胡汤、茵陈蒿汤）疏畅少阳气机，清利肝胆湿热；以石膏、栀子、防风、藿香配知母（寓泻黄散、白虎汤），黄连、黄柏、配黄芩、栀子（寓黄连解毒汤）清泻升发并用，清肝胆湿热，泻脾胃伏火，诸药配伍，共奏清胆泻胃之功。

二诊因患儿手心仅有轻微苦感，而以肺热及肺热下移大肠为主要表现，故守方去泻黄散、白虎汤，合泻白散、葛根芩连汤、香连丸加减，胆与脾胃热清，肺与大肠热泻，则手心不苦，余症悉除。

31. 五迟

罗某，男，1岁10个月，1975年8月15日初诊。

患儿系第三胎早产，出生时体重4.8斤，因母乳甚少，出生后即以奶粉喂养为主，5个月后加米粉等辅食，现体重16斤，出生后头颅骨缝渐开，前囟宽大。刻诊：头围51cm，前囟3cm×3cm，身体瘦弱，仅能扶墙站立，不会行走，不会说话，夜卧汗多，经常感冒，胃纳尚可，大便偏干，唇舌偏淡，舌苔薄白，指纹不显。询问其母，得知患儿父母身体不好，母亲孕期多病，显然先天禀赋不足，后天营养失调，以致罹患解颅、行迟、语迟。

诊断：解颅、五迟。

辨证：肾气不充，精血不足，筋骨不健，神窍不利。

治法：补肝肾、强筋骨、益气血、开心窍。

方剂：加味地黄丸。

药物：熟地黄60g　　怀山药60g　　山茱萸60g　　茯苓30g
　　　　牡丹皮15g　　泽泻15g　　　宁枸杞30g　　菟丝子30g
　　　　杜仲60g　　　豹骨100g　　　怀牛膝30g　　炙黄芪60g
　　　　当归30g　　　石菖蒲15g　　炙远志15g　　麝香3g（另包）

上药除豹骨酥炙单独研细末外，共焙干研极细末，加入和匀，瓶装密闭，每服3g，日服2次，早晚淡盐水送下。

1976年3月3日：其母代诉从去年9月下旬开始服药至今，服药后一个多月患儿即能走路，现跑跳如正常小孩，头颅骨缝闭合，前囟缩小（约1cm×1.5cm），头围50cm，体重增加，现22斤，能大声呼叫"奶奶""爸爸""妈妈"等，说话尚差，已无盗汗，亦未感冒，胃纳佳，大便尚干，嘱继服上方一剂，并加强语言训练。另处一方，麻仁丸合增液汤治疗大便干结。

7月20日：患儿母亲来院看病时告知前囟闭合，头围50cm，体重增至26斤，语言大有进步，已能成句说话，大便已转正常。

按语：《幼幼集成·头项囟证治》云："解颅者，谓头缝开解而颅不合也。是由禀气不足，先天肾气大亏，肾主脑髓，肾亏则脑髓不足，故颅为之开解。"《片玉心书·形声门》："行迟者何也？盖骨乃髓之所养，血气不足，则髓不满骨，故弱软不能行，此由肾与肝俱虚得之。"《小儿卫生总微论方·五气论·心》："心气怯者，则性痴而迟语……心系舌之本，怯则语迟也。"解颅、五迟、五软等病多因先天不足、后天失养所致。本案患儿父母体弱多病，父精母血不足，致儿胎元怯弱，肾气不充，骨骼不成，而致颅缝开解，前囟宽大，头颅扩大；精血不足，筋骨不健；心气不足，神窍不利。故逾期而不能行走言语。因肝主筋，肾主骨，心主血脉，主神明，心之声为言，故治疗本病当补肝肾、强筋骨、益气血、开心窍。是方六味地黄丸加宁枸杞、菟丝子、杜仲、怀牛膝、豹骨（代虎骨）重在补养肝肾、强筋壮骨；黄芪、当归重在补气生血；石菖蒲、炙远志、麝香重在开心窍。慢性病不可求速效，故用散剂，缓以图之；淡盐水送下者，意在引药入肾。由于坚持服药，配合语言训练，因此收到了预期的效果。

需要注意的是，本案患儿因脾胃功能尚可，故本方侧重补先天。如脾胃虚弱，亦应加参、术配茯苓、怀山药以补后天。大凡解颅、立、行、发、齿、语发育迟缓，头项、口、手、足、肌肉痿软无力等先天胎禀不足，气虚血弱，肾虚髓少之证，主治方药中宜加人参、黄芪、鹿茸、紫河车等品，此即"形不足者，温之以气；精不足者，补之以味"之意。

32. 痿证

叶某，男，3岁7个月，2012年12月24日初诊。

病儿患先天性白内障已进行2次手术，1岁时发现四肢萎软无力，运动障碍，在北京儿童医院诊为"远端运动神经受损"。刻诊：下肢肌肉萎缩，踝内翻，带脚套，言语不清，喉中有痰，手足冰凉，下蹲后可缓慢站立，舌正红，苔薄白，脉沉无力。

诊断：痿证。

辨证：脾肾阳虚。

方剂：加味桂附地黄丸。

药物：

熟地黄 15g	山药 15g	山茱萸 15g	茯苓 10g
牡丹皮 10g	泽泻 10g	桂枝 10g	白附片 15g（先煎）
补骨脂 15g	淫羊藿 15g	川牛膝 10g	续断 15g

水煎服 15 剂，两日一剂。

另开桂姜汤（桂枝 30g、干姜 30g、当归 30g、川芎 30g、伸筋草 30g）10 剂，煎水熏洗四肢，两日一剂，同时配合按摩。

2013 年 3 月 7 日：前因感冒曾停服上方 30 天。2 月 17 日起又继服上方。现症汗减少，活动有力一些，四肢冷，踝内翻（右侧较著），仍觉喉中有痰，舌质偏淡，苔薄白，脉沉弱。守上方加减。

药物：熟地黄 15g　山药 15g　山茱萸 15g　茯苓 10g
　　　牡丹皮 10g　泽泻 10g　肉桂 5g　白附片 15g（先煎）
　　　太子参 15g　炙黄芪 15g　当归 10g　川牛膝 10g

水煎服 15 剂，两日一剂。

4 月 18 日：现能独自站立，双下肢行走较前有力，双手转暖，但前臂尚欠温，夜卧汗多，时感喉中有痰，胃纳尚可，有口气，舌淡红，苔薄白，脉沉弱。守方加减，上方去太子参加黄芩 10g，水煎服 14 剂，两日一剂。

7 月 4 日：现喉间痰鸣，时时咳嗽，下半夜为著，背心冷，感冒后汗又增多，手心热，行走较前进步，手无握力，喊人吐词清楚，苔薄白，脉弱。先与新制六安煎化痰清热治其标，后予补阳还五汤治其本。

辨证：气虚血瘀，肾阳不足。

治法：益气化瘀，温肾助阳。

方剂：补阳还五汤加减。

药物：炙黄芪 20g　当归 10g　川芎 10g　赤芍 10g
　　　桃仁 5g　红花 5g　地龙 5g　桂枝 5g
　　　川牛膝 10g　续断 15g　补骨脂 15g　淫羊藿 15g

水煎服 10 剂，两日一剂。

8 月 1 日：因感冒咳嗽上方仅服 3 剂，现行走有力，言语较清晰，甚至能唱歌，双手暖和，但握力差。近日咳嗽，凌晨为著，痰不利，大便干，舌淡红，苔薄白，脉沉弱。处止嗽散加减方治标，咳止后继服补阳还五汤治疗。

按语：痿证是指肢体筋脉弛缓，软弱无力，日久因不能随意运动而致肌肉萎缩的一种病症。肝藏血主筋，肾藏精主骨，津生于胃，散布于肺，本病与肝、肾、肺、胃关系最为密切。本案系脾肾阳虚痿证，故以桂附地黄丸为主治疗。因

"气主煦之，血主濡之"，故二诊又加太子参、黄芪、当归以补气生血，又因久病气虚血瘀，肾阳不足，故四诊起改用补阳还五汤以益气化瘀，温肾助阳，取得显著疗效。

33. 睑废

1991 年 1 月 11 日，胡老收到我校"全国中医儿科高级师资班"毕业学员——包头医学院第一附属医院中医科王睿琦医师来信，称一朋友的 4 岁男孩翟某被一成人双手托颈提起来玩（俗称"拔萝卜"），当时无不适，次日起床后即出现双眼胞下垂，睁举无力，经按摩治愈。其后不久，该成人又重复以上动作，逗这个小孩玩，第二天又出现双眼胞下垂，这次经按摩、针灸、中西药治疗均无效，曾辗转北京有关医院检查治疗 1 月余，诊断明确是"重症肌无力"，鉴于疗效不明显，遂返回包头找王医师用中药治疗。王医师以中气下陷论治，予补中益气汤加活络之品治疗，好转亦不明显，特写信向胡老请教。当时症状：双眼睑下垂（睑裂约 5～6mm，正常时约 12mm），遮盖瞳神，影响视物，视物时需仰首皱额方能看见，眼球转动不灵，触按颈肩部肌肉感疼痛，面黄无华，形体略瘦，全身肌肉未见萎软，行走活动自如，言语清利，发育正常，纳谷不香，食量少，大便初头硬，后便溏，小便正常，舌淡红，苔薄白，脉虚滑。

诊断：睑废。

辨证：中气不足，清阳下陷。

治法：补中益气，升阳举陷。

方剂：加味补中益气汤。

药物：炙黄芪 30g   升麻 12g   柴胡 10g   红参 6g（另煎）

      炒白术 12g   陈皮 10g   葛根 15g   当归 10g

      秦艽 15g   姜黄 12g   海桐皮 15g   炙甘草 5g

另据王医师来信所说，患儿面黄无华，胃纳不佳，鉴于脾胃为后天之本，气血生化之源，胡老同时又开了一方。

辨证：脾胃虚弱。

治法：健脾益气，开胃助运。

方剂：香砂异功散加减。

药物：炒白术 12g　　茯苓 12g　　陈皮 10g　　红参 6g（另煎）

　　　藿香 10g　　　砂仁 6g　　　枳实 6g　　　炒山楂 10g

　　　神曲 10g　　　炙甘草 5g

胡老在回信中嘱王医师根据患儿病情选用。如脾胃虚弱，胃纳不佳就先服香砂异功散，如胃纳正常，唯眼睑下垂就服加味补中益气汤。据其后王医师 5 月 20 日来信讲，该患儿是在春节后开始服药的，因其时患儿胃纳较前好转，故服的是加味补中益气汤，已服 45 剂左右，服药后病情已有明显好转，右眼睑基本恢复正常，左眼睑亦有轻度改善，眼球已能轻度旋转运动，颈肩部疼痛消失，胃纳大增，精神甚佳，面唇红润有光泽，二便正常，舌质淡红，苔薄白，右脉滑，左脉弦滑微数。药已中的，法不轻易，遂守方加减，寄去第二方。

药物：炙黄芪 30g　　升麻 12g　　柴胡 10g　　红参 6g（另煎）

　　　炒白术 12g　　陈皮 10g　　当归 10g　　葛根 20g

　　　白芷 10g　　　防风 6g　　　炒川芎 6g　　炒黄柏 10g

据王医师 1992 年 3 月 20 日来信说："近日又见翟姓患儿，诊视后觉病情又突飞好转，其双眼基本恢复正常，玩耍、饮食均与正常儿无异。"胡老回信嘱每周可服上方 3 剂，继服 4 周，巩固疗效，切忌再重复"拔萝卜"动作，以免复发。

按语：重症肌无力是一种慢性自身免疫疾病，系神经肌肉交接处传递功能障碍所致。该患儿被人双手托颈提起来玩后，出现双眼睑下垂，是否损伤了颈交感神经，导致它所支配的提上睑肌麻痹而发病？从中医角度看，是否因托颈上提损伤了阳跷脉均值得探讨。因阳跷脉从外踝下申脉穴分出，沿外踝后上行，经腹部沿胸部后外侧，经肩部、颈外侧，上挟口角，到达目内眦与手足太阳经、阴跷脉会合。阴阳跷脉有濡养眼目，司眼睑之开合等功能。目得血而能视，现跷脉损伤，故眼失濡养，胞失开合。就眼与脏腑的关系而言，胞睑在脏属脾，脾主运化水谷精气以生养肌肉，眼胞肌肉受脾之精气营养则轻劲有力，开合自如。脾胃虚弱，中气不足，升举无力，故睑肌垂下，眼难睁开，此与胃下垂、子宫脱垂、脱肛等内脏下垂机理一样，故治疗大法是补中益气，升阳举陷。因此胡老用大剂补中益气汤更加葛根、防风、白芷、川芎助其升提而取效。

34. 鼻渊

任某，男，7岁6个月，2010年3月26日初诊。

患儿感冒后流浊涕3月余，曾服中西药治疗效果不佳。现流黄稠涕量多，夜间鼻塞不适，夜卧易醒，胃纳尚可，大便偏干，小便黄，舌质红，苔薄黄，脉滑微数。

诊断：鼻渊。

辨证：风热邪毒郁滞鼻窍。

治法：疏风清热，化浊通窍。

方剂：苍耳子散加减。

药物：苍耳子15g　　　薄荷10g　　　辛荑15g　　　黄芩12g
　　　藿香12g　　　胆南星10g　　　桑白皮12g　　　桔梗12g
　　　连翘15g　　　鱼腥草15g　　　蝉蜕6g

水煎服3剂。

3月30日：服上方后浊涕大减，现白天尚有少许稠涕，夜晚鼻不塞，唯夜卧不安，易惊醒，时吐痰，胃纳可，二便调，舌脉同前。

辨证：痰热内蕴，胆胃不和。

治法：清热祛痰，调和胆胃。

方剂：黄连温胆汤加减。

药物：陈皮10g　　　法半夏12g　　　茯苓12g　　　炒枳实10g
　　　竹茹15g　　　炒酸枣仁15g　　　黄连6g　　　炙远志10g
　　　龙骨15g　　　牡蛎15g　　　蝉蜕10g　　　苍耳子10g

连服4剂，睡眠安稳，不再流涕，其病遂愈。

按语：鼻渊者，浊涕下不止也。本案患儿感冒后流浊涕3月余，鼻塞不通，结合大便干，小便黄，舌质红，苔薄黄，综合分析，显系风热邪毒郁滞鼻窍所致。故以苍耳子散去白芷，加桔梗散风除湿开窍；蝉蜕、黄芩、桑白皮、藿香、胆南星、连翘、鱼腥草疏风清热解毒。诸药配伍，疏风清热，化浊通窍，风邪散，热毒清，则浊涕止，鼻窍通，其病遂愈。

35. 鼻衄

吴某，男，5岁，2008年4月4日初诊。

患儿平时喜吃燥热食物，时流鼻血，因喜挖鼻，以致反复渗血，曾做血常规检查示血小板计数正常。刻诊：昨日流鼻血1次，量较多，血色鲜红，口臭，口干喜冷饮，大便干结，2～3天1次，小便黄，舌红苔黄，脉滑数。

诊断：鼻衄。

辨证：肺胃郁热，热迫血溢。

治法：清热凉血，通腑泄热。

方剂：玉女煎加减。

药物：石膏20g   知母10g   玄参15g   生地黄15g

麦冬12g   牡丹皮10g   炒栀子6g   白茅根20g

蒲黄炭12g   生大黄10g（另煎）   玄明粉5g（冲服）

水煎服4剂。

4月10日：鼻中未再出血，大便已通，饮水减少，唯口尚臭，故守上方去生大黄、玄明粉、蒲黄炭，加藿香12g，黄连6g，调治而愈。

按语：鼻中出血，称为鼻衄。鼻衄多因火热迫血妄行所致，其中尤以肺热、胃热、肝火为常见，另有少数病儿可因阴虚火旺或气不摄血引起。本案患儿平时喜吃辛辣燥热食物，脾胃积热，热迫血溢，故致鼻衄，血色鲜红；胃中积热，消灼胃津，故口臭、口干喜冷饮；肺与大肠相表里，肺热下移大肠，肠道失润，传导失常，故大便干结，2～3天一行；肺为水之上源，肺胃积热，故小便黄；舌红苔黄，脉滑数等均系内有积热之象。故本案以石膏、知母、玄参、生地黄、麦冬、牡丹皮、栀子、白茅根、蒲黄炭清热养阴，凉血止血；生大黄、玄明粉通腑泄热。扬汤止沸与釜底抽薪并进，其病遂愈。

36. 舌下囊肿

韩某，女，13岁，2013年3月5日初诊。

患儿5个月前因伸舌感觉不适，照镜子发现舌系带下方长出一灰白色、有时透明的囊状物，当时未引起重视。4个月前感觉囊状物有长大趋势，遂去当地医院口腔科就诊，诊为"乳状瘤"，行激光切除手术。术后 2 月，患儿发现舌下又长出和原来一样的囊状物。今日到某口腔医院就诊，经外科和黏膜科医生会诊，诊为"舌下腺囊肿"，建议先手术局部摘除治疗，如果复发就行舌下腺全切术，强调此病的复发率大概是 20 ～ 30%。于是当即做了"囊肿摘除术"，术后即到我院请胡老诊治。刻诊：患儿自述涎液减少，大便 2 日 1 次，余无不适，舌质微红，苔薄黄，脉滑微数。

诊断：舌下囊肿。

辨证：心经瘀热。

治法：清心导赤，活血化瘀。

方剂：黄连导赤散加减。

药物：生地黄 15g　　　淡竹叶 10g　　　川木通 10g　　　黄连 6g
　　　牡丹皮 10g　　　炒栀子 10g　　　丹参 15g　　　　当归 10g
　　　川红花 10g　　　生蒲黄 15g

水煎服 14 剂。

3 月 28 日：患儿术后 7 天（3 月 12 日）到某口腔医院拆线，结果拆线 3 天后又复发。鉴于上方仅服几剂，目前除舌下囊肿，舌微红，苔白微黄，脉滑微数外，余无异状。

辨证：心脾积热，血络瘀阻。

治法：清心泻脾，化瘀散结。

方剂：导赤泻黄散加减。

药物：生地黄 15g　　　淡竹叶 10g　　　川木通 10g　　　黄连 6g
　　　牡丹皮 10g　　　炒栀子 10g　　　防风 5g　　　　藿香 10g
　　　浙贝母 15g　　　夏枯草 15g　　　郁金 15g　　　　莪术 15g

水煎服 14 剂。

4 月 11 日：服上方 10 剂后，自我感觉良好，囊肿渐小，舌脉同前。效不更方，守方加减。

药物：生地黄 15g　　　淡竹叶 10g　　　川木通 10g　　　黄连 6g
　　　防风 5g　　　　藿香 10g　　　　浙贝母 15g　　　夏枯草 15g
　　　郁金 15g　　　　莪术 15g　　　　白花蛇舌草 15g　蜂房 15g

水煎服 14 剂。

7月12日：患儿母女俩人专程到诊室交给胡老"病情简介"，并告诉胡老，坚持服中药后舌下囊肿已消，至今3个月未见复发。

按语：舌为心之苗，口为脾之窍，口腔疾患多从心脾论治。本案患儿舌下腺囊肿，两次手术，两次复发。胡老按"心脾积热，血络瘀阻"论治，以导赤散、泻黄散合方化裁，清心泻脾；加白花蛇舌草、蜂房清热解毒、攻毒；更加莪术、郁金、浙贝母、夏枯草活血化瘀，消肿散结，结果竟将囊肿消除。临证之际，切勿囿于西医病名，固守成法，凡病只有按中医理论辨证论治，才可收到理想疗效。

37. 鹅口疮

曾某，女，10个月，2007年3月9日初诊。

病儿因患"肺炎"住某医院，曾用多种抗生素治疗半月，病情好转，但昨天发现口腔舌上有少许白屑，今日白屑增多，吮乳啼哭，烦躁不安，遂出院服中药调治。刻诊：口腔舌面满布白屑，周围黏膜红赤，大便偏干，小便黄少，舌尖边红，苔白黄，指纹青紫在风关。

诊断：鹅口疮。

辨证：心脾积热。

治法：清心泻脾。

方剂：黄连导赤散加减。

药物：生地黄 6g　　淡竹叶 5g　　川木通 5g　　牡丹皮 5g
　　　炒栀子 3g　　黄连 5g　　　蝉蜕 5g　　　槟榔 5g

水煎服 3 剂。每剂两煎取汁 100mL，少量频服。

3月12日：上方第3剂尚未服完，其病即愈。

按语：鹅口疮多见于新生儿，久病体弱儿，或长期使用抗生素者。现代研究表明，鹅口疮是由于机体抵抗力降低，白色念珠菌在口腔内大量繁殖而引起。本案患儿即与长期使用多种抗生素有关。为医者应合理使用抗生素，绝不可滥用、久用，以预防本病发生。

38. 口疮

熊某，男，2岁10个月，2005年5月16日初诊。

其母代诉患儿发热，口腔溃烂，疼痛拒食3天，经西药治疗未见好转，欲改用中药，故来胡老处就诊。刻诊：患儿面赤唇红，肌肤灼热微汗，体温38.8℃，口腔上腭、两颊、舌尖边多处黄白色溃疡，疼痛不已，进食尤甚，故而拒食，哭啼不安，大便干，小便黄少，唇舌红，舌中心苔白黄厚腻，指纹青紫。

诊断：口疮。

辨证：中焦湿热。

治法：清热利湿，解毒敛疮。

方剂：加味三仁汤。

药物：杏仁10g　　　薏苡仁15g　　　白豆蔻6g　　　法半夏10g

　　　厚朴10g　　　淡竹叶10g　　　滑石15g　　　通草6g

　　　黄芩10g　　　藿香10g　　　儿茶10g　　　槟榔10g

　　　青蒿12g（另包）

水煎服3剂，嘱热退后即不加青蒿。

5月20日：其母诉患儿服上方1剂后汗出热退，服完3剂，口疮明显好转，疼痛缓解，已能进食。效不更方，继服3剂后舌苔薄白，口疮痊愈。

按语： 小儿口疮，多因将养过温，心脾积热所致。由于当今不少家长在片面追求高蛋白营养食品的同时，又纵其小儿过食糖果、水果、酸奶、冰激凌等，诸般肥甘、生冷瓜果，令不少小儿酿生湿热，出现病变，口疮仅是其中之一。舌苔厚腻是辨证着眼点。唯其有湿有热，有疮有毒，故治当利湿清热，解毒敛疮，以三仁汤为基础方，随症加减，疗效可靠。本案患儿若舌苔不厚腻，舌苔黄，即可用导赤泻黄散治疗。

39. 滞颐

案1 王某，男，2岁2个月，2014年3月28日初诊。

患儿流涎半年，涎液清稀不臭，胃纳不佳，食少腹胀，无矢气，大便干结，两三天一行，不喜饮水，小便尚可，舌质偏淡，苔白，指纹淡红在风关。

诊断：滞颐。

辨证：脾胃虚寒，脾不摄涎。

治法：温脾摄涎，行气通便。

方剂：加味理中汤。

药物：太子参 15g　　生白术 10g　　炮姜 5g　　　陈皮 10g

　　　法半夏 10g　　益智仁 10g　　枳实 10g　　厚朴 10g

　　　槟榔 10g　　　瓜蒌子 10g　　鸡内金 10g

水煎服 6 剂。

4 月 4 日：服上方 6 剂后流涎减少十之八九，转矢气，大便 1～2 天一行，食欲有所好转，胃纳略有增加。

辨证：脾胃气虚兼痰湿。

治法：益气健脾，燥湿化痰。

方剂：香砂六君子汤加减。

药物：太子参 10g　　生白术 10g　　茯苓 10g　　陈皮 10g

　　　法半夏 10g　　藿香 10g　　　砂仁 5g　　　益智仁 10g

　　　鸡内金 10g　　建曲 10g

水煎服 6 剂。

4 月 11 日：继服上方 6 剂后，已不流涎，大便基本 1 天一次，胃纳增加，余无不适。守方加减，调理善后。

药物：太子参 10g　　生白术 10g　　茯苓 10g　　陈皮 10g

　　　藿香 10g　　　砂仁 5g　　　鸡内金 10g　　建曲 10g

　　　槟榔 10g

水煎服 4 剂。

案 2 王某，男，5 岁半，2013 年 5 月 20 日初诊。

患儿有"癫痫"史，服中药治疗病情稳定。近来口角常流涎液，清稀量多，无腥臭味，精神、睡眠、饮食、二便基本正常，无口疮、口糜，舌苔白，脉平。

诊断：滞颐。

辨证：脾胃虚寒，脾不摄涎。

治法：温脾燥湿，佐以摄涎。

方剂：香砂六君子汤加减。

药物：太子参 15g　　茯苓 10g　　陈皮 10g　　炒白术 10g

　　　法半夏 10g　　藿香 10g　　砂仁 5g　　益智仁 15g

　　　炮姜 5g

水煎服 6 剂，1 日 1 剂。

6 月 10 日：服上方 6 剂后已不流涎，一般情况好，鉴于发病时口吐涎沫，意识不清，仍继续治疗癫痫，以免复发，舌脉正常。

辨证：痰痫。

治法：涤痰开窍，息风定痫。

治法：导痰汤加减。

药物：陈皮 10g　　法半夏 10g　　茯苓 10g　　枳实 10g

　　　胆南星 10g　　石菖蒲 10g　　郁金 15g　　全蝎 5g

　　　天麻 15g　　钩藤 15g　　蝉蜕 10g　　僵蚕 10g

水煎服 6 剂。

案 3　蒋某，男，1 岁 2 个月，2009 年 5 月 4 日初诊。

患儿近一周睡眠不好，夜卧易惊，白天阵阵心烦，口角流涎，稠黏有腥臭味，胃纳尚可，饮水不多，大便干，小便黄，舌尖边红，苔白微黄，指纹不显。

诊断：滞颐。

辨证：心脾积热。

治法：清心导赤，清胃泻脾。

方剂：导赤泻黄散加减。

药物：生地黄 6g　　淡竹叶 5g　　川木通 5g　　黄连 5g

　　　石膏 10g　　栀子 5g　　防风 3g　　藿香 6g

　　　蝉蜕 6g　　石斛 6g

水煎服 4 剂。

5 月 11 日：服上方 4 剂后心烦大减，睡眠基本不惊，流涎减少，喜饮水，遂于原方加知母 6g，继服 4 剂后诸症悉除。

案 4　贾某，男，1 岁 8 个月，2013 年 9 月 9 日初诊。

患儿流涎 1 月余，未经治疗。现症口角流涎，涎液量多，稠黏腥臭，胃纳尚可，喜饮水，时心烦，夜卧易惊，大便偏干，小便黄少，唇舌红，苔白黄，指纹紫在风关。

诊断：滞颐。

辨证：脾胃积热。

治法：清胃泻脾，佐以清心导赤。

方剂：泻黄散合导赤散加减。

药物：石膏 10g　　栀子 5g　　　防风 5g　　　藿香 5g

　　　知母 5g　　　牡丹皮 5g　　生地黄 10g　　淡竹叶 5g

　　　川木通 5g　　黄连 5g　　　蝉蜕 5g

水煎服 3 剂。

每剂两煎共取汁 150mL，分 4 次喂服。

9 月 13 日：服上方 3 剂后流涎减少一半，心烦亦减，夜卧不惊，效不更方，上方继服 3 剂。

4 天后患儿家长电话告知，患儿继服上方 3 剂后已不流涎，亦不心烦，眠食均佳，二便正常。

按语：以上四案均为滞颐，虽然都有涎液过多，常从口角流出之症，但是性质有寒热虚实之别。滞颐病位在病位，脾之液为涎，脾胃虚寒则津不摄，如案 1、案 2；脾胃积热则廉泉开而致流涎，如案 3、案 4。前者涎液清稀不臭，后者涎液稠黏腥臭，此乃虚寒、实热辨证之着眼点，临证应注意辨识。

40. 湿疹

案 1　石某，男，3 岁 2 个月，2009 年 7 月 3 日初诊。

患儿双下肢、臀部出疹瘙痒 1 周，在某医院治疗，内服药不详，外搽"炉甘石洗剂"效果不佳，遂到我院请胡老诊治。刻诊：患儿双下肢和臀部尚有散在红色丘疹，大部分疹子搔抓破后糜烂，流黄水，水干结痂，痒又搔抓，痂落又流黄水，舌质微红，苔白黄中心略厚，脉象正常。

诊断：湿疹。

辨证：风热湿毒，郁遏肌肤。

治法：祛风清热，燥湿解毒。

方剂：消风解毒汤。

药物：金银花 12g   连翘 12g   牛蒡子 10g   土茯苓 15g

         蝉蜕 6g   地肤子 12g   生黄柏 10g   苦参 10g

         赤芍 6g   白鲜皮 10g   千里光 10g   蒲公英 10g

水煎服 4 剂。嘱每剂药渣中加入生艾叶 30g 和适量茶叶，煎水外洗，洗时化入枯矾 10g。

7 月 9 日：服上方 4 剂配合外洗后患儿湿疹明显好转，原抓破处均已结痂，基本不痒，余无异状。继服原方 4 剂，配合外洗后湿疹痊愈。随访 1 年，未再复发。

案 2 周某，女，1 岁 4 个月，2014 年 11 月 25 日初诊。

患儿近日双下肢散在红色丘疹，间有水疱，瘙痒，入夜为著，抓破后流黄水，舌苔白黄，指纹紫在风关。

诊断：湿疹。

辨证：风热湿毒，郁遏肌肤。

治法：疏风清热，燥湿解毒。

方剂：消风解毒汤加减。

药物：金银花 10g   连翘 10g   牛蒡子 10g   土茯苓 10g

         地肤子 10g   生黄柏 10g   赤芍 6g   蒲公英 10g

         野菊花 10g

水煎服 2 剂。

每剂两煎共取汁 120mL，少量多次喂服。另外药渣加生艾叶 30g，干茶叶 6g，煎水外洗。洗时化入枯矾 10g。

11 月 28 日：患儿服上方 2 剂，配合外洗后瘙痒减轻，尚有新发丘疹，据此守方加减。

药物：金银花 10g   连翘 10g   土茯苓 10g   地肤子 10g

         生黄柏 10g   赤芍 6g   蒲公英 10g   野菊花 10g

         白鲜皮 10g   苦参 10g

水煎服 2 剂，内服外洗同前。

12 月 2 日：瘙痒大减，抓破处已结痂，未见新发丘疹，守方再服 2 剂，配合外洗后湿疹即愈。

按语：胡老治疗湿疹主张药物内服外洗，内外兼治，常用的消风解毒汤除内服外，尚可在药渣中加入 15～30g 生艾叶、6～10g 茶叶煎水，在常规洗浴后再用药水外洗患处。皮肤红，有灼热感者，加芒硝 6～10g；破流黄水者，加枯矾 6～10g。化入药水中外洗，洗后不再用清水清洗，擦干即可。此外乳母或患儿必须忌食辛辣、鱼腥食物以免湿疹反复不愈。

41. 风疹块

石某，男，3 岁 10 个月，1973 年 7 月 12 日初诊。

患儿反复发"风丹"9 个月，在当地经中西医治疗无效，专程来蓉请胡老诊治。患儿 9 月前不明原因全身皮肤发出鲜红色疹块，大小不一，边缘不规则，形如云团，时隐时现，自觉灼热，瘙痒难忍，烦躁不安。曾服"消风散"配合外洗未能控制，且逐渐加重。近日发病时不仅全身皮肤有疹块，而且嘴唇与阴茎均肿大。此前身灼热，疹块瘙痒，扇风吹风尚可减轻，现扇风吹风已无效，须置身冷水中浸泡才感缓解。面色青黄，大便干结，小便黄少，舌尖边红，舌苔薄黄，脉数有力。

诊断：风疹块。

辨证：血分热毒，外发肌肤。

治法：凉血清热，祛风解毒。

方剂：犀角地黄汤合升降散。

药物：生地黄 15g　　牡丹皮 12g　　赤芍 10g　　犀角 5g（先煎）
　　　　蝉蜕 6g　　　僵蚕 10g　　　姜黄 10g　　大黄 10g（另煎）
　　　　地肤子 12g　　刺蒺藜 12g

水煎服 2 剂。

7 月 15 日：服上方第一剂后，患儿感剧烈腹痛，痛则欲便，便后痛减，大便稀溏腐臭，其中可见若干长约 1cm 的细小白虫蠕动，令人毛骨悚然。服完第二剂后，风疹块全部消退，腹微痛，嘴唇与阴茎已不肿大。据此守方加减，上方去犀角、大黄，加黄连 6g，使君子肉 10g，槟榔 12g，继服 3 剂，二便正常，腹不痛，其病遂愈，随访 1 年，未再复发。

按语：风疹块又名瘾疹，其特征是瘙痒性风团突然发生，迅速消退，不留任何痕迹。如发生在眼睑、口唇、阴部等组织疏松部位，水肿特别明显，则称"游风"，性质与瘾疹相同。本病可发生于任何年龄，男女皆可患病。其病因总由禀性不耐，人体对某些物质敏感所致。可因食物、药物、生物制品、肠寄生虫病而发作。

本案患儿除全身皮肤有瘙痒性风团外，嘴唇与阴茎均肿大，实则是"瘾疹"与"游风"并见。从中医角度看，属血分热毒，外发肌肤，用犀角地黄汤合升降散凉血清热，祛风解毒而收效；从西医角度看，则是肠道寄生虫病所致。可见重视小儿卫生，防治寄生虫病十分重要。

42. 颈痈

金某，男，3岁，2009年3月12日初诊。

1周前患儿感冒发热，咽喉肿痛，经治热退，咽喉尚痛，3天前发现颈部长一肿块，初如荔核，现大如鸡卵，皮色不变，压之疼痛，食欲减退，胃纳一般，饮水不多，大便偏干，小便微黄，咽红，喉核肿大，舌尖边红，苔白黄，脉象微数。

诊断：颈痈。

辨证：外感风热邪毒，蕴结少阳之络。

治法：祛风清热，解毒消肿。

方剂：银翘马勃散合消瘰丸加减。

药物：金银花12g　　连翘12g　　马勃6g　　牛蒡子10g
　　　　射干6g　　　薄荷6g　　　赤芍6g　　玄参10g
　　　　浙贝母10g　　牡蛎15g　　夏枯草10g　生甘草5g

水煎服2剂，另用金黄散蜜水调敷患处，一日两次，间隔4小时。

3月15日：服上方2剂，同时配合外敷，患儿颈部肿块未消，局部皮肤发红，灼热，疼痛加剧，身热口干，余症同前。此乃热毒壅盛，酿脓之征，遂改用仙方活命饮加减。

药物：金银花12g　　连翘12g　　防风6g　　白芷6g
　　　　天花粉10g　　当归6g　　　赤芍6g　　乳香6g

　　　　　没药 6g　　　　　炮穿山甲 6g　　　　皂角刺 6g　　　　生甘草 5g

水煎服，金黄散留顶敷。

3 月 18 日：颈部肿块按之中软而有波动感，脓已成，"脓成决以刀针"，遂请外科医师切开，排出黄白稠厚脓液，此后肿消痛减，体温正常，稍事调理而愈。

43. 臀痈

1969 年 6 月胡老在宁南县骑骡沟区医院工作之时，见一鲁姓彝族 5 岁男孩，右侧臀部生一痈疮，经西医用鱼石脂油膏外敷后，破溃流脓，每天换药，脓汁由浓稠渐变清稀，新肉不生，久不愈合，疮面肌肉瞤动，身热口渴躁扰。当时条件有限，西医无计可施，遂邀胡老会诊。刻诊：患儿形体瘦弱，精神萎靡，肌肤灼热无汗，口渴喜热饮，疮面淡白，肌肉时瞤动，食少便溏，小便正常，唇舌淡，苔薄白，脉大无力。四诊合参，考虑患儿素体虚弱，罹患痈疮之后，正气更虚，故脓汁由浓稠变清稀，久不生肌收口；气血不足，血虚阳浮故精神萎靡，肌肤灼热，疮面淡白，肌肉瞤动；唇舌淡，脉无力均系气血两虚之象。

诊断：臀痈。

辨证：气血两虚，脓毒内蕴。

治法：托里排脓，化腐生新。

方剂：黄芪八珍汤。

药物：炙黄芪 30g　　　南沙参 30g　　　白术 10g　　　茯苓 10g

　　　　熟地黄 12g　　　炒白芍 12g　　　当归 10g　　　川芎 6g

　　　　金银花 15g　　　生甘草 5g

服上方 3 剂后汗出身热渐退，脓液渐稠量少，疮面渐红活，肌肉未见瞤动。效不更方，守方继服 3 剂，精神转好，胃纳增加，疮面缩小，长出新肉，据此原方去金银花加天花粉 12g，神曲 6g，继服 4 剂，其病告愈。

按语： 痈疮治疗原则一般按初、中、末三个阶段，分别施用消、托、补三法。颈痈患儿初期无论用银翘马勃散合消瘰丸，还是仙方活命饮，配合金黄散外敷，都立足于消。但因热毒壅盛，消之不去则酿脓，脓成决以刀针，排出热毒，红肿热痛自消，上个病案主要体现消法。臀痈患儿痈疮破溃，脓液清稀，疮面淡白，久不愈合，肌肉瞤动，显示正气内虚，无力托毒外出，故治以补益气血，托里排脓，化腐生新。方用黄芪八珍汤者，意在以四君子汤补气健脾，四物汤补血调肝，加黄芪且重用黄芪配当归即当归补血汤以治血虚阳浮，肌肤发热。另加金银花以清解余毒。如此配伍，气血双补，托毒外出，腐去新生，则生肌收口，本案主要体现补托法。

44. 胎黄

裴某，男，14 天，2007 年 8 月 2 日初诊。

患儿足月剖宫产，出生体重 3.75kg，母乳喂养，出生 3 天后发现面目皮肤发黄，至今 14 天未退，且逐渐加深，黄色鲜明，胃纳佳，大便色黄，小便黄少，舌质红，舌苔中心白黄，指纹浮紫在风关。

诊断：胎黄。

辨证：湿热郁蒸，胆热液泄。

治法：清热凉血，利湿退黄。

方剂：地黄茵陈汤加减。

药物：生地黄 5g　　　赤芍 5g　　　　茵陈 6g　　　　栀子 5g

　　　金钱草 6g　　　郁金 6g　　　　泽泻 5g　　　　虎杖 5g

　　　连翘 5g

水煎服 4 剂。每剂浸泡 30 分钟后中火煎 2 次，共取汁 40mL，1 天半服完。

8 月 9 日：服上方 4 剂后面目皮肤黄色变浅，小便增加，大便次数与量均增加，呈黑黄色，眠食均佳，舌红，苔白黄薄，指纹紫在风关。遂守方加减，上方去泽泻、连翘，加牡丹皮 5g，车前子 3g，继服 4 剂。

8 月 16 日：现皮肤不黄，唯白睛稍黄，目生眵，小便量多，大便每天七八次，量时多时少，有不消化物，舌微红，苔白微黄，指纹紫在风关。仍守前方加减，去牡丹皮、炒麦芽，加鸡内金 5g，黄芩 5g，菊花 5g，再服 4 剂。

8 月 24 日：白睛微黄，目眵减少，小便多，大便每天六七次，眠食均佳，苔纹同前，守方加减。

药物：生地黄 5g　　　赤芍 5g　　　　炒栀子 5g　　　茵陈 6g

　　　川郁金 6g　　　虎杖 5g　　　　车前子 3g　　　菊花 5g

　　　桑白皮 6g

水煎服 4 剂。

8 月 31 日：服药后白睛已不黄，亦无目眵，一切正常，其病告愈。

按语：胎黄辨证关键在于首先区分阳黄或阴黄，由于小儿体禀纯阳，湿邪多从热化，所以阳黄居多。其次辨别湿与热孰轻孰重，热重于湿者当以清热利湿为主，湿重于热者，应以利湿为主，佐以清热。本案患儿热重于湿，故胡老用地黄茵陈汤加减，旨在清热利湿，凉血化瘀。所以然者湿热郁蒸，瘀热在里，胆热液泄故也。

45. 手足口病

案 1 宋某，男，3 岁半，2010 年 4 月 8 日初诊。

发热 2 天，出疹 1 天。患儿所在幼儿园近期发现患手足口病病例，家长一直很警惕。患儿前天下午回家不如平时活跃，进食甚少，夜晚发热（体温 38.5℃），昨天未上幼儿园，仍发热（体温 37.4～38.5℃），自述口腔痛，流涎拒食，家长发现口腔硬腭、颊部，唇内及舌面有疱疹和溃疡，今天早晨发现手足掌心和臀部出现绿豆大小红色丘疹和少许疱疹。因疑为手足口病，故迅即到胡老处诊治。刻诊：发热，体温 38.2℃，无汗，咽红疼痛，口腔多处疱疹和溃疡，疼痛流涎，手足臀部有疱疹，除时流少许清涕外，不咳不吐不泻，舌质红，苔薄黄，脉滑数。

诊断：手足口病。

辨证：风热邪毒，侵犯肺脾。

治法：疏风清热，凉血解毒。

方剂：银翘散加减。

药物：金银花 12g　　连翘 12g　　荆芥 6g　　大青叶 10g

　　　牛蒡子 10g　　桔梗 10g　　薄荷 6g　　生地黄 12g

　　　牡丹皮 10g　　黄芩 10g　　青蒿 10g（另包）

水煎服 2 剂，嘱药渣加适量生艾叶和茶叶煎水外洗。

4 月 12 日：服上方 1 剂后热退，2 剂（配合外洗）后手足臀部疱疹全消，现唯咽喉尚感不适，口腔疼痛好转，但尚有少许溃疡，据此改用银翘马勃散合玄麦甘桔汤加减。

药物：金银花 12g　　连翘 12g　　马勃 6g　　牛蒡子 10g

| 桔梗 10g | 玄参 10g | 麦冬 10g | 生甘草 6g |
| 儿茶 10g | 蝉蜕 6g | | |

继服 2 剂而愈。

案 2　陈某，女，1 岁 1 个月，2013 年 6 月 10 日初诊。

患儿发热 2 天，出疹 1 天，四川大学华西第二医院诊为"手足口病"。刻诊：发热（体温 38.6℃），查口腔硬腭、颊部、臀部有较多疱疹，手足掌心发红，疱疹散在，一般情况尚好，苔白黄，指纹紫在风关。

诊断：手足口病。

辨证：脾胃郁热，热毒外泄。

治法：清热泻脾，凉血解毒。

方剂：泻黄散加减。

药物：石膏 10g	栀子 5g	防风 5g	藿香 5g
牡丹皮 5g	赤芍 5g	大青叶 5g	连翘 5g
板蓝根 5g	金银花 5g	黄芩 5g	青蒿 5g（另包）

6 月 13 日：服上方 2 剂后热退，疱疹消，现咳嗽，每咳一两声，次数不多，清涕少，二便调，舌苔指纹同前。

辨证：风热咳嗽。

治法：疏风清热，化痰止咳。

方剂：止嗽散加减。

药物：荆芥 5g	桔梗 5g	紫菀 5g	百部 5g
白前 5g	杏仁 5g	黄芩 5g	瓜蒌皮 5g
射干 5g	枇杷叶 10g	海浮石 10g	葶苈子 5g

服上方 2 剂后诸症悉除。

按语：以上两案均属手足口病轻型，案 1 按外感风热邪毒，侵犯肺脾论治，用银翘散加减，疏风清热，凉血解毒而愈；案 2 按脾胃积热，热毒外泄论治，用泻黄散加减，清热泻脾，凉血解毒而愈。需要指出的是少数重型患儿可并发脑炎、脑膜炎、心肌炎、肺炎等，故应提高警惕，力求早诊断、早治疗，提高治愈率，减少病死率。

46. 水痘

张某，男，3岁半，2006年4月20日初诊。

患儿发热2天后（体温最高38.2℃），头面胸背四肢相继出现红色丘疹，但以头面胸背为多，四肢较少，丘疹很快变成疱疹，其形如豆，少许疱疹已干结痂，除有瘙痒感外，余无不适，二便自调，舌苔白黄，脉滑微数。发病前2周曾与患"水痘"小孩一同玩耍。

诊断：水痘。

辨证：风热湿毒，郁遏肌肤。

治法：疏风清热，利湿解毒。

方剂：消风解毒汤加减。

药物：金银花12g　　连翘12g　　牛蒡子10g　　土茯苓10g
　　　　地肤子12g　　板蓝根10g　　赤芍6g　　　蒲公英12g
　　　　野菊花12g　　黄芩12g　　　滑石15g　　　青蒿10g（另包）

水煎服2剂，每剂药渣中加入生艾叶30g和适量茶叶煎水外洗。

4月23日：服上方1剂后即不发热，药水外洗后瘙痒明显缓解，服完2剂后无新发皮疹，原有疱疹大多结痂，守方去青蒿，继服2剂，其病即愈。

按语： 水痘多有瘙痒感，为减少患儿搔抓，促进疱疹结痂，胡老治疗水痘常以消风解毒汤为基础方随症加减，内服为主。另在药渣中加入适量艾叶、茶叶煎水外洗（洗时加入枯矾适量），内外兼治，其效甚佳。

47. 痄腮

姜某，男，8岁6个月，2007年10月11日初诊。

患儿昨晨右侧耳下腮部突发肿胀压痛，咀嚼时亦感疼痛，咽红喉痛，二便正常，舌质微红，苔薄微黄，脉滑微数。

诊断：痄腮。

辨证：外感风热邪毒，蕴结少阳经脉。

治法：疏风清热，解毒散结。

方剂：银翘马勃散合消瘰丸加减。

药物：金银花15g　　连翘15g　　马勃6g　　　板蓝根12g
　　　　僵蚕12g　　　夏枯草15g　　浙贝母12g　　玄参15g

牡蛎 30g　　　　　赤芍 10g　　　　　薄荷 10g

水煎服 4 剂，另用金黄散适量，蜜水调敷腮部肿痛处，一日两次，间隔 4 小时换药 1 次。

10 月 15 日：经内外兼治，患儿右腮肿胀全消，压亦不痛，其病告愈。

按语：痄腮治疗过程中，初期、中期、末期都可配合如意金黄散用适量蜜水调匀外敷，内外兼治，清热解毒，消肿散结，每日 2 次，最好用绷带或网托固定，不用胶布，以免皮肤过敏和粘扯头发。内外兼治，效果更佳。末期腮部尚有硬结未消者，可加入 1/3 或 1/2 活血散蜜水调敷以增强活血化瘀、软坚散结功效。

（二）内科医案

1. 汗证

案 1　阙某，男，58 岁，教师，1999 年 3 月 23 日初诊。

患者近半月常自汗出。患者工作劳累，失于调摄。刻诊：汗出恶风，口不渴，二便自调，舌质正红，苔白，脉浮弱。

诊断：汗证。

辨证：阴阳失调，营卫不和。

治法：滋阴和阳，调和营卫。

方剂：桂枝汤。

药物：桂枝 10g　　　　白芍 15g　　　　生姜 10g　　　　大枣 10g
　　　甘草 6g

水煎服 2 剂，1 日 1 剂，嘱服药后啜热稀粥一碗，以助药力，避风寒取微汗。

第三日患者电告胡老，药甚灵验，遵嘱服药一剂后遍身微似有汗，今天果然不再汗出，也不恶风。问第二剂药还服否？胡老答曰："仲景早就告诫'若一服汗出病瘥，停后服，不必尽剂'。"再嘱注意调摄以防复发。

按语：《伤寒论》云："病常自汗出者，此为荣气和，荣气和者，外不谐，以卫气不共荣气谐和故尔，以荣行脉中，卫行脉外，复发其汗，荣卫和则愈。宜桂枝汤。"患者方证吻合，故一剂即愈，效如桴鼓。须知此案为"内伤杂病，营卫不和"与"太阳中风，营卫不和"有所不同。该患者近期工作劳累，失于调摄而致内在阴阳失调，表现为外在的营卫不和。因起病较缓，病程较长，无头痛、发热等表证，由于卫气受损不能卫外为固而恶风；腠理不密，营阴难以内守，渗漏外泄而汗常自出。其治疗虽然也用桂枝汤，但因汗出重于恶风，故白芍用量大于桂枝，可见使用本方不是"解肌祛邪气"而是"补虚调阴阳"。桂枝汤药仅5味，却发中有补，散中有收，邪正兼顾，阴阳并调。柯韵伯赞桂枝汤"为仲景群方之魁，乃滋阴和阳，调和营卫，解肌发汗之总方也"。本方治病机理《金匮要略心典》引徐氏曰"桂枝汤外证得之，能解肌祛邪气；内证得之，能补虚调阴阳"，可谓深得要领。

案2 吴某，男，24岁，工人，2011年12月10日初诊。

患者夜间身热汗出2年。2年前不明原因出现夜间入睡后全身发热，发热则醒，醒来则大汗淋漓，湿透衣被，触摸皮肤冰凉，热退后方能入睡，入睡后又发热汗出，如此一夜要热醒3～5次。初服"知柏地黄丸"有效，继服效差，再服发热症状加重，遂停服。此后辗转多地求医问药，曾服桂枝加附子汤、秦艽鳖甲散、六味地黄丸、当归六黄汤等方，均未见效。病情时轻时重，反复不愈，痛苦不已。曾做胸部X片、B超等有关检查，排除结核、甲亢等病。此番来蓉经进修生李某推荐，请胡老诊治。刻诊：患者面色红润、形体壮实、夜间入睡则发热，一夜3次左右，热则大汗出，汗出后全身皮肤冰凉。时值冬季，夜间只盖薄被，感觉冷时添加衣被则发热加重，胃纳正常，口和不渴，喜冷饮食，大便稀溏，1日2次，舌质偏淡，苔薄黄，脉缓有力。

诊断：汗证。

辨证：少阳枢机不利，营卫不和。

治法：和解少阳，调和营卫。

方剂：柴胡桂枝汤加减。

药物：

柴胡 10g	黄芩 12g	桂枝 10g	白芍 15g
大枣 12g	龙骨 40g	牡蛎 40g	知母 15g
地骨皮 15g	秦艽 15g	青蒿 12g（另包）	

水煎服4剂，每剂自加生姜3片，1日1剂。

患者当天服药2次，当晚即未发热，安然入睡。服完4剂后，再服2剂，其间均未再发热汗出，大便正常，遂停药。2年病患，一夕而解，患者高兴万分。

按语：胡老指出此案辨证要点：①主症发热汗出，每晚反复发作，白天如常，此乃少阳枢机不利，阴阳失调，营卫不和所致；②发热汗出之后，全身皮肤冰凉，入睡后又发热汗出，皮肤又凉，一夜之间反复发作，当视为寒热往来之象；③病程虽然长达2年，所幸患者年轻，胃纳尚可，故形体壮实，纵有舌质偏淡，总体看来，尚不是虚证。据此三点，患者阴阳失调，营卫不和，枢机不利之病机昭然若揭。用柴胡桂枝汤旨在以小柴胡汤调和少阳枢机，桂枝汤调和营卫阴阳，太少两解。柴胡桂枝汤是一个"和为贵"的方子，临床上只要具有少阳枢机不利，营卫不和的病症都可用本方加减治疗，均有效验，故柯韵伯称本方为"少阳枢机之剂，和解表里之总方"。

2. 痛痹

曾某，男，56岁，1989年6月10日初诊。

患者手足冰凉，腰腿冷痛半年，服药针灸皆不验。诊视患者面色无华，形瘦体弱，腰背弯曲，步履蹒跚，时值夏令，却身穿皮衣皮裤，问其何故？答曰：不如此则腰腿冷痛尤甚。平素喜食热饮，胃纳尚可，二便自调，舌淡紫，苔白，脉沉无力。

诊断：痛痹。

辨证：血虚寒凝，经脉不通。

治法：养血通脉，温经散寒，蠲痹止痛。

方剂：加味当归四逆汤。

药物：当归15g　　桂枝10g　　白芍15g　　北细辛10g
　　　大枣12g　　干姜10g　　炙黄芪30g　　乳香12g
　　　没药12g　　川牛膝12g　　通草6g　　炙甘草10g
　　　制附片30g（先煎）

水煎服，1日1剂。

二诊：患者自诉服药4剂后手足冷好转，腰腿痛亦减轻，别无不适，效不更方，原方再进6剂。

三诊：令人吃惊的是患者可不穿皮衣皮裤，改穿单衣单裤了，自诉痛减十分之七，腰背稍直，走路稍跛。据此改用独活寄生汤加减调理半月余，疼痛消失，腰背伸直，行走如常。

按语：本案系血虚寒厥，经脉不通之痛痹，治当养血通脉、温经散寒、蠲痹止痛，故在当归四逆汤治疗血虚寒厥的基础上，加附片、干姜助桂枝、细辛温经散寒止痛；加黄芪配附片益气温阳固表；加乳香、没药活血行气止痛，化瘀伸筋蠲痹；加牛膝活血通经，引药下行。诸药配伍，温而不燥，补而不滞，共奏温经通脉，散寒止痛之功效。阴血充，陈寒散，阳气振，经脉通，则腰腿温，痛痹除。

关于细辛用量，虽有"辛不过钱"之说，但验之临床，剂量太轻，有名无实，故本案用至10g（旧制三钱），温经散寒止痛，未见毒副作用。胡老认为用量多少为宜，当因人因病而异。另外《伤寒论·辨厥阴病脉证并治》云："手足厥寒，脉细欲绝者，当归四逆汤主之。若其人内有久寒者，宜当归四逆加吴茱萸生姜汤。"有《伤寒论》注家认为"内有久寒"仲景加吴茱萸、生姜不加姜、附是因姜、附温燥为血虚者所禁忌。本案患者血虚与久寒并存，以久寒为重，因肾阳不足，命门火衰，寒凝气滞血瘀而致痛痹，非大辛大热之品不足以除久寒；非附子、干姜不足以峻补肾阳，益火消阴。患者服药后迅速见效，足见用药无误，此即"离照当空，阴霾自散"之理也。

3. 中风

案1 龚某，男，45岁，2009年6月29日初诊。

患者7天前无明显诱因出现右侧头部麻木，右耳听力不如左耳，右耳下酸胀不适，右脸有紧绷感，舌麻，鼻唇沟向左歪斜，刷牙不能包水，左侧咀嚼时要咬右侧颊黏膜，闭嘴右侧无力，口苦，睡眠不好，二便正常，舌苔白黄，中根部略厚，脉弦。

诊断：口僻。

辨证：风中经络，兼夹湿热。

治法：祛风化痰，搜风通络，佐以化湿清热。

方剂：加味牵正散。

药物：僵蚕12g　　　全蝎12g　　　葛根20g　　　白附子10g（先煎）
　　　防风10g　　　白芷12g　　　黄芩12g　　　藿香12g
　　　川郁金15g　　滑石15g

7月6日：服上方6剂后头不麻木，右耳听力正常，右脸无紧绷感，舌不麻，左侧咀嚼已不咬右侧颊黏膜，鼻唇沟歪斜好转，刷牙时基本上能包水，闭嘴有力。现感右侧耳心热，发痒，挖耳后即感舒适，右耳下尚有酸感，二便正常，咽红，舌中根部苔黄，脉弦。综上所述，守方加减。

药物：僵蚕12g　　　全蝎12g　　　葛根20g　　　白附子10g（先煎）

　　　牡丹皮12g　　 防风10g　　　白芷12g　　　黄芩12g

　　　夏枯草15g　　 栀子10g　　　连翘15g

7月13日：继服上方6剂，右耳心偶尔有热感，已不痒，右耳下轻微不适，闭嘴时鼻唇沟略向左斜，时出冷汗，二便正常，舌脉同前。仍守方加减。

药物：葛根20g　　　防风10g　　　白芷12g　　　全蝎12g

　　　僵蚕12g　　　蝉蜕10g　　　牡丹皮12g　　栀子10g

　　　夏枯草15g　　 龙骨30g　　　牡蛎30g

7月20日：再服上方6剂，耳心已无热感，右耳下无不适，闭嘴时鼻唇沟居中，口僻告愈。时吐痰，夜卧梦多，苔白黄，脉弦滑。

辨证：痰热内蕴，心神不宁。

治法：清热化痰，养心安神。

方剂：黄连温胆汤加减。

药物：黄连10g　　　陈皮10g　　　法半夏12g　　茯苓15g

　　　枳实10g　　　竹茹15g　　　胆南星10g　　酸枣仁20g

　　　远志10g　　　龙骨30g　　　牡蛎30g　　　首乌藤30g

按语： 此案乃中风之中经络证，发病缘于正气不足，络脉空虚，卫外不固，风邪乘虚而入，痹阻气血。足太阳之脉起于目内眦，足阳明之脉挟口环唇，足少阳之脉起于眼外角，下行至耳后，太阳外感于风，阳明内蕴痰浊，少阳内有积热，风痰循经阻于头面经络则经隧不利，筋肉失养，故不用而缓；无邪之处，气血运行通畅，筋肉相对而急，缓者为急者牵引，故有口角歪斜及右侧头部麻木，右耳听力不如左耳，右耳下酸胀不适，右脸有紧绷感等症；胆火上炎，故有口苦及右侧耳心热感。总而言之，病系风痰夹湿热，阻于头面经络，病邪尚浅，故治宜祛风化痰、搜风通络，佐以化湿清热，方用加味牵正散，随症加减，先后3诊，共服18剂药，口僻即愈。

案 2 张某，男，69 岁，退休工人，1974 年 10 月 13 日初诊。

家属代诉半身不遂，舌强言謇 1 天。患者昨晚 11 时左右，起床解小便时，突然昏仆，不省人事，小便自遗，约半小时后苏醒，半身不遂，舌强言謇。后经邻居救起，当即送县医院急诊。经西医检查诊断为：脑溢血。因家庭经济困难，不愿住院治疗。于今日转中医院请胡老诊治。患者平素嗜酒，宿病哮喘。1972 年曾做膀胱结石手术。刻诊：右半身不遂，手足强直，麻木不仁，舌强不能伸出口外，语言謇涩，喉间痰鸣，身热汗出，心烦，小便黄，舌苔白黄厚腻，脉弦大而数，以左手尤盛。

诊断：中风。

辨证：气血虚衰，肝风痰热，蒙蔽清窍，横窜经络。

治法：豁痰开窍，清热祛风。

方用：导痰汤加减。

药物：法半夏 12g　　　陈皮 10g　　　茯苓 15g　　　炒枳实 12g
　　　胆南星 12g　　　黄连 6g　　　　海浮石 30g　　石菖蒲 6g
　　　炙远志 10g　　　钩藤 15g　　　菊花 15g　　　竹沥 100mL（冲服）

二诊：服上方 1 剂后，舌能伸出口外。迭进 1 剂后，右手足强直减轻，烦热亦减，能咳出白色黏痰，言謇稍好转。现感左侧头痛，已 3 日未解大便，小便深黄，舌苔白厚，左手脉弦大，但疾劲之势已减。药既中病，当击鼓而进，唯 3 日未解大便，应佐通腑泄热之品，仍以上方加减治之。

药物：法半夏 12g　　　陈皮 10g　　　茯苓 15g　　　炒枳实 12g
　　　胆南星 12g　　　黄连 6g　　　　石菖蒲 6g　　炙远志 10g
　　　瓜蒌仁 15g　　　地龙 12g　　　刺蒺藜 15g　　酒大黄 10g（另煎）
　　　竹沥 100mL（冲服）

三诊：服上方 2 剂后，呕吐大量痰涎，大便已解，右侧手足已不强直，手稍能动，言语个别单词清楚。但尚感头项强痛，时咳嗽，痰不利，食欲不佳，小便黄少，舌苔白厚，脉和缓。

此后即在前方基础上增省出入，去黄连、石菖蒲、远志，头项强痛加葛根、地龙以解肌散邪，祛风通络；咳嗽痰多气喘，以南星易胆南星，酌加杏仁、厚朴、前胡、莱菔子、葶苈子祛痰止咳，降气平喘；便秘加大黄以通腑泄热；小便黄少加木通以降火利水；气虚大便失禁加潞党参以益气固脱；口淡无味，食欲不好加藿香、建曲以芳香醒脾，化湿和胃；手足活动不灵加桑枝、川牛膝以活血通络，流利关节。连服12剂，至十一诊时，咳嗽痰少，语言基本清楚，患侧手足更活动，精神食欲均转佳。苔白，脉平。

辨证：气虚血瘀。

治法：补气活血通络，佐以祛痰。

方剂：补阳还五汤加味。

药物：炙黄芪60g　　当归尾10g　　赤芍12g　　　川芎10g

　　　桃仁12g　　　红花12g　　　地龙12g　　　桑枝30g

　　　怀牛膝15g　　法半夏12g　　南星12g　　　竹沥100mL（冲服）

十二诊：上方连服8剂后，患者语言完全清楚，手足更有力，右手已能端碗和用汤匙，扶着床沿已能移动几步。因天气转寒，宿病哮喘复发，咳嗽气紧，痰白黄稠，咯之难出。遂又改用涤痰降气、止咳平喘法，仍以导痰汤加减治之。根据其不同症状，如痰鸣气紧，舌苔厚合六安煎、三子养亲汤以涤痰平喘；小便黄少，苔白黄厚，合千金苇茎汤、三仁汤化裁，以清热利湿。连服16剂，现咳喘大为减轻，痰易咯出，量亦减少，患者已能徒步缓行，烧水煮饭，至此中风治愈，哮喘好转。

按语：患者家境贫寒，年近古稀，气阴早衰于未病之先。宿病哮喘，痰湿素盛，平时嗜酒，素蕴痰热。如今徒然昏仆，半身不遂，舌强言謇，此由水不涵木，肝风上旋，夹素蕴之痰热，蒙蔽清窍，堵塞神明出入之路，以致不省人事；舌为心、脾、肝、肾四经所系，邪中其经，则痰涎闭其脉道，故舌强不能伸出口外，语言謇涩；痰气壅塞，气道不利，故喉间痰鸣；肝风痰热，横窜经络，右半身气血循环受阻，故右半身不遂，手足强直，麻木不仁；痰湿郁而化热，湿热蕴结熏蒸，故身热汗出；痰热内盛，上干心包，故心烦；湿热壅滞三焦，故小便黄；舌苔白黄厚腻，脉弦大而数，左手尤盛，均是湿生痰，痰生热，热生风之象。综上所述，此乃湿郁化热，痰热壅遏，热盛风动，风火相煽之证。属本虚标实之病。故先以豁痰开窍，清热祛风，通腑泄热治其标，继予益气养血，活血通络治其本。胡老治疗中风、癫痫、惊风、痰厥等证喜用鲜竹沥（即新鲜青杆竹烤取的竹沥），个中原因诚如《本草衍义》所说："竹沥行痰，通达上下百骸毛窍诸处，如痰在巅顶可降，痰在胸膈可开，痰在四肢可散，痰在脏腑经络可利，痰在皮里膜外可行。又如癫痫狂乱，风热发痉者可定；痰厥失音，人事昏迷者可省，为痰家之圣剂也。"

4. 久咳

严某，女，29 岁，2014 年 9 月 11 日初诊。

患者反复咳嗽 8 月。刻诊：喉痒即咳，咳则连声，剧则欲呕，入夜为著，咯痰不利，痰少黄稠，胸闷气紧，大便偏干，小便黄少，舌质微红，苔薄黄，脉滑微数。

诊断：咳嗽。

辨证：风热郁结，肺失宣降。

治法：宣肺清热，泻肺化痰。

方剂：麻杏石甘汤加减。

药物：炙麻黄绒 10g　　杏仁 10g　　　石膏 30g　　　黄芩 10g
　　　瓜蒌皮 15g　　　信前胡 15g　　射干 10g　　　枇杷叶 20g
　　　海浮石 30g　　　葶苈子 10g　　胆南星 10g　　地龙 15g

水煎服 4 剂。

9 月 15 日：上方仅服 3 剂，咳嗽即明显好转，夜间已不咳嗽，胸闷气紧减轻，二便自调，舌苔白黄薄腻，脉滑微数。

辨证：上焦湿热。

治法：清热化湿，宣痹止咳。

方剂：上焦宣痹汤加减。

药物：川射干 10g　　枇杷叶 15g　　郁金 15g　　　黄芩 10g
　　　瓜蒌皮 15g　　　信前胡 15g　　苦杏仁 10g　　滑石 15g
　　　葶苈子 10g　　　京半夏 10g　　胆南星 10g　　地龙 10g

水煎服 4 剂。

9 月 19 日：自述因丈夫吸烟，烟味刺激，加之赴朋友生日宴，吃了龙虾稀粥，咳嗽反复，近 2 日喉痒，咳嗽气紧，咯痰不爽，舌苔白黄薄腻。据此改用麻杏石甘汤加减。

药物：炙麻黄绒 10g   杏仁 10g   石膏 30g   黄芩 10g

　　　　瓜蒌皮 15g   信前胡 15g   射干 10g   枇杷叶 20g

　　　　海浮石 30g   葶苈子 10g   茯苓 15g   地龙 15g

水煎服 4 剂。

9 月 23 日：咳嗽明显缓解，现偶咳一两声，尚有痰，入睡困难，夜卧梦多，虚烦不宁，舌苔薄黄腻，脉象正常。

诊断：失眠。

辨证：痰热内扰，心神不宁。

治法：祛痰清热，养心安神。

方剂：黄连温胆汤加减。

药物：黄连 6g   陈皮 10g   法半夏 10g   茯苓 15g

　　　　枳实 10g   竹茹 15g   郁金 15g   射干 10g

　　　　枇杷叶 15g   酸枣仁 20g   远志 10g   龙骨 30g

水煎服 6 剂。

按语：《景岳全书·咳嗽》说："咳嗽之要，止惟二证。何为二证，一曰外感，一曰内伤而尽之矣。"方书虽有"外感咳嗽多是新病，内伤咳嗽多为久病"之说，但验之临床并不尽然。本案患者反复咳嗽 8 月未愈，病属久咳，从证候表现来看并非内伤，而是风热郁结，肺失宣降所致。故用麻杏石甘汤加减宣肺清热，化痰降逆而愈。若执久咳为内伤，为虚证而用补益，必将闭门留寇，犯实实之戒。

5. 胃脘痛

案 1　杨某，男，40 岁，1970 年 7 月 12 日初诊。

胃痛 1 天多。患者系彝族，平素嗜酒，胃脘时有隐痛，1 天前与人发生争执后突发胃脘剧痛前来就医。刻诊：患者蹲于病床之上，以锄把顶着心窝处，呻吟不已，嗳气不食，大便干结，小便黄少，舌深红无苔，舌面无津，脉沉细数。

诊断：胃脘痛。

辨证：胃阴亏虚，肝气犯胃。

治法：养阴益胃，柔肝缓急。

方剂：益胃汤合芍药甘草汤加减。

药物：北沙参 30g　　麦冬 15g　　　生地黄 20g　　牡丹皮 15g

　　　石斛 15g　　　玉竹 15g　　　玄参 15g　　　天花粉 15g

　　　白芍 20g　　　生甘草 10g

7月15日：服上方 2 剂，其痛即止，舌质尚红，舌面有津，嘱守方继服 4 剂，调理善后。

按语：本案患者平素嗜酒，酒热伤胃，胃阴不足，胃失濡养，故胃脘隐痛；复因恼怒，肝气郁滞，横逆犯胃，胃失和降，故胃脘剧痛，嗳气不食；胃阴不足，肠道失润而大便干结；胃热液耗，阴虚内热故舌红无苔，舌面无津。针对其病系胃阴亏虚，肝气犯胃所致，故以益胃汤加石斛、玄参、天花粉、牡丹皮等一派甘凉益胃，养阴清热之品以复其胃阴；配伍芍药、甘草柔肝缓急止痛，其病遂愈。

案 2　郭某，女，59 岁，2013 年 7 月 26 日初诊。

主诉：进食后胃脘灼热疼痛伴泛酸、嗳气半年多。半年前患者胃脘灼热疼痛，泛酸嗳气，曾做胃镜检查，提示：慢性浅表性胃炎。平时心情不悦，常感口苦、口干，大便干、小便黄，舌质正红，舌苔薄黄，脉弦微数。

诊断：胃脘痛。

辨证：肝胃郁热，血瘀气滞。

治法：清热和胃，化瘀行气。

方剂：丹参饮加减。

药物：丹参 15g　　　云木香 10g　　砂仁 10g　　　黄连 6g

　　　黄芩 15g　　　法半夏 15g　　瓜蒌子 15g　　枳实 10g

　　　海螵蛸 30g　　浙贝母 15g　　白及 15g　　　炮姜 5g

水煎服 4 剂。

8月2日：服上方 4 剂，自感胃脘舒服，已不灼痛，亦不泛酸嗳气，昨晚吃 4 小块饼干后今胃脘又有灼热感，睡眠多梦，因老伴生病，自诉"高兴不起来"，舌脉同前，效不更方，守方加减，上方去海螵蛸、浙贝母、白及、炮姜，加龙骨 30g，首乌藤 30g，青皮 10g，郁金 15g，水煎服 4 剂。

8月9日：继服上方 4 剂后，胃脘无灼热感，睡眠有所好转，尚有梦，再守方加减。

药物：丹参 15g　　　云木香 10g　　砂仁 5g　　　黄连 6g

| 法半夏 15g | 瓜蒌子 15g | 枳实 10g | 青皮 10g |
| 郁金 15g | 酸枣仁 20g | 炙远志 10g | 首乌藤 30g |

水煎服 4 剂。

8 月 16 日：自述服上方 4 剂后睡眠明显好转，纳食二便均正常，因患者不愿煎药，遂予中成药归脾丸配逍遥丸调理善后。

按语： 本案患者平日心情不悦，肝气郁结，日久化热，肝热犯胃，故胃脘灼痛；肝胃郁热，逆而上冲，故泛酸嗳气；肝胆互为表里，肝热夹胆火上炎，故口苦口干；苔薄黄，脉弦数均是肝胃郁热之征。鉴于胃脘痛逾半年，"初痛在经，久痛入络"，痛处不移，又有血瘀之象，故治宜清热和胃，化瘀行气以止痛。方用丹参饮配伍辛开苦降，制酸止痛之品，其疼痛、泛酸、嗳气等症迅即消除。

6. 血小板减少性紫癜

廖某，男，50 岁，教师，2012 年 7 月 23 日初诊。

患者 3 年前体检发现血小板减少，血小板计数 61 ～ 80 × 10^9/L，迭经治疗无效。刻诊：双下肢胫前有红色针尖样出血点，密集成片，不痒不痛，眠食尚可，二便自调，舌红苔黄，脉滑微数，6 月 8 日血小板 62 × 10^9/L。

诊断：血小板减少性紫癜。

辨证：血热妄行。

治法：清热解毒，凉血止血。

方剂：犀角地黄汤加减。

药物：生地黄 15g	牡丹皮 15g	赤芍 10g	水牛角粉 30g（先煎）
仙鹤草 15g	连翘 15g	炒黄柏 10g	炒知母 10g
鸡血藤 30g	川牛膝 15g	大枣 15g	炙甘草 9g

水煎服 7 剂。

7 月 30 日：无新发紫癜，原发紫癜颜色变浅，自感腰部怕冷，舌质微红，苔白微黄，脉微滑。

辨证：气不摄血，血溢肌肤。

治法：补气摄血。

方剂：归脾汤加减。

药物：太子参 30g   炙黄芪 30g   白术 15g   酸枣仁 15g

         远志 10g   当归 10g   仙鹤草 15g   茜草炭 15g

         牡丹皮 15g   炒栀子 10g   黄芩 10g   炙甘草 6g

水煎服 10 剂。

8 月 9 日：腰部已不怕冷，无新发紫癜，舌红苔薄黄，脉平，守方加减，上方去黄芩，炙甘草，加桑白皮 15g，地榆炭 15g。

9 月 6 日：上方连续服 28 剂，近日有少许新发紫癜，自觉腹胀，矢气则舒，睡眠易醒，余无不适，苔薄黄，脉平，守方加减，上方去当归，桑白皮，地榆炭，加紫草 15g，龙骨 30g，牡蛎 30g。再服 14 剂。

9 月 20 日：无新发紫癜，双下肢皮疹呈淡褐色，面积缩小，9 月 17 日血小板 104×10^9/L。继服上方 14 剂。

10 月 9 日：无新发紫癜，有时睡眠易醒。上方加茯神 15g，鸡血藤 30g。再服 6 剂。

11 月 6 日：昨日查血，血小板升至 118×10^9/L，双下肢有少许新发紫癜，局部发痒，舌苔黄，脉滑微数。

辨证：胃热发斑。

治法：清胃泻脾，凉血化斑。

方剂：清热化斑汤加减。

药物：玄参 15g   石膏 20g   知母 10g   赤芍 10g

         防风 5g   栀子 10g   藿香 10g   牡丹皮 10g

         仙鹤草 15g   紫草 15g   鸡血藤 30g   生地黄 15g

水煎服 21 剂。

12 月 3 日：无新发皮疹，时感心烦，手足心热，小便黄，排尿等待，舌尖边微红，脉滑微数。

辨证：心脾积热。

治法：清心泻脾。

方剂：黄连导赤散加减。

药物：生地黄 15g   淡竹叶 10g   川木通 10g   黄连 6g

         牡丹皮 10g   栀子 10g   仙鹤草 15g   紫草 15g

　　　　鸡血藤 30g　　　炒黄柏 10g　　　炒知母 10g　　　桔梗 10g

水煎服 7 剂。

12 月 24 日：昨日血常规检查示血小板升至 139×10^9/L，诸症悉减。嘱上方继续服 20 剂后停药观察。

　　患者 2013 年春节前电告停药至今，几次查血小板均正常，皮疹全部消退，别无不适。

　　按语：血小板减少性紫癜治疗周期相对较长，其间患者的兼症、舌象不一，中医辨证不同，治法方药理当做相应调整，不可固执"脾不统血"概用归脾汤治疗。应因人而异，辨证论治，随症加减；生活上避免劳累，谨防感冒；注意饮食宜忌，方可取得预期疗效。

7. 过敏性紫癜肾炎

黄某，女，36 岁，2012 年 8 月 16 日初诊。

　　患者 1 月前双下肢出现对称分布，大小不等的斑丘疹样紫癜，小便常规检查示：红细胞 30/UI、隐血（2+）、蛋白（1+）。曾在当地诊断为"过敏性紫癜肾炎"，治疗无效。因其女儿患"过敏性紫癜"是胡老治愈的，故特来我院请胡老诊治。刻诊：一般情况较好，双下肢紫癜融合成片，腹不痛，关节亦不肿痛，尿常规示：红细胞 8/UI，隐血（－），舌质红，苔薄黄，脉滑数。

　　诊断：过敏性紫癜肾炎。

　　辨证：血热发斑。

　　治法：清热化斑，凉血止血。

　　方剂：清热化斑汤加减。

　　药物：水牛角 30g（先煎）　玄参 15g　　　石膏 30g　　　知母 10g

　　　　　牡丹皮 15g　　　　　栀子 10g　　　防风 10g　　　藿香 10g

　　　　　大青叶 15g　　　　　连翘 15g

水煎服 6 剂。

8 月 23 日：今日血常规检查示：血小板 96×10^9/L、血红蛋白 127g/L、红细胞 3.98×10^{12}/L。小便常规检查示：尿蛋白（1+）、红细胞 7/UI、隐血（－）。双

下肢紫癜有所减退，无新发紫癜，关节不痛，自感下腹隐痛，余无不适，舌苔薄黄，脉滑微数，守方加减。

药物：赤芍 10g　　石膏 20g　　栀子 10g　　水牛角 30g（先煎）

仙鹤草 15g　　藿香 10g　　牡丹皮 15g　　大青叶 15g

白茅根 30g　　夏枯草 15g　　防风 5g　　鱼腥草 15g

水煎服 7 剂。

8 月 30 日：今日小便常规检查示：尿蛋白（－）、红细胞（－），隐血（－）。双下肢皮疹时有反复，余无不适，大便稀溏，每日 1 ～ 2 次，小便正常，舌红，苔黄微腻，脉象正常，守方加减。

药物：赤芍 10g　　石膏 30g　　栀子 10g　　水牛角 30g（先煎）

防风 5g　　藿香 10g　　牡丹皮 15g　　紫草 15g

连翘 15g　　蒲公英 15g　　土茯苓 15g　　车前子 10g

水煎服 14 剂。

9 月 14 日：复查小便常规示：尿蛋白（1+）、红细胞（－）、隐血（－）。双下肢皮疹消退，无新发皮疹，舌苔薄黄腻，脉滑微数，守方加减。

药物：玄参 15g　　赤芍 10g　　石膏 10g　　知母 10g

栀子 10g　　防风 5g　　藿香 10g　　牡丹皮 15g

大青叶 15g　　连翘 15g　　鱼腥草 15g　　夏枯草 15g

水煎服 14 剂。

9 月 28 日：无新发皮疹，一般情况良好，今日复查小便常规：尿蛋白（－）、红细胞（－），隐血（－）。守方加减。

药物：玄参 15g　　赤芍 10g　　石膏 10g　　知母 10g

栀子 10g　　防风 5g　　藿香 10g　　牡丹皮 15g

大青叶 15g　　连翘 15g　　鱼腥草 15g　　蒲公英 15g

水煎服 14 剂。

服完 14 剂后，患者即停药观察，每半月复查小便常规均正常，随访 1 年半其病未复发。

按语：过敏性紫癜乃风、热、湿、毒、瘀合而为患，其病性属热属实居多，即使肾型迁延不愈，亦少有纯虚证，故应慎用补法，清热解毒，活血化瘀应贯彻始终。本案患者治疗近 2 月而愈，基本方都是清热化斑汤，这就说明一旦诊断准确，辨证无误，在病情无特殊变化的情况下，要守法守方，随症加减。为医者，定要沉稳，不要频换处方，不求速效，但求长效。

四、医话

（一）肺热郁结，溲便为之变

《灵枢·口问》云："中气不足，溲便为之变。"中气者，脾胃之气也。溲便者，大小便是也。脾胃为元气生化之源，肺为脾之子，脾胃气虚不能散精，上归于肺，肺气因之而虚，肺气虚，其宣发、肃降功能失常，可出现膀胱不利的癃闭，亦可出现膀胱不约的遗尿。肺与大肠相表里，肺气宣发、肃降功能正常，则大肠传导正常，肺气虚，传送无力可致便秘；脾胃虚弱，运化无权，水谷不化，清浊不分可致泄泻。以上即溲便因肺脾气虚、中气不足而出现的病变，简言之为二便因"虚"而变。二便可否因"实"而变，《内经》中未曾明言。胡老根据临床观察，提出"肺热郁结，溲便为之变"与"中气不足，溲便为之变"形成虚实对应，辨证论治。

肺为五脏六腑之华盖，为水之上源，正常情况下，肺气肃降，则能通调水道，使水液下输，经过肾的气化作用将浊液化为尿液，注入膀胱，排出体外。热壅于肺，肺气郁结，肺气不能肃降，津液输布失常，水道通调不利，不能下输膀胱，以致小便点滴不通，而病癃闭，当宣肺清热，提壶揭盖以治之。若肺热郁结，肺失治节，肾水不摄而遗尿，胡老常用麻杏石甘汤加减治疗，肺热清，治节有权，能摄肾水则病愈。此方胡老用治老年人肺热咳嗽，咳而遗溺者，效果亦佳。其机理如张景岳所说："盖小水虽利于肾，而肾上连肺，肺为水之上源，若肺气无权，则肾水终不能摄。故治水者，必须治气；治肾者，必须治肺。"

肺与大肠相表里，如肺热郁结，肺热遗于大肠，大肠传导失司，腑气不通，可见肠燥便秘，治当宣肺清热以通便，胡老常以麻杏石甘汤加泻下通便药治疗。如他用麻杏石甘汤加牵牛子、生大黄等曾治愈大便干结失禁，还在此基础上加芒硝、槟榔治愈肺炎合并中毒性肠麻痹之痰热闭肺，阳明腑实证。

若咳嗽患儿肺热下移大肠而致大便稀溏或如水样者，胡老常在麻杏石甘汤中加车前子利小便以实大便，可收咳泻同止之效。

胡老指出大小便异常病变与肺、脾、肾、大肠、膀胱等脏腑有关，虚者多责之于肺、脾、肾气虚，实者多责之于肺、脾、大肠、膀胱实热。临证应注意辨别，勿犯虚虚实实之戒。

（二）浅谈用药如用兵

古云"兵不在多而在精，将在谋而不在勇"。医生用药治病，犹如指挥作战，一个班能完成的，不派一个排；一个排能完成的，不派一个连，不搞人海战术。要遣精兵强将，以少胜多，收四两拨千斤之效。治病亦是如此，尤其儿科用药更应追求"药味少，剂量轻，疗效高"。如今一些医生，往往一张处方动辄就是一二十味，更有甚者多至二三十味、四五十味。见一个症状加一味药，于是处方成了药物的堆砌，偏离了中医独特而严谨的理论体系。开大处方，搞大包围，方无章法，药无定见，要想面面俱到，实则事与愿违。药物过多，五味杂陈，往往矫枉过正，损伤脾胃，产生不良反应，病人既伤于病，又伤于药。还有个别医生处方不仅药味多，而且剂量重，若系重病，正盛邪实尚可一服，病轻药重则药过病所，诛伐无过。胡老曾见一位65岁男性患者，因夜卧汗多，他医诊为"阴虚发热"，处方养阴药不多，苦寒药不少，且剂量甚大，黄连、黄柏、知母、栀子等均用20g，病人服后腰腹冰凉，汗出依旧，成人尚且如此，何况小儿？！徐灵胎《慎疾刍言》指出："要知药气入胃，不过借此调和气血，非药入口即变为气血，所以不在多也。又有病人粒米不进，反用腻膈、酸苦、腥臭之药，大碗浓煎灌之，即使中病，尚难运化，况与病相反之药，填塞胃中，即不药死亦必灌死，小儿尤甚。"为医者，当引以为戒。

有人统计《伤寒论》113方中，药味数在1～14味之间，平均每方药味4.18。其中1味药者有2方，2味药者有7方，3味药者有23方，4味药者有24方，5味药者有17方，6味药者有11方，7味药者有13方。可见《伤寒论》方剂组成在7味药以下（含7味）者，占总数的86%。《临证指南医案》全书3002张处方中，共用药 20021 次，平均每张处方 6.67 味药，6 味方最多，共 1209 张，占 40.27%；其次为 8 味方，共 560 张，占 18.65%；10 味及 10 味以上方不过 174 张，占 5.79%。可见张仲景、叶天士处方用药远远少于现代临床处方的药味，确有经方法度，可法可师。

胡老临证处方用药精炼，除丸散剂一般不超过 12 味。他不开大方重剂，常说用药如用兵，兵不在多而在精。方不在小，对证则灵；药不嫌少，中病则验。

（三）全蝎、蜈蚣相须为用

胡老门诊多发性抽动症病人较多，该病搐、搦、掣、颤、反、引、窜、视等多种抽动症状中医认为是肝风内动之象。故其治疗除了针对不同证候或养血调肝，或祛风化痰，或清心泻脾，或祛痰清热，或扶土抑木治其本外，多要配合全蝎、蜈蚣、蝉蜕、僵蚕等息风止痉之品治其标。一些家长见处方中有全蝎、蜈蚣 1，常常会问："这么毒的东西能吃吗？"这时胡老都会耐心讲解，以释疑团。

全蝎、蜈蚣药性相似，均入肝经，具有息风止痉、攻毒散结、通络止痛的功效，二者常常作为药对配伍使用，以收相须之效。全蝎和蜈蚣是中医治疗中风口眼歪斜、半身不遂、惊痫抽搐、破伤风、肺结核、淋巴结核、顽固性湿疹、肿瘤、疮疡肿毒等诸多疑难重症不可或缺的药。国医大师朱良春十分擅用虫类药，他认为全蝎为治风要药，治疗惊风、搐搦必不可少。张锡纯评价蜈蚣走窜之力最速，内而脏腑，外而经络，凡气血凝聚之处皆能开之。

全蝎、蜈蚣因有毒性，在作为中药使用的时候必须要经过炮制。观看过《本草中国》后你会看到炮制后的全蝎会呈现出"全身挺硬，脊背抽沟"的上佳品相，而曲行天下的蜈蚣则变成了难以想象的"正直"模样，两药经过加工炮制后毒性大减。

临床上全蝎、蜈蚣多配在复方中服用，粉剂较煎剂效果好，剂量方面胡老常根据患儿年龄大小、病情轻重、体质强弱之不同，全蝎用 1.5～10g，蜈蚣用 0.5～2 条。通常病重时足量，病轻时逐步减量至停服，只要掌握好用量和服用时间一般是安全的，查肝肾功能也都正常。总之，两药当用则用，不必畏惧；中病即止，不必尽剂。

（四）头汗多者不可不治

万全《幼科发挥·诸汗》云："汗者心之液也，唯头汗不必治。小儿纯阳之体，头者诸阳之会。心属火，头汗者，炎上之象也。故头汗者，乃清阳发越之象，不必治也。"此说不敢苟同，何也？首先万氏未言头汗之多少，其次未言体质强弱及有无其他兼症。如小儿体健无病，但头汗出，且非大汗，可视为清阳发越之象，不必治。若小儿动则汗出，或睡则汗出，满头大汗，而非喂奶过急，或剧烈运动，或天气炎热，或衣被过厚等原因引起，则属汗证，应予治疗。否则汗出过多，易致气阴两伤。诚如《景岳全书·小儿则·盗汗》所说："汗之根本，由于营气；汗之启闭，由于卫气。若小儿多汗者，终是卫虚，所以不固。汗出既多，未免营卫血气愈有所损，而衰羸之渐未必不由乎此，此所以不可不治也。"若头汗多，剂颈而还，热汗黏手，舌苔厚腻，证属湿热熏蒸者，三仁汤主之；若头汗多，胸背汗也多，且为冷汗，恶风易感冒，表虚不固者，玉屏风散主之；少气懒言，面白唇淡，肺脾气虚者，补中益气汤主之。

凡治汗证，湿热熏蒸者除外，无论自汗、盗汗，或不当汗而妄汗，或当汗而汗之太过，大汗不止，速宜补气敛汗，以免大汗亡阴亡阳。此时无论用独参汤，或生脉散，或参附汤，或补中益气汤，必用人参。偏阳气虚者用红参，偏气阴虚者用生晒参，且要酌情重用。西洋参、党参、太子参、南沙参补气功效较弱，大补元气，复脉固脱非人参莫属。所以张景岳曾说："汗之太多者，终属气分之虚。余于儿辈见汗之甚者，每以人参一钱许煎汤与服，当夜即止。"

（五）补气扶正话黄芪

黄芪在《神农本草经》中列为上品，谓其"味甘微温，主痈疽久败疮，排脓止痛，大风癞疾，五痔鼠瘘，补虚，小儿百疾。"此药是胡老临证最常用的补气药，常与人参相须为用。

人体五脏之中，肺乃娇脏，对稚阴稚阳之小儿而言，肺脏尤娇。如先天不足或病后失调，肺气虚者，往往自汗恶风，常易感冒，治用玉屏风散，重用黄芪益气固表，加龙骨、牡蛎、浮小麦等固涩止汗，标本同治；若表虚不固，外受风邪，水湿郁于肌表经络之间，致汗出恶风，小便不利，身重脉浮者，宜防己黄芪汤，重用黄芪补气固表，利水消肿，防己祛风行水，两者配伍祛风不伤表，固表不留邪，又能利水。

治疗气阴两虚的生脉散加黄芪名调元生脉散，胡老常用治肺气虚弱之咳喘气短，亦常重用黄芪治疗特发性肺含铁血黄素沉着症肺出血静止期患儿乏力、气喘、汗多、喜饮、舌红少苔者，在补气扶正的基础上酌加化瘀通络，生津止汗之品疗效显著；治疗脾胃气虚兼血虚者，胡老常用香砂异功散补益脾气，并合用当归补血汤时，重用黄芪补气生血；若系气血两虚，胡老则用圣愈汤，重用人参、黄芪补气生血；至若心脾两虚，气血不足之心悸失眠，体倦食少，便血紫癜，崩中漏下，舌淡脉弱者，又当用归脾汤，重用黄芪心脾同治，气血并补；至若虚劳里急，诸不足者，当用黄芪建中汤加当归温补气血，缓急止痛；"中气不足，溲便为之变"，治疗小儿遗尿、便秘，乃至脱肛、睑废、内脏下垂等中气下陷者，均可用补中益气汤重用人参、黄芪及升麻、柴胡，取效甚捷。

小儿惊风后遗症、痿证与成人中风属气虚血瘀，脉络瘀阻所致之肢体瘫痪，痿弱无力、半身不遂等症，常用补阳还五汤，重用黄芪补气生血，配伍当归、赤芍、川芎、桃仁、红花、地龙活血通络，随症加减，每获良效。

黄芪能补气托毒，排脓生肌，用治气血不足，疮毒内陷，脓成不溃，或溃久不敛，效果均佳，故有"疮家圣药"之美誉。若脓成不溃者，宜用《外科正宗》透脓散，重用生黄芪益气托毒排脓，当归、川芎养血活血，穿山甲、皂角刺消散通透，直达病所，软坚溃脓，诸药配伍，共建补托排脓之功。若治正气虚弱，无力托毒外出，溃久不敛者，仍当重用生黄芪，配伍补益气血之品。胡老治一臀痈患儿，精神萎靡，肌肤灼热，脓汁清稀，疮面淡白，久不生肌收口，用黄芪八珍汤托里排脓，化腐生肌，守方加减，服药10剂，其病即愈。

张元素《珍珠囊》云："黄芪甘温纯阳，其用有五：补诸虚不足，一也；益元气，二也；壮脾胃，三也；去肌热，四也；排脓止痛，活血生血，内托阴疽，为疮家圣药，五也。"诚为经验之谈。临床上，黄芪可生用，亦可炙用。通常益气补中，升阳固表，用炙黄芪；利水消肿，托疮生肌，用生黄芪，不可不辨。

（六）养生应从娃娃抓起

当前"养生"是一个热门话题，胡老认为养生不是成人的专利，养生关乎人一生，养生应从娃娃抓起。孙思邈《备急千金要方·少小婴孺方上》说："夫生民之道，莫不以养小为大。若无于小，卒不成大。"没有小儿的健康，就没有成人的健康。欲要小儿健康茁壮成长，首先要重视婚配、受孕、怀胎、分娩、哺育各环节，做到优生优育。

小儿生命来源于父母阴阳的结合，父母体质强壮，则子代也强壮；父母体质虚弱，则子代体质亦弱。小儿体质除与父母体质有关外，还与父母血缘远近、父母育子年龄及育子疏密、母体妊娠期养胎护胎以及疾病与用药情况等有关，所以把好"婚配关""生育关"，打好小儿体质的先天基础是很重要的。如果先天不足，后天通过饮食调理，锻炼身体，防治疾病等措施干预，多是可以改变的，这就是"后天补先天"之意。

由于小儿五脏六腑成而未全，全而未壮，寒暖不知自调，饮食不知自节，一旦护理不慎，喂养不当，外易为六淫所侵，内易为乳食所伤，所以小儿出生后养生的重点就是"治未病"。在预防外感六淫，内伤乳食方面，前人总结的一句话"四时欲得小儿安，常带三分饥与寒"确系经验之谈。脾胃为水谷之海、气血生化之源，乃后天之本，为医者应时刻注意保护胃气。胡老常告诫后学"若用寒凉，勿伤其阳；若用温热，勿伤其阴；若用补益，勿碍其邪；若用攻下，勿伤其正"，不让患儿既伤于病，又伤于药。

鉴于当今健康的标准不仅要求生理健康，还要心理健康和具备社会适应能力，这方面的教育、培养、锻炼是从幼儿园到小学、中学，甚至到大学都要抓的一项系统工程，只要全方位推进，小儿体魄就会强壮，身心就会健康，就会适应社会，这些不就是养生要达到的目的吗？

一言以蔽之，对于养生，胡老的观点就是养生关乎人一生，养生应从娃娃抓起，从"治未病"开始，达到全面健康的目的。

学术思想

川派中医药名家系列丛书

胡天成

　　胡老家学渊源，一脉相传，在 50 多年的医疗、教学、科研实践中继承并弘扬其父"外感宗仲景，杂病师景岳，儿科法钱乙，热病效吴塘""祛邪扶正，清补兼施，以和为贵，以平为期"等学术思想，孜孜不倦，勤求古训，融会新知，逐步形成了以下一些学术观点。

一、活幼当先识幼，论治必先识证

　　小儿生机蓬勃，发育迅速，犹如旭日之初升，草木之方萌，蒸蒸日上，欣欣向荣。但其脏腑娇嫩，形气未充。正如《小儿药证直诀》所云："五脏六腑，成而未全……全而未壮""脏腑柔弱，易虚易实，易寒易热。"小儿在生理、病理乃至病因、病证、诊法、辨证、治法、方药等方面都具有不同于成人的特点，因此，小儿不是成人的缩影。胡老强调活幼当先识幼，识幼必须在通晓内科、妇科基础上掌握小儿诸特点，并能因人、因时、因地、因病制宜，舍此，不可为小儿医。诚如吴鞠通所说："不精于方脉妇科，透彻生化之源者，断不能作儿科也。"纵观历代儿科大家名医，莫不是内妇儿兼修，只是侧重儿科而已。即使以内科闻名的张景岳，以温病闻名的叶天士、吴鞠通，也还在他们的名著《景岳全书》《临证指南医案》《温病条辨》中写下了"小儿则""幼科要略""解儿难"等光辉篇章。古有"宁治十男子，不治一妇人；宁治十妇人，不治一小儿"之说，谓诊治小儿病尤难。胡老认为在打好了内科、妇科的基础上，又掌握了小儿的种种特点，四诊细致，一丝不苟，明理识证，胸有成竹，诊治小儿病又何难之有？

　　小儿乃稚阴稚阳之体，阴阳均娇嫩不足。阴为物质基础，阳为功能活动，相对而言，阳常有余，阴常不足。阳常有余表现为小儿生机旺盛，多热证，发病急，易转化，如治疗得当，易趋康复。阴常不足表现为脏腑柔弱，成而未全，全而未壮，肌肤疏薄，易于感触；脾胃脆弱，易伤乳食；受病之后，阳热易亢，阴液易伤。基于小儿的这些生理病理特点，胡老强调治疗务必及时正确，用药务求审慎对证。而要正确施治，必先识证。识证即是辨证，辨证是论治的前提和依据。诚如华岫云所说："医道在乎识证、立法、用方，此为三大关键，一有草率，不堪为司命……然三者之中，识证尤为紧要。"识证就是要把证候搞清楚，证候包括病因、病理、病位、病性、病势等，掌握了证候，就抓住了疾病的本质。医不识证，则药不对证。所以《温病条辨·解儿难》云："小儿用药'稍呆则滞，稍重则伤，稍不对证，则莫知其乡，捕风捉影，转救转剧，转去转远。'"因辛热伤阴，苦寒伤阳，攻伐伤正，故治疗小儿疾病大辛大热、大苦大寒、有毒攻伐之品应慎用，即使是证而用是药，也应中病即止或衰其大半而止，以免损伤小儿生生之气。胡老谙熟阴阳之理，遵《内经》"谨察阴阳所在而调之，以平为期"之旨，无论寒者热之、热者寒之、虚者补之、实者泻之、热因寒用、寒因热用、塞因塞用、通因通用、标而本之、本而标之，处处顾及阴阳之平衡，"疏其气血，令其调达，而致和平"。胡老擅长清补，但清非一派寒凉，补非一派温热。谨守病机，或清中寓补，或补中寓清，清不伤正，补不碍邪，清补有度，以和为贵，以平为期。

二、脏腑辨证为纲，着眼气机升降

胡老师法钱仲阳、张元素、李东垣，临床上重视脏腑辨证。认为辨证方法虽然多种多样，但是无论八纲辨证、脏腑辨证、六经辨证、卫气营血辨证、三焦辨证、病因辨证、气血津液辨证、经络辨证，最终病位都要落实到脏腑。某种意义上讲，脏腑辨证是纲，其他辨证为目，抓着了脏腑辨证，则可纲举目张。

脏腑疾病有标本缓急之分，寒热虚实之别，升降浮沉之异，故胡老论治多从脏腑入手，审其寒热虚实，施以温凉补泻。钱乙创立的五脏补泻方剂，如心热，导赤散；心实，泻心汤。肝热，泻青丸；肝虚，地黄丸。脾热，泻黄散；脾虚，异功散、白术散；肺热，泻白散；肺虚，阿胶散。肾虚，地黄丸。胡老赞赏这些方剂"简捷实用，力专效宏"。他尊崇钱乙，学习钱乙，或循其理，或师其法，或用其方。如用泻心汤合导赤散治疗小儿心火亢盛之心烦多动，夜卧惊啼，口舌生疮，小便频数，淋漓涩痛，尿血；用泻青丸加减治疗肝经郁火，目赤肿痛，烦躁易怒，小儿急惊，热盛抽搐；用导赤散合凉惊丸加减以预防惊风复发；用导赤散合龙胆泻肝汤治疗心肝火旺之多动症；用泻黄散加减治疗脾胃积热，口臭口疮，龋齿流涎，抽动症，手足口病，过敏性紫癜；用异功散加藿香、砂仁治疗脾虚气滞，不饥不纳，口淡无味，食少腹胀之厌食；用白术散治疗脾胃气虚，吐泻频作，精液苦竭，烦渴，但欲饮水，囟门眼眶凹陷，睡卧露睛者；用加味泻白散治疗"肺含铁"肺热咳嗽，喘促，咯血者；用阿胶散合生脉散治疗小儿肺虚，气粗喘促，汗多喜饮者；用地黄丸加减治疗肝肾不足之五迟五软、痿证、惊风后遗症、脑瘫、抽动症、多动症等，古为今用，疗效甚佳。

小儿五脏六腑成而未全，全而未壮，肺脏尤娇，脾常不足，加之寒暖不知自调，饮食不知自节，一旦护理不慎，喂养不当，外易为六淫所侵，内易为乳食所伤，所以小儿五脏之病，肺脾最多，胡老临证十分重视肺脾气机升降。

肺主气，司呼吸，外合皮毛，开窍于鼻。肺体属金，畏火畏寒，喜润恶燥。肺气喜开宣肃降，恶闭郁上逆。无论邪从皮毛而入，还是口鼻而受，均先犯肺。由于邪客肌表，卫阳受遏，肺气郁闭，宣降失常，因此易患感冒、咳嗽、肺炎喘嗽、哮喘等肺系病证，治疗上着重宣发肃降，宣肃复常，咳喘自愈。

小儿乃"纯阳之体""阳常有余，阴常不足"。感受外邪易于化热化火，纵感风寒，大多为时短暂，迅即化热入里，所以小儿肺系病证中热证最多。又因小儿肺脏尤娇，脾常不足，感邪之后，肺失宣肃，气不化津，津凝为痰；脾失健运，水湿内停，湿聚为痰，上贮于肺，所以感冒、咳嗽、肺炎喘嗽、哮喘等肺系病证多夹痰，临证常配伍法半夏、陈皮、苍术、厚朴、茯苓等燥湿化痰；黄芩、瓜蒌皮、前胡、川贝母、胆南星、海浮石、竹沥等清热化痰，痰祛气降，咳喘自平。

肺朝百脉而主治节，辅佐心脏调节气血的运行。气为血帅，气行则血行，气滞则血瘀。若肺气失调，轻则血行不利，发为胸闷、胸痛，重则气血瘀滞，出现面青唇绀、爪甲青紫等症。胡老常在对证方中酌加瓜蒌皮、枳壳、桔梗、郁金、丹参、桃仁、红花等宽胸散结，升降气机，活血化瘀。

肺与大肠相表里，大肠司传导，赖肺气之下降而排泄通达，反之大肠积滞不通，亦能影响肺气之肃降。肺失宣降，传导阻滞而见排便不畅或便秘时，气滞者治当行气导滞，胡老常用四磨饮加减；气虚者治当益气通便，常用补中益气汤加减；肺热郁结，遗热大肠，腑气不通者，当宣肺清热以通便，常用麻杏石甘汤加减，肺热清则大便通；若因大肠实热，大便秘结不通而致肺气不降者，又当泻下通腑，常用大承气汤治之，大便通则肺气降。

脾与胃同居中焦，以膜相连，胃主受纳，脾主运化；脾气主升，胃气主降；

脾喜刚燥，胃喜柔润。脾胃为气血生化之源，后天之本。由于小儿"脾常不足"，运化力弱，乳食不知自节，若喂养不当或饮食自倍，必定损伤脾胃，导致纳运失调，升降失常，引发厌食、食积、呕吐、腹胀、腹痛、泄泻甚至疳积、虚羸等病，凡此种种，俱当调理脾胃。故胡老认为治脾宜温、宜燥、宜补、宜升；治胃宜清、宜润、宜通、宜降。补脾在于温补脾气，升发脾阳；益胃在于柔润养阴，通降和胃。调理脾胃当从纳运、升降、燥湿三方面入手，凡能使脾胃纳运相得，升降相因，燥湿相济的方法都属于调理范畴。"调理"的含义是多方面的，绝非单指补益而言。

钱乙所制调理脾胃，温中行气的益黄散，清热泻脾的泻黄散，消积导滞的消积丸，健脾行气的异功散，健脾升清的白术散，和胃降逆的藿香散等方中陈皮、藿香、砂仁、木香等品都是芳香化湿、行气助运之品，有利于气机升降，这些都是胡老常用方剂。《临证指南医案·脾胃》云："脾胃之病，虚实寒热，宜燥宜润，固当详辨，其于'升降'二字尤为紧要。盖脾气下陷固病，即使不陷，而但不健运，已病矣；胃气上逆固病，即不上逆，但不通降，亦病矣。"胡老赞此论为至理名言，并以此理论指导临床实践。当年他在宁南工作时，曾会诊一彝族胃阴亏虚，肝气犯胃，胃脘剧痛患者，舌深红无苔，舌面无津，治以养阴益胃，柔肝缓急之法，方用益胃汤合芍药甘草汤加减，仅服2剂，其痛即止。此即华岫云所说："所谓胃宜降则和者，非用辛开苦降，亦非苦寒下夺以损胃气，不过甘平或甘凉濡润以养胃阴，则津液来复，使之通降而已矣。"

在治疗脾胃病方面，胡老根据"脾宜升则健，胃宜降则和""太阴湿土，得阳始运；阳明燥土，得阴自安，以脾喜刚燥，胃喜柔润"之理论，结合其父经验，研制了健脾开胃的院内制剂。一个是治疗脾气虚弱，脾阳不运之健脾增食片，一个是治疗胃阴不足，阴虚胃热之益胃冲剂，两药一阴一阳，一柔一刚，相辅相成，相得益彰，简便验廉。用于治疗小儿厌食，老人消化不良等脾胃虚弱之症疗效确切，深受病儿家长及老年患者的好评。

三、辨证执简驭繁，类证类方治裁

中医治病有"同病异治，异病同治"之特点，肺、脾、心、肝、肾各系疾病在纵向上虽有差异，但在横向上却有相同或相似之处。胡老临证主张执简驭繁，根据病机类证类方治裁。

　　诊疗小儿常见的感冒、咳嗽、肺炎喘嗽、哮喘等病，胡老在"小儿常见肺系疾病外感类证辨治刍议"一文中总结了小儿肺系疾病"多热证，多实证，多气逆，多夹痰"等特点，并根据其病因多系外感六淫所致；病机多与肺失宣降，肺气上逆有关；证型多有相类似之处，对于相类似证型，多可采用相同治法，将上述病证中因外感所致的类似证型归纳为风热类证、湿热类证、痰热类证和燥热类证等四个外感类证。风热类证中以高热为主者，常用银翘散加减；以咳嗽发热为主者，轻证常用桑菊饮加减，重证常用麻杏石甘汤加减。湿热类证中，上焦湿热者，常用千金苇茎汤合上焦宣痹汤加减；中焦湿热者，常用三仁汤加减；下焦湿热者，常用黄芩滑石汤加减。痰热类证中，痰胜于热者，常用新制六安煎加减；热胜于痰者，常用清金化痰汤加减。燥热类证中，轻证常用桑菊饮加减；重证常用润肺饮加减。这些方剂在临床运用多年，疗效确切。其中由胡老主方治疗风热咳喘之加减麻杏石甘汤和治疗湿热咳喘之苇茎宣痹汤，在药剂科配合下，进行了剂改，研制成"清肺口服液"和"清热化湿口服液"。两个药在获得良好疗效的基础上，1987 年列入国家"七五"科技攻关"小儿高热及其伴发的惊风厥脱之系列研究"课题，名为"中药清肺口服液、清热化湿口服液辨证论治小儿肺系高热的临床研究"。1989 年 12 月通过省级鉴定，其成果先后获四川省中医管理局科技进步二等奖和国家中医药管理局科技进步三等奖。1998～1999 年两药先后开发为Ⅲ类新药。

四、当真医攻疑难，辨治衷中参西

　　明代著名医家张景岳有"时医""真医"之说。"时医治病，但知察标，不知察本。"又云："医不贵于能愈病，而贵于能愈难病；病不贵于能延医，而贵于能延真医……天下病，我能愈之，人亦能愈之，非难病也，……病之难也，斯非常医所能疗……必有非常之医，而后可疗非常之病。"何谓真医？必以"小大方圆全其才，仁圣工巧全其用，能会精神于相与之际，烛幽隐于玄冥之间者，斯足谓之真医。"胡老父亲在世时，经常教导他要传承胡氏儿科"厚德精术，弘道求真"

祖训，要当真医，不当时医。他牢记父亲教导，在临床上敢于攻坚克难，向一些疑难疾病发起挑战。比如"特发性肺含铁血黄素沉着症"（简称"肺含铁"），该病是一种少见的，病因不明，好发于儿童，以弥散性肺泡毛细血管反复出血，肺间质含铁血黄素沉着为显著特点的疾病。临床上主要表现为反复发作的咳嗽、咯血、气促和贫血、乏力。本病病程长，反复发作，可因肺部大出血或呼吸衰竭造成死亡。由于本病的病因及发病机制未明，因此缺乏特异性的治疗方法，目前西医主要采用激素和免疫抑制剂治疗。虽然多数能缓解症状，但是一旦减停激素，病情又易出现反复；长期的免疫抑制剂治疗又会降低机体的抵抗力，增加感染的机会，因此，长期服用激素或免疫抑制剂治疗终非良策。但是，时至今日中医药治疗肺含铁仍鲜有报道。

2006年胡老曾治愈四川仪陇县一许姓患儿的肺含铁病，其后患儿家长将他们四处求医问药、前后诊治过程和感想写成了一篇文章，名为"四年之痛"，发到网络上。一些肺含铁患儿家长看到后纷纷前来成都请胡老治疗，这也促使他下决心挑战这一世界医学难题。他根据本病临床表现，认为属于中医"咳嗽""喘证""咳血"和"虚劳"范畴。他参考西医病理和分期，辨病辨证相结合，以中药为主治疗，取得了较好的疗效。通过临床观察，胡老率先提出该病以"肺脾肾虚为本，湿热痰瘀为标；病性本虚标实，虚实夹杂"的观点，归纳了急性期与缓解期虚实7个证型，制定了相应的治疗方案。2010年以来，已接诊来自国内外的100多名患儿，目前正就本病治疗方证效应、减停激素时机、控制复发、预防肺纤维化等问题进行深入的临床研究。

胡老认为凡是西医缺乏特异性治疗手段的疾病，一般而言，多是疑难病，这正是中医药介入的机会。临床上除重点研究"肺含铁"外，他对小儿多发性抽动症、注意缺陷—多动障碍、自闭症、过敏性紫癜等病采取衷中参西，辨病辨证治疗，均取得良好疗效。

学术传承

川派中医药名家系列丛书

胡天成

三苏故里"胡氏儿科"薪火相传，历经五代，跨越 150 余年。第四代传人胡天成承前启后，继往开来，身体力行，弘扬家学。

其学术经验除通过家系传承外，还通过全国名老中医药专家传承工作室、师带徒和培养研究生等途径，采用门诊带习、疑难会诊、专题讲座、参加学术会议和科研活动等方式传道、授业、解惑，使弟子开阔眼界，拓展思维，继承创新，发扬光大。

1. 胡波、周江

胡波是胡老长子，周江是次子，均为医学博士，系胡氏儿科第五代传人。继承家学而不囿于家学，虚心求学，不名一师，博采众长。胡波业医曾先后跟名师董玉诚、廖品东教授学习推拿，继后又随宋兴教授学习各家学说；同时，作为全国名中医张发荣教授的学术经验继承人，较全面地继承了张老治疗内科疾病的学术观点和临证经验，现任四川省中医药学会儿科专业委员会常务委员、四川省中医药信息学会常务理事。周江亦曾跟随全国名中医、急症专家陈绍宏教授和张晓云教授学习中西医结合急症知识与急救技能，此后作为全国老中医药专家胡天成学术经验继承人学习儿科，现任四川省中医管理局学术和技术带头人后备人选、四川中医药学会学术流派传承专业委员会副主任委员、四川省中医药学会儿科专业委员会委员。通过名师大家的培养教育，他们扎根临床，注重实践，现已有较扎实的理论基础和较丰富的临证经验，能运用家传和名师经验，独当一面，从事内科儿科临床医疗工作。他们协助胡老整理出版了专著《胡天成儿科临证心悟》《川派中医药名家系列丛书·胡伯安》；总结胡老学术经验，在国内外医学期刊公开发表了胡老治疗特发性肺含铁血黄素沉着症、小儿多发性抽动症、儿童注意缺陷—多动障碍、过敏性紫癜、厌食等临证遣方用药经验，以及对儿童新型冠状病毒感染的认识和防治方药等学术论文进行交流推广。在胡老的带领下，他们发扬挑战疑难疾病，勇攀学术高峰精神，除主攻肺脾相关疾病外，重点病种是肺含铁血黄素沉着症、抽动症、多动症、自闭症、发育迟缓等疑难重症，争取能有更多突破。

2. 胡天成全国名老中医药专家学术经验传承工作室

该工作室由胡老与工作室负责人常克主任和孙香娟、周江、胡波、杨昆、黎欣、王海俊、郭军军、陈佳、张丰华等人组成。工作室重点研究总结胡老擅治的小儿抽动症、多动症、特发性肺含铁血黄素沉着症、过敏性紫癜等4种疑难病的学术观点和诊疗经验，已发表相关论文11篇，撰写专著1本。接受外单位进修人员、港澳台学员、外国留学生，培育众多弟子，皆学有所成，活跃于海内外。举办国家级、省级中医药继续教育项目3次，会上胡老均做了主旨演讲，传承弘扬经典，分享临证经验，启迪莘莘学子。

3. 师带徒

孙香娟，全国名老中医药专家胡天成学术经验继承人，中医儿科博士，副主任医师，硕士研究生导师，四川省医学会儿科专业委员会肾脏病专业学组委员、四川省中医药学会中医儿科专业委员会肾病紫癜专业组组长和抽动多动亚专业组委员、成都市中医药学会儿科专业委员会委员。主持国家自然科学基金课题"基于内质网应激——未折叠蛋白质应答途径探讨宣肺醒脑法促进遗尿模型膀胱样Caja1细胞凋亡的作用机制"，省级课题"越婢汤诱导原发性遗尿膀胱不稳定模型中膀胱ICC样细胞凋亡的研究""学龄期儿童多发性抽动症的中医诊疗方案研究"，发表"胡天成教授治疗小儿抽动症的经验""胡天成教授解脾困，调肝木治疗小儿抽动症探讨""胡天成驱虫药治疗抽动症"等论文。

加永桑丁，他是胡老1982～1984年援藏期间，应昌都地区卫生局要求，为留下一支不走的医疗队，在昌都地区人民医院培养的藏族弟子。他具有一定的中医药基础，通过两年跟师门诊，结合小讲座，个别辅导，言传身教，其理论水平和动手能力都有了很大提高，能运用胡老传授的知识，用中医药手段较熟练诊治常见病，取得很好疗效，受到患者好评，其后升任该院中医科主任，直至退休。

康海鹏，四川省汉源县九襄镇满堰卫生室执业医师，是胡老培养的最基层工作的弟子。他扎根临床，勤学好问，善于思考，把胡老治疗儿科常见肺脾疾病的方法与诊治疑难杂症的思路运用于临床，取得了满意的疗效。他将学习运用胡老学术经验的心得体会撰写了"小儿发热的辨证论治体会""浅议止泻1号在儿科临床的应用""浅议疏风清热饮的运用""儿童消化功能紊乱症的中医辨证论治"等文，参加省中医儿科学术研讨会交流。现在他在当地已是一名小有名气的中医师。

陈尧华、刘利琼，资阳市中医院儿科主任医师、副主任医师。培养她们是四川省中医药管理局与资阳市人民政府"局市合作"师承工作带教任务，为期3年。胡老孜孜不倦，循循善诱，传道授业解惑，使她们理论水平和临床技能都有了提高，她们运用胡老经验治疗湿热咳嗽、痰热咳嗽、伤食腹泻、脾虚厌食、抽动多动、相火妄动等相应病证，疗效显著，还参加了论证胡老经验的省局科研课题"学龄期儿童多发性抽动症的中医诊疗方案研究"。

4. 研究生

胡老先后指导培养了硕博士研究生60多名，其中多数已成为学科带头人或业务骨干，在各自岗位上继续传承弘扬胡氏儿科。

吴力群博士、教授，博士研究生导师，现北京中医药大学附属东方医院儿科主任，儿科教研室主任。现任国家中医药管理局中医师认证中心命审题专家、国家药品监督管理局药品审评中心第一批外聘专家、中华中医药学会儿科分会副主任委员、全国中医药高等教育学会儿科研究会常务理事。她不仅将胡老用养血息风法，"从血论治"多发性抽动症的经验运用于临床，而且还立题从基础进行研究，在完成校级课题"养血息风法对慢性抽动障碍多巴胺相关基因表达影响的研究"后，"养血息风法对慢性抽动障碍突触可塑性及递质影响的研究"又立项北京市自然科学基金课题，旨在探讨抽动障碍的病因和发病机制，以及养血息风汤治疗抽动障碍的作用机理，使胡老"从血论治"多发性抽动症的学术经验得以传承发扬。

敖素华博士，教授，硕士研究生导师，是胡老培养的硕博连读学生。现任西南医科大学附属中医院大内科副主任、肺病科主任。第四批全国中医基础优秀人才、第九批四川省学术和技术带头人后备人选、中华中医药学会肺系病分会委员、四川省中西医结合学会呼吸病专业委员会第四届委员会常务委员。她对胡老"肺脾相关疾病的研究"颇有心得，擅长中西医结合防治慢性阻塞性肺疾病、支气管哮喘。负责或主研多项科研课题，临床运用导师经验多有感悟，发表了胡老治疗小儿湿热咳嗽、喉源性咳嗽、哮喘、多动症经验等多篇论文。

徐正莉博士，主任医师。现任南方医科大学中西医结合医院儿科主任。广东省卫生系列高级职称评审委员会专家、广东省中医师承指导中心委员会副主任委员、全国中医药高等教育学会儿科教育研究会常务理事、广东省中医药学会儿科分会常务委员。承担了多项科研课题，总结发表了胡老治疗小儿咳嗽、厌食症及运用黄连导赤散、黄芩滑石汤和"从血论治"小儿多发性抽动症经验。推广导师苇茎宣痹汤治疗湿热咳嗽、润肺饮治疗燥热咳嗽经验用治慢性阻塞性肺疾病取得成效，发表了"苇茎宣痹汤治疗慢性阻塞性肺疾病急性期40例"和"润燥清热祛瘀法在慢性阻塞性肺疾病的运用"等论文。

博士研究生韦衮政、石岫岩、崀冰等根据胡老治疗咳嗽、肺炎、哮喘的经验，用于成人呼吸道疾病均取得了满意疗效，发表了"新制六安煎治疗COPD急性发作期临床研究""新制六安煎方联合舒利迭治疗咳嗽变异性哮喘60例""中西药联用治疗社区获得性肺炎30例临床观察""苇茎宣痹汤治疗慢性阻塞性肺疾病急性期临床研究""新制六安煎对慢性肺源性心脏病患者血液流变学及肺动脉压的影响"等论文，弘扬了导师经验。

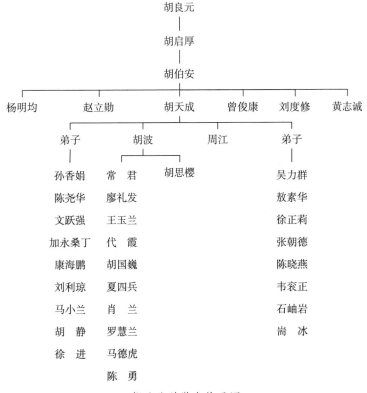

胡氏儿科学术传承图

论著提要

川派中医药名家系列丛书

胡天成

一、论文简介

胡老从事医疗、教学、科研、管理工作之余，先后发表论文 30 多篇，现选择不同时期的论文作一简要介绍，管窥其学术经验。

1. 温补脾肾法治疗小儿"肠菌群失调"腹泻的初步观察（1979 年）

这是胡老早期在病房工作期间撰写的论文，1979 年 2 月发表在《成都中医学院学报》第 1 期。

该文指出"腹泻是婴幼儿时期常见的消化功能紊乱症状，部分患儿由于滥用抗生素或过服苦寒清热中药，加之体质衰弱，营养不良，往往导致'肠菌群失调'。有人统计，其发生率为成人的 3 ～ 10 倍。临床表现常为急性或慢性腹泻，多伴不同程度的水和电解质紊乱。"既往单纯使用中药治疗者鲜有报道，近年来我科采用温补脾肾的桂附理中汤加减治疗本病患儿 8 例效果较好。

（1）诊断依据：有长期使用广谱抗生素或短期内使用多种抗生素或过服苦寒清热中药，或营养不良、全身衰弱等发病诱因；大便呈水样或稀糊状，多泡沫，带黏液，一日三四次，十余次或数十次等临床症状；大便涂片镜检正常，菌群比例失常，或分离培养证明有过剩菌显著繁殖；消除过剩菌和扶持正常菌群的治疗后，腹泻及其他消化不良症状随之缓解。

（2）治疗方法：按婴幼儿腹泻治疗常规，禁食，补液，迅速纠正水和电解质紊乱，停用抗生素，单服中药煎剂。

基本处方：

党参 9 ～ 15g　　　　　白术 6 ～ 9g　　　炮姜 4.5 ～ 6g　　　炙甘草 3g
肉桂 1.5 ～ 8g　　　　　附片 4.5 ～ 9g（先煎）

以上为 6 月～ 2 岁患儿剂量，一日一剂。

常规加减如下：①吐泻日久，气阴俱虚，有汗出不止，口渴喜饮，呼吸气粗或汗出如珠，畏寒肢冷，呼吸微弱等亡阴亡阳之征象者，以红参（或白晒参）3 ～ 9g 易党参；②大便滑脱不禁，喷射而出，水多粪少者，加赤石脂 9 ～ 15g（布包煎）、罂粟壳 1 ～ 3g，酌加石榴皮 6 ～ 9g，或煨诃子 3 ～ 9g；③腹泻不爽，便时努责，腹痛哭闹，且大便中黏液较多者，加广木香 1.5 ～ 4.5g、黄连 1 ～ 1.5g；④吐泻伤阴，唇舌红，舌干少苔者，加乌梅 6 ～ 15g，木瓜 4.5 ～ 9g；⑤吐泻不止，囟门眼眶下陷，睡卧露睛，时作惊惕，欲成慢惊者，加云苓 6g，葛根 9g，广藿香 6g，广木香 3g。

（3）治疗效果：8 例患儿（共中急性腹泻 5 例，迁延性腹泻 1 例，慢性腹泻 2 例）全部治愈。其中服中药 4 剂、6 剂、8 剂治愈者各 2 例；12 剂治愈者 1 例；15 剂治愈者 1 例。

该文指出：从本组病例来看，“肠菌群失调”患儿之临床表现多为腹泻稀水、澄澈清冷、滑脱不禁、四肢不温等，均为中焦虚寒，肾阳虚衰之象，故治当温补脾肾，补火生土。张景岳云：“凡通体之温者，阳气也，一生之活者，阳气也。”阳气在生理情况下，是生命的动力，在病理情况下，又是机体抗病的主力。人身之阳气，根舍于肾，故温阳首在温补肾阳。桂附理中汤，系理中汤加肉桂、附片而成，理中汤重在温中散寒—补土，附片、肉桂重在温补肾阳—补火。诸药配伍，相得益彰，有振奋脾肾阳气，增强机体活力的功效，实为扶正以祛邪的治法。

温补脾肾法治疗小儿“肠菌群失调”腹泻的理论和治法方药对提高临床疗效具有一定指导意义。我院儿科以此次观察为起点，至今门诊病房沿用此法，以此方为基础用治小儿病毒性肠炎（俗称“秋季腹泻”），都取得了满意疗效。

2. 抽动秽语综合征辨证论治探讨（2009 年）

本文 2009 年 2 月发表于《中国中西医结合儿科学》第 1 卷第 1 期。

该文根据《内经》“风胜则动”“风为阳邪，其性善行而数变”等论述，将本病患儿挤眉、眨眼、皱鼻、张口、噘嘴、点头、摇头、伸颈、扭脖、耸肩、挺胸、扭腰、鼓腹、甩手、举臂、跺脚、跷脚与喉间发声等症概为“风”象。遵循“治风先治血，血行风自灭”理论，主张“从血论治”，应用四物汤合止痉散养血和血，息风止痉，随症加减，取得较好疗效。

（1）基本药物：熟地黄（有虚热者则用生地黄）、当归、白芍、川芎、全蝎、蜈蚣。

（2）随症加减：以挤眉、眨眼、皱鼻、张口、噘嘴等面部抽动为主者酌加菊花、蝉蜕、刺蒺藜、防风、苍耳子；以摇头、伸颈、扭脖、耸肩等头颈部抽动为主者，酌加天麻、钩藤、葛根；以挺胸、扭腰、鼓腹等躯干腹部抽动为主者，酌加枳壳、桔梗、白芍、甘草；以甩手、举臂、跺脚、跷脚等四肢抽动为主者酌加桑枝、木瓜、伸筋草。兼烦躁易怒者，酌加黄连或牡丹皮、栀子；虚烦不眠者，加炒酸枣仁、茯苓、知母；睡眠多梦者，加龙骨、牡蛎、首乌藤；喜怒无常，时哭时笑者加甘草、小麦、大枣；兼秽语者加石菖蒲、郁金。

（3）主要观点：①病位在肝，因肝藏血，主筋，肝血不足，血不养筋，则筋脉拘急、痉挛，故有搐、搦、掣、颤、反、引、窜、视等多种抽动症状。可见抽动秽语综合征乃血虚生风，肝风内动，故遵先贤"治风先治血，血行风自灭"理论，选用四物汤养血调肝以"治血"，肝血充足，筋脉得养，则风自息灭。鉴于"血虚生风"乃本虚标实之证，除用四物汤养血调肝治其本外，还配伍全蝎、蜈蚣息风止痉治其标，可收标本同治之效。②全蝎、蜈蚣两药息风止痉必不可少。③"外风宜祛，内风宜息"，抽动秽语综合征虽系"肝风内动"，属"内风"，但也有"外风"引动"内风"者。临床上常见抽动秽语综合征患儿每因感冒导致抽动症状反复或加重，因此胡老特别强调治疗过程中应注意预防感冒。

3. 特发性肺含铁血黄素沉着症辨病辨证论治探讨（2013年）

本文翻译为英文于2013年10月发表于英国《The Journal of Chinese Medicine》杂志。

该文指出：特发性肺含铁血黄素沉着症（简称肺含铁）是一种少见的以肺泡毛细血管反复出血，肺间质含铁血黄素沉着为显著特点的疾病，主要发生于儿童，其病因及发病机制未明，缺乏特异性的治疗方法。根据本病临床表现属于中医"咳喘""血证（咯血、鼻衄、尿血）""虚劳"范畴。目前中医药治疗肺含铁少有报道。胡老辨病辨证结合，以中药为主治疗了20例肺含铁患儿，取得了较好疗效。本文就临床初步观察结果，探讨了肺含铁辨病辨证论治有关问题。

（1）治疗方法：针对肺含铁急性期多实证，常见湿热郁肺、肺脾湿热、肺胃郁热、膀胱湿热等型；缓解期多虚证，常见肺脾两虚、气血两虚等证型辨证论治。总的治疗原则是急则治标，缓则治本，扶正祛邪。在治疗过程中，随着病情好转逐步减少激素用量，乃至停服，改为单纯中药治疗。

湿热郁肺证，治以化湿清热，化瘀止血，方用苇茎宣痹汤加减；肺脾湿热证，治以利湿清热，辛开芳化，湿甚于热者，方用三仁汤加减，热甚于湿者，方用泻黄散加减；肺胃郁热证，治以清热泻火，凉血止血，方用玉女煎加减；膀胱湿热证，治以利湿清热，化瘀止血，方用黄芩滑石汤加减；肺脾两虚证，治以补气健脾，固表敛汗，行气化瘀，偏于肺气虚者，方用加味玉屏风散，偏于脾胃虚者，方用香砂异功散合当归补血汤加减；气血两虚证，治以气血双补，佐以清热化瘀，方用加味圣愈汤。

（2）结果：临床治愈1例，经中药治疗2年3个月停服激素，至3年4个月停服中药，随访3年未复发；显效12例，经中药治疗2～8个月先后停服激素，单纯中药治疗；有效4例，经中药治疗2个月后服用激素量均已逐步减少；无效3例，经中药治疗病情好转，激素减量或停服激素2月后因感冒病情反复，又恢复激素治疗，或改服他药。

（3）主要观点：胡老认为本病病位在肺，与脾、肾密切相关，亦可累及膀胱。主要病变脏腑急性期在肺、脾、胃、膀胱，缓解期在脾、胃、肾。肺含铁以肺脾肾虚为本，湿热痰瘀为标，病性本虚标实，虚实夹杂。急性肺出血期与慢性反复发作期多实；肺出血静止期、慢性迁延后遗期多虚。实证多系湿热痰瘀为患，虚证多因气血两虚使然。

肺含铁的特点是肺泡毛细血管反复出血，血红蛋白转化为含铁血黄素，含铁血黄素乃离经之血，即是瘀血，后期肺纤维化亦因血瘀气滞，肺络痹阻所致。故治疗过程中，无论实证、虚证，均应酌情加入丹参、郁金、桃仁、红花、三七等化瘀生新。活血化瘀应贯穿于本病始终。由于瘀久化热，故在服用补气补血药中尚需酌情配伍黄芩、桑白皮、栀子等以清热凉血宁血。在治疗过程中一定要预防感冒，同时避免剧烈运动，以免病情反复不愈。

二、著作简介

胡天成儿科临证心悟（2011年）

《胡天成儿科临证心悟》是胡老临证数十载厚积薄发力作。2011年11月由北京人民军医出版社出版发行。该书介绍了39种儿科常见疾病的基础知识，重点介绍了各种疾病的中医辨证要点和治法方药及临床心得感悟。由于本书内容精炼，阐述简明，切合临床，实用性强，在读者中反响很好，2017 年 3 月已由河南科学技术出版社再版发行。纵观本书，具有如下特色：

1. 理论系统，析微阐奥

胡老力行脏腑辨证，故本书按五脏论治，分别论述肺系、脾系、心肝系、肾系常见疾病，每系先列辨治要点，说明该系生理病理特点及常见病证内在联系。如肺系疾病辨治云：肺居膈上，清虚而处高位，为五脏之华盖。肺主气，司呼吸，外合皮毛，开窍于鼻。肺体属金，畏火恶寒，喜润恶燥；肺气喜开宣肃降，恶闭郁上逆。小儿脏腑娇嫩，形气未充，肌肤疏薄，卫表不固，寒暖不知自调，常需父母呵护。一旦护理调摄不慎，则易感"六淫"之邪而发病。肺为娇脏，不耐寒热，易被邪侵。无论邪从皮毛而入，还是从口鼻而受，均先犯肺。由于邪客肌表，卫阳受遏，肺气郁闭，宣降失常，因此易患感冒、咳嗽、肺炎喘嗽、哮喘等肺系病证。

小儿乃"纯阳之体""阳常有余，阴常不足"，感受外邪易于化热化火，外感风寒，大多为时短暂，迅即化热入里，所以小儿肺系病证中热证最多。又因小儿五脏六腑，成而未全，全而未壮，肺脏尤娇，脾常不足，感邪之后，肺失宣肃，气不化津，津凝为痰；脾失健运，水湿内停，湿聚为痰，上贮于肺，所以感冒、咳嗽、肺炎喘嗽、哮喘等肺系病症多夹痰。

肺主宣发，既将津液和水谷精微宣发至全身，又司腠理之开合，调节汗液的排泄。若肺气虚弱，卫外不固，腠理不密，则可出现自汗恶风、易于感冒等症，这也是反复呼吸道感染的主要原因。

肺朝百脉而主治节，辅佐心脏调节气血的运行。气为血之帅，气行则血行，气滞则血瘀。"人之一身，皆气血之所循行，气非血不和，血非气不运"（《医学真传》）。若肺气失调，轻则血行不利，发为胸闷、胸痛，重则气血瘀滞，出现面青唇绀、爪甲青紫等症。

肺与大肠互为表里，大肠司传导，赖肺气之下降而排泄通达，反之大肠积滞不通，亦能影响肺之肃降。故肺失宣降，传导阻滞而见排便不畅或便秘时，气滞者治当行气导滞；气虚者，治当益气通便。若因大肠实热，大便秘结不通而致肺气不降者，又当泻下通腑，以复肺气肃降之常。

肺开窍于鼻，在液为涕。鼻与喉相通而联于肺，鼻和喉是呼吸的门户。所以外邪袭肺，多从鼻喉而入，肺的病变，也多见鼻塞、流涕、喷嚏、喉痒、音哑、失音等鼻喉症状或鼻渊、鼻鼽、鼻衄、乳蛾等鼻喉病证。临证时医者应注意诊察鼻喉局部病变，结合全身症状，辨明寒热虚实，分别论治。

小儿肺系病证外感多，内伤少；实证多，虚证少。故治疗以祛邪为主，同时配伍开宣肺气或降泄肺气的药物。若肺气虚或肺气不敛，则宜补肺、敛肺，扶正为要。

又如脾系疾病，脾胃同处中焦，互为表里。胃与肠相通，小肠上通幽门与胃相接，下出阑门与大肠相连，大肠下端通过肛门与外界相通。口腔、食道、脾胃、小肠、大肠、肛门病变概属于脾系疾病。

胃主受纳与腐熟水谷，胃主通降，以降为和；脾主运化水谷和运化水湿，脾主升清，以升为健。脾为阴土，喜燥恶湿，得阳则运；胃为阳土，喜润恶燥，得阴则和。脾升胃降，燥湿相济，共同完成水谷的消化吸收与输布，化气化血，和调五脏，洒陈六腑，以奉生身。故称脾胃为后天之本，气血生化之源。

小儿胃肠狭小，脾常不足，乳食不知自节，若喂养不当，乳食无度，饥饱失常，冷热不和均可损伤脾胃，导致升降失常。胃失通降，乳食停聚，积久不化，气滞不行，则成积滞。若胃气上逆则可出现恶心、呕吐、呃逆。脾失健运可发生腹胀、便溏、食欲不振，以至倦怠、消瘦、四肢不温等病变。脾不升清，水谷不能运化，气血生化乏源，可出现神疲乏力、眩晕、腹胀、泄泻等症。若脾气下陷，尚可见久泻脱肛之症。若积滞不消，迁延不愈，日久可成疳证。

小肠主泌别，大肠主传导。其生理特点是：泻而不藏，动而不静，降而不升，实而不能满，以通降下行为顺。在病理情况下，传导失常既可出现泄泻，又可出现便秘。腑气不通，腹满疼痛，甚则呕哕。便秘患儿，排便努责难出，极易翻肛。肺与大肠相表里，一些大便病变与肺失宣降和肺脾气虚、中气不足亦有关系。

脾开窍于口，脾之液为涎。若小儿脾胃积热，往往发生口疮、滞颐等病。

总之，脾系功能涉及脾胃受纳运化、升清降浊、小肠泌别和大肠传导。病变涉及纳运失司，升降失调，传导失常。病位在里，病情寒热虚实兼而有之。一般而言，初病多实，久病多虚，或虚实夹杂。"实则阳明，虚则太阴"，脾病多虚多寒，胃病多热多实，临床上应根据病因病性之不同，分别采用温清补泻法，核心是恢复脾胃升清降浊功能。

在概述了各系疾病辨治要点后，即对各系常见疾病就病名、病因、病机、病位、病性、病势、治则、治法等，各有侧重，做一简介后着重介绍辨证论治，每个证型分"辨证要点"与"治法方药"两项论述。根据小儿特点和临证所见，不是一证一方，而是根据病情之轻重，或病程之分期，或邪气之偏重，列出成方或创制的新方。如风寒感冒，学龄儿童以恶寒发热无汗，头痛，肢体酸痛为主者，方用荆防败毒散；婴幼儿以鼻塞、喷嚏、流清涕为主者，则用自制的荆防解表汤（荆芥、防风、紫苏叶、白芷、桔梗、葛根、苍耳子）。又如风热乳蛾仅见咽喉红肿疼痛，未化脓者，用银翘马勃散加减；若单侧或双侧喉核化脓溃烂者，则用银翘马勃散合五味消毒饮、黄连解毒汤加减，或用仙方活命饮治之。痰热咳嗽按痰甚于热和热甚于痰论治，前者用新制六安煎，后者用清金化痰汤。肺炎喘嗽按常证与变证论治，哮喘按发作期治疗和缓解期治疗，急惊风分"惊风先兆治疗""惊风已发治疗""预防惊风复发治疗"和"惊风后遗症治疗"等等，紧密联系实际，文风朴实，理论系统，理法方药环环相扣。

师古不泥，分析入微，阐述中有个人的观点和看法，无人云亦云之嫌，有古为今用之妙。如论治咳嗽，指出："咳嗽病位在肺，肺为清虚之脏，主宣发肃降。故治法上宜宣宜降，祛邪为要；忌收忌敛，补不宜早。大凡咳嗽剧烈，连声不止者，必是气逆上呛，痰稠难出，遣药时每多配伍葶苈子泻肺降逆，海浮石清热化痰，二者有相辅相成，相得益彰之妙，是胡老习用之对药。咳嗽皆因痰作祟，所谓干咳无痰者，非真无痰，乃肺燥乏津，金失濡润，痰少黏滞之故。治当清润化痰，燥金得润，痰变稀薄，咳之即出，咳自缓解。"

论治伤食泻，他说："伤食呕吐用保和丸，方证吻合，疗效肯定，无可厚非，但多种教材以保和丸作伤食泻代表方则欠妥，余认为代表方应是楂曲胃苓汤。因为泄泻除消食导滞外，尚需和中分利，保和丸不具备这一功效，代表方是楂曲胃苓汤。"

论治汗证，他认为万全《幼科发挥》中"汗者心之液也，唯头汗不必治"之说不可拘泥。第一万氏未言头汗之多少，其次未言有无其他兼夹症。如小儿体健无病，唯头汗出，且非大汗，可视为"清阳发越之象，不必治"。若小儿动则汗出或睡则汗出，满头大汗而非喂奶过急，剧烈运动或天气炎热，衣被过厚等原因引起，则属汗证，应予治疗。并引张景岳所说："汗之根本由于营气，汗之启闭由于卫气。若小儿多汗者，终是卫虚所以不固。汗出既多，未免营卫血气愈有所损，而衰羸之渐未必不由乎此，此所以不可不治也"佐证之。

论治急性肾小球肾炎急性期风水相搏证，胡老喜用麻黄连翘赤小豆汤加减，认为此方"开鬼门，洁净府"，疗效甚佳。针对儿科教材和一些参考书均谓服用本方时，"高血压者去麻黄"，他认为大可不必。虽然麻黄辛温发散有"升压"作用，但是并非大量单服，而是配入麻黄连翘赤小豆汤、越婢汤、麻杏石甘汤等复方中，使用剂量有限，一般多配伍有桑白皮、石膏等清热药，可制约其"升压"，且临床观察也未见服上述复方后血压升高者，所以麻黄不能去，开宣肺气必须用，只是注意用量与配伍即可。

2. 案例丰富，点按明晰

该书39个儿科常见病证，在辨证提要、治法方药之后附病案举例64个，另列杂病验案18个，共计82个案例。这些病案都是胡老在病房和门诊亲手诊治的记录，内容丰富，点按明晰，深入浅出，耐人寻味。

如治王某脾胃阴虚厌食案，按语：本案患儿平时喜吃香辣燥热食物，脾胃素有积热，热伤胃阴，胃阴不足故食少饮多。加之感冒高热，耗气伤津，胃阴更虚，胃阴虚则不饥不纳，故更不思食，只喜喝酸奶和甜酸饮料；阴津不足，肠道失濡，故大便干燥，二三日一次；胃络上通于心，脾胃积热，上扰于心，故烦躁易怒；舌红少津，苔薄黄花剥均是阴虚内热之象。尊先贤"胃阴虚不饥不纳用清补"之训，本方以北沙参、麦冬、天花粉、生地黄、石斛、乌梅养阴清热，益胃生津；怀山药、鸡内金、槟榔健脾助运，消导通便；黄连清心除烦，诸药配伍，胃阴复，脾运健，内热清，纳运正常，其病遂愈。

又如桂枝加葛根汤治愈斜颈案，按语：《伤寒论》云："太阳之为病，脉浮，头项强痛而恶寒"。此案为一典型之太阳病。时值初冬，失足落水，外感风寒之邪，病儿腠理不密，藩篱不固，风寒乘虚而入。太阳主一身之表，统摄营卫，风寒邪气侵袭人体，太阳首当其冲。邪伤太阳，随经入于经输，经气不利，所以头项强痛；卫阳郁遏，不得宣散，故恶风寒。此案患儿颈项偏斜，乃项强之甚；暮夜喜投母怀即恶风之征；风性疏泄，卫外不固，营阴不能内守则汗出。观其主要脉症，显系太阳中风，经输不利之证。《伤寒论》云："太阳病，项背强几几，反汗出恶风者，桂枝加葛根汤主之"。故投是方以桂枝汤解肌祛风，调和营卫；重用葛根解肌散经输之邪而治项强疼痛；又因口干喜饮，加天花粉生津止渴而收效。另须指出桂枝加葛根汤证与葛根汤证相似，但桂枝加葛根汤证是有汗而经输不利，葛根汤证是无汗而经输不利，两方证仅以"有汗""无汗"为辨，临床应注意鉴别。

再如黄芩滑石汤治愈长期高热案，按语：本案患儿反复发热2月余，虽然体温往往超过42℃，但患儿一般情况尚好，多项检查未见异常。分析其高热时头昏，乃湿热交蒸，上扰清空之故；皮肤不发烫，乃身热不扬之征；小便黄，偶尿床乃湿热下注膀胱之症；口不渴，舌苔白黄腻为湿热内蕴之象。由于湿为阴邪，重浊腻滞，与热相合，蕴蒸不化，胶着难解，故虽汗出热退，但继后复又发热，持续2月余不愈。正与《温病条辨·中焦》黄芩滑石汤证"汗出热解，继而复热"吻合，此时"发表攻里，两不可施"，"徒清热则湿不退，徒祛湿则热愈炽"，唯有清热利湿，双管齐下，故用黄芩滑石汤治之。本方黄芩苦寒，清热燥湿；滑石甘淡，性寒而滑，利湿清热；白豆蔻芳香化浊；茯苓、猪苓、通草淡渗利湿；大腹皮行气导滞，宣肺利水，共奏清热利湿，化浊行气之功效。胡老以土茯苓易茯苓者，不仅利湿，且有解毒之功；加入石菖蒲、郁金，意在化湿和胃，清心开窍。诸药合用，湿热分消，其病遂愈。

3. 选方实用，可法可师

胡老临证无派别之偏，亦无门户之见。经方时方，兼采并用，总以辨证为前提，适宜经方则用经方（如治肺热咳嗽、肺炎、哮喘、遗尿、大便干结失禁均用麻杏石甘汤；治疗太阳中风，经输不利之偏颈，用桂枝加葛根汤；治疗急性肾小球肾炎水肿期风水相搏用麻黄连翘赤小豆汤；治疗中焦湿热，汗出热解，继而复热用黄芩滑石汤等等），适宜时方就用时方（如治风热咳嗽，用止嗽散；伤食呕吐用保和丸；心经积热用导赤散；脾虚气滞用异功散等等），或经方时方兼而用之（如治表虚营卫不和之汗证用玉屏风散合桂枝汤；燥热便秘用增液汤合大承气汤；脾虚寒泻用七味白术散合理中汤；肺寒鼻衄用玉屏风散合甘草干姜汤等等），师古不泥，方药对证，灵活化裁，疗效显著。

胡老临证无论同病异治，异病同治，强调有主证必有主方，他善用古方，也善于创制新方，如治风寒感冒轻证的荆防解表汤，治疗表虚自汗的玉屏桂枝汤，治疗伤食泻的消导止泻汤，治疗多动症的导赤泻黄散，治疗抽动症的养血息风汤等等都是胡老多年临床经验的结晶。

在遣方用药上除遵君臣佐使，还喜用对药、组药以收相须相使之效。如辛寒清透退热，青蒿配黄芩；化痰泻肺平喘；海浮石配葶苈子；化湿和中止呕，藿香配砂仁；健脾利水止泻，怀山药配车前子；清肺化痰止咳，用黄芩、瓜蒌皮、信前胡；清热解毒散结，用板蓝根、僵蚕、夏枯草；清热化痰，宽胸散结，用黄连、半夏、瓜蒌；活血祛瘀，行气止痛，用丹参、檀香、砂仁等等。

胡老认为用药如用兵，兵不在多而在精。方不在小，对证则灵；药不嫌少，中病则验。从书中所附病案可以看出，他所处方药多在12味以内，剂量相对较轻，疗效显著，方药精当，可法可师。

4. 与时俱进，攻坚克难

本书中值得一提的是胡老年逾古稀，仍不改初心，济世活人，与时俱进，攻坚克难。采用辨病辨证相结合，以中药治疗为主的方法，治疗世界医学难题之一——特发性肺含铁血黄素沉着症。西医根据临床病程，将本病分为急性肺出血期、肺出血静止期、慢性期急性发作、慢性迁延后遗期。根据观察临床缓解期与急性期常交替出现。他认为本病本虚标实，虚实夹杂，急性肺出血期与慢性期急性发作多实；肺出血静止期、慢性迁延后遗期多虚。实证多系湿热痰瘀为患，虚证多因气血亏虚使然。根据本病临床表现，实证可分为湿热郁肺、肺脾湿热、肺胃郁热、膀胱湿热等型，虚证可分为肺脾两虚、气血亏虚等型，总的治疗原则是急则治标，缓则治本，祛邪扶正，清补兼施。

胡老是迄今为止在中医儿科专著中列入"特发性肺含铁血黄素沉着症"，并系统讲述本病辨证论治第一人。熔本病理、法、方、药、案于一炉，实属难能可贵。

学术年谱

川派中医药名家系列丛书

胡天成

1942 年 9 月　　出生于中医世家，幼年即在其父指导下学习认药，背诵《药性赋》《医学三字经》等。

1961 年 9 月　　高中毕业后考入成都中医学院医疗系学习。

1967 年 7 月　　本科毕业分配到四川省宁南县骑骡沟区医院工作。

1973 年 5 月　　调入成都中医学院附属医院儿科工作，任住院医师。

1973 年 9 月　　受四川省卫生厅委派带队赴西昌地区进行抗肿瘤中草药资源调查，圆满完成任务。

1974 年 6 月　　参加"开门办学"，担任医 72 级什邡教学点《中医儿科学》部分课程的讲授，并在什邡县中医院带学生实习。

1975～1978 年　　在附属医院儿科病房和门诊工作。

1978 年 3 月　　担任医 76 级《中医儿科学》部分课程的讲授与辅导工作。

1978 年 9 月～1979 年 3 月　　在附属医院急诊室工作。

1979 年 7 月～1980 年 1 月　　学院安排赴灌县（现都江堰市）中医院坐诊，带教 76 级部分学生毕业实习。

1980 年 3 月～1981 年 7 月　　在附属医院儿科门诊工作。

1981 年 7 月～1982 年 6 月　　参加王伯岳、江育仁主编的《中医儿科学》的编写工作，承担腹痛、腹胀、便秘、呃逆、腰痛、胁痛（附：胆囊炎）和痰证等病证的撰写，该书 1984 年 6 月由人民卫生出版社出版发行。

担任医 80 级《中医儿科学》部分课程的讲授与辅导工作；担任附属医院内妇儿进修班与成都中医学校经典著作学习班《伤寒论》部分课程的教学工作。

1982 年 7 月　　参加四川省第七批援藏医疗队赴西藏昌都地区人民医院中医科工作，收藏族学徒 1 名，晋升主治医师。

1984 年 7 月　　援藏结束，返回成都中医学院附属医院儿科工作，任儿科副主任。

1985 年　　在附属医院从事医疗、教学、科研工作，任院学术委员会委员，儿科研究生指导小组成员。

1985 年 5 月　为附属医院第八期内妇儿进修班学员讲授《伤寒论》阳明病与少阳病篇。

1985 年 11 月　赴天津参加全国高等教育中医专业自学考试大纲审定，并参加统稿工作。

1986 年　任中华医药学会四川分会儿科专业委员会委员兼秘书。

1986 年 4 月　赴杭州参加"全国中医儿科病证诊断疗效标准专家论证会"。

1987 年　任附属医院职称晋升评审委员会委员，晋升副主任医师。

1987 年 10 月　赴武汉参加"全国中医高热急症南方协作组第五次会议"。

1988 ～ 1989 年　在附属医院儿科病房和门诊工作。

1990 年　七五攻关课题"中药清肺口服液、清热化湿口服液辨证治疗小儿肺系高热的临床研究"主方主研获"四川省中医管理局科技进步二等奖""国家中医药管理局科技进步三等奖"，第二完成人。

1992 年　七五攻关课题"中药解热毒注射液治疗小儿急重外感热病的研究"主研获"四川省中医管理局科技进步二等奖""四川省人民政府科技进步三等奖"，第三完成人。

1992 年 9 月　任硕士研究生指导老师。

1992 年 10 月　任《四川中医》第二届编辑委员会委员。

1993 年 12 月　任附属医院业务副院长。

1994 年 8 月　合著《苏沈内翰良方校释》获"四川省中医药管理局科技进步二等奖"。

1994 年 5 月　任四川省医药卫生国际交流促进会常务理事。

1995 年 3 月　晋升主任中医师。

1997 年 6 月　受聘审定中医药高级丛书《中医儿科学》，人民卫生出版社 1998 年 12 月出版发行。

1997 年至今　先后任四川省中医药学会常务理事、中医儿科专业委员会第 4、5、6 届主任委员，第 7 ～ 9 届名誉主任委员。

1998 年 7 月　被四川省人事厅、卫生厅、中医药管理局授予首届"四川省名中医"称号。

1998 年 10 月　享受"国务院政府特殊津贴"。

1998 年 11 月　任博士研究生导师。

1998 ～ 2008 年　任成都中医药大学校科协副主席。

1999 年 7 月　受聘为国家药品监督管理局药品审评专家。

1999 年 10 月　主审教育部全国高教自学考试委员会《中医儿科学自学考试大纲》。

2000 年　任成都中医药大学学术委员会委员、学位评定委员会委员。

2000 年　任成都市中医药学会副理事长。

2002 年　担任新世纪全国高等中医药院校七年制规划教材《中医儿科学》副主编，该书 2004 年 7 月由中国中医药出版社出版发行。

2002 年 10 月　当选为中华中医药学会儿科分会常务委员。

2002 年 10 月　退休，在附属医院名医堂坐诊至今。

2003 年 9 月　被评为"中华中医药学会先进学会干部"。

2003 年 10 月　受聘为成都中医药专家顾问团成员。

2004 年 3 月　受聘为"中华中医药学会科学技术奖"评审专家。

2004 年至今　任全国中医临床、基础优秀人才研修项目指导老师，第 1 ～ 5 届先后指导省内外学员常克、于白莉、万英、徐健众、徐金星、张效科、郭亚雄、曾倩、吕均、敖素华。

2004 年 5 月　应邀每周到四川省骨科医院儿童骨科病房会诊，直至 2011 年 5 月结束。

2005 年 5 月　受聘为四川省卫生厅离退休高级专家顾问团成员，中医组组长。

2006 年 12 月　受聘为四川省卫生决策专家咨询委员会委员。

2008 年 10 月　受聘为成都中医药学会顾问。

2011 年 11 月　专著《胡天成儿科临证心悟》由人民军医出版社出版发行。

2012 年 6 月　获批第五批全国老中医药专家学术经验继承指导老师，培养学术继承人周江、孙香娟。

2013 年 7 月　受聘担任四川省中医药管理局与资阳市人民政府局市合作师承

工作指导老师，收陈尧华、刘利琼二人为徒。

2013 年 12 月　被四川省人民政府授予第二届"四川省十大名中医"称号。

2014 年 9 月　国家中医药管理局批准成立"胡天成全国名老中医药专家传承工作室"。

2014 年 10 月　受聘为"第一届四川省卫生计生决策专家咨询委员会委员"。

2014 年 11 月　四川省中医药管理局批准建立胡天成"四川省十大名中医工作室"。

2015 年 10 月　在"天府中医儿科高峰论坛暨胡天成教授学术经验传承培训班"上做"传承经典，弘扬经典——经方临床运用举隅"讲座。

2016 年 11 月　指导培养的学术经验继承人周江、孙香娟结业考核合格出师，周江获临床医学（中医师承）博士学位。

2017 年 3 月　专著《胡天成儿科临证心悟》增补后由河南科学技术出版社再版发行。

2017 年 10 月　成长历程、学术思想、临床精粹收入《成都中医药大学名老中医药专家学术经验选编》。

2018 年 1 月　受聘为第二届"四川省卫生计生首席专家"。

2018 年 12 月　受聘为"中华中医药学会儿科流派传承创新共同体顾问"。

2018 年 12 月　主编《川派中医药名家系列丛书·胡伯安》，由中国中医药出版社出版。

2019 年 5 月　参加国家重点研发计划中医药现代化研究重点专项"基于'道术结合'思路与多元融合方法的名老中医经验传承创新研究"子课题"西部地区名老中医学术观点、特色诊疗方法和重大疾病防治经验研究"。

2019 年 5 月　四川省中医药管理局授予胡氏儿科流派工作室"四川省中医药流派工作室"称号。

2020 年 2 月　参加四川省中医药管理局召开的"中医药防控新型冠状病毒感染肺炎疫情专家会议"，会后受命撰写《四川省新型冠状病毒肺炎中医药防控技术指南》中儿童部分。

2020 年 5 月　在《中华中医药学刊》发表《基于中医经典理论对儿童新型冠

状病毒感染的认识》。

2020 年 8 月　荣获"四川省卫生健康从业 50 年荣誉奖章"。

2020 年 9 月　受聘为"四川省中医药学会学术流派传承专委会顾问"。

2020 年 11 月　主审成都中医药大学赵琼研究员主编《儿科古籍文献选》。

2020 年 12 月　完成中华中医药学会儿科流派传承创新共同体编纂的《中医儿科流派研究》中《川蜀儿科流派》书稿。